Kegel · Arnhold · Dahlmeier · Schmid · Tischer (Hrsg.)

Sprechwissenschaft & Psycholinguistik

Gerd Kegel · Thomas Arnhold · Klaus Dahlmeier
Gerhard Schmid · Bernd Tischer (Hrsg.)

Sprechwissenschaft & Psycholinguistik

Beiträge aus Forschung und Praxis

Westdeutscher Verlag

CIP-Kurztitelaufnahme der Deutschen Bibliothek

Sprechwissenschaft & [und] Psycholinguistik:
Beitr. aus Forschung u. Praxis / Gerd Kegel ...
(Hrsg.). – Opladen: Westdeutscher Verlag,
1986.

NE: Kegel, Gerd [Hrsg.]

Druck und buchbinderische Verarbeitung: Lengericher Handelsdruckerei, Lengerich

ISBN 978-3-531-11839-0 ISBN 978-3-322-94350-7 (eBook)
DOI 10.1007/978-3-322-94350-7

INHALT

Vorwort

Sprechwissenschaft und Psycholinguistik bildet jenen Bereich der Sprachwissenschaften, dessen Hauptinteresse in der Erforschung von Sprachprozessen liegt. Ausgangspunkt dieser Forschungen bilden die einzelnen Modalitäten der Sprache - auf dieser Grundlage wird nach modalitätsübergreifenden Gesetzmäßigkeiten menschlicher Sprache und der mit ihr verknüpften Leistungen gefragt.

Sprechwissenschaft und Psycholinguistik zeichnet sich durch praxisorientierte Forschung aus. Wenn immer dies möglich ist, werden die Daten zu einer Forschungsfrage aus dem Feld lebendiger Sprachverwendung gewonnen. Theoretische und grundlegende Arbeiten sind diesen Ergebnissen verpflichtet.

Sprechwissenschaft und Psycholinguistik wird in der Bundesrepublik Deutschland nur an der Universität München als Studienfach gelehrt, doch an vielen anderen Universitäten befassen sich Kolleginnen und Kollegen im Rahmen ihrer Fächer mit benachbarten Fragestellungen. Der vorliegende Band gibt nun einen Überblick zu unserer Arbeit des letzten Jahres. Es ist geplant, diese Berichte regelmäßig erscheinen zu lassen. Wir würden gern in die folgenden Bände Beiträge aus anderen Universitäten und Forschungsstätten aufnehmen. Diese sollten unter der Anschrift

Sprechwissenschaft & Psycholinguistik
Schellingstr. 3/II
8000 München 40

an einen der Herausgeber gesandt werden.

München, im September 1986 — Die Herausgeber

Gerd Kegel

Zur Operationalisierung des Menschen - Die psycholinguistische Sicht der kognitiven Wissenschaften

In der Cognitive Science wird neben dem Gesichtspunkt der Lauffähigkeit von Systemen zunehmend der Gesichtspunkt der kognitiven Adäquatheit erörtert. In Teilbereichen der Forschungen zur künstlichen Intelligenz, der Psychologie und der Linguistik wird der Cognitive Science zugearbeitet. Dies geschieht unter den Stichworten 'kognitive Simulation', 'informationsverarbeitendes System' und 'mentale Repräsentation'. Allen Ansätzen gemeinsam ist die Annahme einer internen Organisationsebene im Menschen, die unabhängig von Physiologie und Bewußtseinsphänomenologie in einheitlicher Form beschreibbar ist. Diese Annahme wird aus psycholinguistischer Sicht verworfen.

While functional aspects of systems have to a great extent been the focus of cognitive science in recent years, the question of cognitive adequacy is now becoming topical. Research in artificial intelligence, psychology and linguistics has contributed to cognitive science under the headline of 'cognitive simulation', 'information-processing systems', and 'mental representation'. Common to all these is the assumption that there exists an internal level of organisation in man that can be described independently of physiological and phenomenological awareness terms. This assumption is challenged with the help of psycholinguistic arguments.

EXISTIERT IM MENSCHEN EINE INTERNE, VON PHYSIOLOGIE UND BEWUSSTSEIN UNABHÄNGIGE ORGANISATIONSEBENE ?

Im Zeichen beschleunigten Fortschritts von Wissenschaft und Technologie scheint es nützlich, gut Bekanntes kurz zu erinnern, um ebenso den grundsätzlichen Standort einzelner wissenschaftlicher Disziplinen wie die Möglichkeiten interdisziplinärer Forschung zu verdeutlichen. Im Folgenden wird aus der Sicht der Psycholinguistik auf Teilbereiche der Forschungen zur künstlichen Intelligenz (KI), der Linguistik und der Psychologie eingegangen, die sich zur Zeit im kooperativen Rahmen der Cognitive Science sammeln. Wenn einige Bemerkungen deutlich kritisch ausfallen, so geschieht dies nicht mit der Absicht, die Kreativität aktiver Kollegen zu tadeln oder gar ihren Tatendrang zu bremsen. Im Zentrum steht immer die Überlegung, auf welche Weise möglichst früh im Fortgang wissenschaftlicher Arbeit aufgezeigt werden kann, welche Problemstellungen und Lösungserwartungen wohl unsinnig sind, welche von reinem Wunschdenken bestimmt sein mögen und welche guten Gewissens als realistisch eingestuft werden dürfen.

Wie allen Wissenschaften, deren Objekt der Mensch ist, zeigen sich auch der Psycholinguistik zunächst zwei legitime Forschungszugänge. Zum einen ist der Mensch als physikalisch-physiologischer Gegenstand betrachtbar und insoweit mit den Mitteln der entsprechenden Naturwissenschaften zu erforschen. Zum anderen kann jeder Mensch auf die Erscheinungen seines Bewußtseins verweisen. Diese lassen sich ordnen und verallgemeinern mit den Mitteln der Philosophie, der phänomenologischen Psychologie und der bewußtseinsorientierten psychologischen Schulen. Natürlich reicht es nicht, auf beiden Zugangswegen nur das unmittelbar ins Auge Springende festzuhalten. Wissenschaft ist durch das Bestreben gekennzeichnet, unter die Oberfläche vorzudrin-

gen, Fakten auf Verborgenes zurückzuführen, Erkennbares also als Wirkung zunächst theoretisch postulierter Ursachen aufzufassen.
Dies alles geht gut voran. Wirklich schwierig bleibt die Suche nach gesetzmäßigen Verbindungen zwischen physiologischen und bewußtseinsphänomenologischen Daten. Und da zerteilt sich die Welt der Wissenschaftler in gegensätzliche metaphysische Positionen. Die einen akzeptieren den praktisch gegebenen Dualismus als Folge menschlicher Erkenntnisfähigkeit; manche verstehen ihn real und zerlegen den Menschen in eine körperliche und eine psychische Existenz. Andere reduzieren den Menschen auf Physiologie oder auf Bewußtseinsphänomenologie. Dann gilt entweder das Bewußtsein als funktionsloser Luxus oder der Körper als subjektive Illusion. Wie befriedigend wäre es doch, wenn wir eine Instanz fänden, der Physiologie und Phänomenologie unterzuordnen wären. Diese Instanz zu erforschen, das müßte uns das Tor zur vollständigen Erklärung des Menschen öffnen.

Täglich erfahren wir, daß der Digitalrechner die automatische Durchführung von Leistungen ermöglicht, die früher allein dem Menschen vorbehalten waren. Was liegt näher als die Vermutung, daß die inneren Funktionen des Rechners denen des Menschen in irgendeinem Sinne gleichen. In Teilen der Forschung zur künstlichen Intelligenz (KI), der Linguistik und der Psychologie wird diese Ansicht vertreten. Behauptet wird die Existenz einer internen menschlichen Organisationsebene, und diese soll der abstrakten Organisationsebene des Digitalrechners in grundsätzlichen Zügen entsprechen. Darum könne man aus der Betrachtung der Maschine Entscheidendes über den Menschen lernen und umgekehrt aus der Erforschung des Menschen Erkenntnisse zur Weiterentwicklung der Maschine gewinnen.

Es gilt, diesen Behauptungen auf den Grund zu gehen, ihren Wert für psycholinguistisches Arbeiten zu bestimmen, um schließlich festzuhalten, welchen Beitrag die Psycholinguistik im Rahmen einer wohlverstandenen Cognitive Science zu leisten imstande ist.

KI-FORSCHUNG: KOGNITIVE SIMULATION

Im Anwendungsbereich geht es der KI-Forschung um einen Beitrag zur Automatisierung komplexer Leistungen, die bisher vom Menschen erbracht wurden. Die Blickrichtung der KI-Forschung geht hierbei nicht auf mechanische, elektrische oder vergleichbare Aspekte der Automaten, sondern auf die elektronische Aufnahme, Verarbeitung, Speicherung und Ausgabe von Informationen. Im Rahmen dieser Aufgabenstellung leistet die KI-Forschung beachtliche Beiträge zur Rationalisierung von Arbeitsabläufen und zur Entwicklung modernster Technologien, so etwa zur Verbesserung der Industrieroboter, der Kommunikations- und Bürotechnik. Entscheidendes Kritierium ist hier die Lauffähigkeit des jeweiligen Systems.

In der Grundlagenforschung nun tritt häufig neben das Kriterium der Lauffähigkeit jenes der kognitiven Adäquatheit. Damit wird eine Beziehung zwischen der Intelligenz des Automaten und der des Menschen geknüpft. In der Begründung dieser Beziehung treten zwei Argumentationsrichtungen hervor. Zum einen wird erwartet, daß eine Anpassung des Automaten an interne Organisationsformen des Menschen im Sinne einer Simulation menschlicher Informationsverarbeitung den Automaten leistungsfähiger werden ließe. Zum anderen wird vermutet, daß die Lauffähigkeit eines Systems unter gewissen Bedingungen, etwa Zeitgleichheit des Leistungsvollzugs beim Menschen und Automaten, einen Hinweis auf irgendeine kognitive Adäquatheit des Systems biete. Kurz, die Organisation des Automaten soll Rückschlüsse auf den Menschen zulassen.

Da der Mensch nicht aus Chips oder vergleichbaren elektronischen Bausteinen besteht, müssen beide Argumentationsrichtungen eine Organisationsebene ansteuern, die grundsätzlich frei von physikalischen und physiologischen Erwägungen beschrieben werden kann. Das Werkzeug der KI-Forschung, der Digitalrechner, läßt sich leicht ganz unabhängig von seinen physikalischen Realisierungsformen betrachten. Der KI-Forscher befindet sich dann auf der Ebene elementarer Schalteinheiten und ihrer Verknüpfung. Auch wenn er sich des neuesten Rechners und der komfortabelsten Programmiersprache bedient, lassen sich alle seine Überlegungen ohne Verlust auf genau diese Ebene reduzieren. Dabei sind dem KI-Forscher die elektronischen Vorgänge im Rechenwerk im Prinzip gleichgültig. Aus der Tatsache, daß dem Digitalrechner ohne Rückgriff auf Physik in einheitlich beschreibbarer Form eine allgemeine Organisationsebene zugewiesen werden kann und aus praktischen Gründen auch zugewiesen werden muß, folgt im Analogieschluß die Behauptung, auch der Mensch verfüge über eine entsprechende Organisationsebene. Darum eben könne man aus der Betrachtung des Menschen etwas über den Digitalrechner lernen und vice versa.

Die hier zugrundeliegende Argumentation ist zirkulär und bleibt dies auch bei komplizierender Darstellung. Doch läßt sich der Zirkel auflösen, wenn man ganz unabhängig vom Digitalrechner Behauptungen über den Menschen aufstellt, die die Analogie legitimieren. Eine solche Behauptung wäre etwa die auf LEIPNITZ rückführbare Auffassung vom menschlichen Denkprozeß, der letztlich auf Rechenoperationen beruhe. Allerdings sollte bewußt bleiben, daß hiermit metaphysische Aussagen zum Menschen getätigt werden. Es existiert weder ein logisch geführter Beweis noch eine empirisch gewonnene Datenlage zur Stützung dieser Behauptung. Man möchte daher von den KI-Forschern fordern, ihr Menschenbild nebst allen metaphysischen Implikationen in grosser Sorgfalt darzulegen. Diese Forderung ist nicht unbillig, gerade auch weil einige KI-Forscher ihre Wissenschaft als die neue epistemologische Philosophie verstehen.

Die in der KI-Forschung vertretenen Menschenbilder sind, soweit erkennbar, erschreckend schlicht. Natürlich ist jede wissenschaftliche Erkenntnis von der eingesetzten Methode, dem Werkzeug des Wissenschaftlers, abhängig. Doch das schönste Werkzeug erweist sich als unbrauchbar, wenn damit der falsche Gegenstand bearbeitet wird. Kein Handwerker käme auf die Idee, mit seiner neuen scharfen Säge einen Nagel einschlagen zu wollen. KI-Forschern könnte man Vergleichbares unterstellen. Ihr Werkzeug ist der Digitalrechner, der sich dadurch auszeichnet, als universelle Maschine begriffen werden zu können. Das soll heißen, mit dem Digitalrechner lasse sich jede andere Maschine imitieren. Aus diesem Ansatz erklärt sich der Erfolg der KI-Forschung im Automatisierungssektor.Dieses Werkzeug nun auf den Menschen angewandt heißt, ihn im obigen Sinne als spezielle Maschine zu interpretieren, die auf der universellen Maschine simuliert werden kann. Es sei hier gleich gesagt, daß wir ein solches Unterfangen nicht grundsätzlich für unsinnig halten. Selbstverständlich lohnen sich Versuche, aus der Betrachtung des Menschen einzelne Leistungen herauszulösen und einer maschinellen Simulation zuzuführen. Allein schon das partielle oder vollständige Mißlingen trüge zu einem geordneten Vergleich menschlicher und maschineller Leistungen bei und würde damit der Technologieentwicklung Richtungen weisen.

Nun geht der Anspruch der KI-Forschung viel weiter. Der denkende Mensch soll nachgebildet werden. Insbesondere sollen menschliche Problemlösungs- und Entscheidungsprozesse im Digitalrechner simuliert werden. SIMONS, einer der Vordenker der KI-Forschung, äußerte bereits 1957 die Ansicht, wir würden in absehbarer Zeit über Maschinen verfügen, deren Leistungen sich mit denen des menschlichen Denkens decken würden. Das klingt ein wenig nach Homunkulus und digitaler Alchimie. Der rationale Kern dieser Phantasien, die DREYFUS in seinem kritischen Werk "Die Grenzen künstlicher Intelligenz" überzeugend als solche charakterisiert hat, läßt sich wohl auf TURING zurückführen. TURING entwickelte ganz theoretische Prinzipien, wie seines Erachtens Denken in dialogischen Abläufen operationalisierbar sei. Nach ausreichender Fortentwicklung des Digitalrechners nahmen KI-Forscher diesen Gedanken auf und ersannen tatsächlich höchst einfache maschinelle Dialogsysteme. Das Problem hierbei waren die jeweils zu programmierenden Regeln, nach denen der Rechner Informationen aufzunehmen und zu verarbeiten hatte. Je simpler die potentielle Informationsmenge war, umso undeutlicher blieb das grundsätzliche Problem. Ein gutes Beispiel hierfür sind die sogenannten Blockwelten. Der Rechner hatte aufgrund einfachster dialogischer Information innerhalb einer begrenzten Menge geometrischer Figuren Raumlageveränderungen einzelner Figuren vorzunehmen. Für einen Menschen bei Verstand ist das zunächst eine Belanglosigkeit.

Der eigentlich interessante Aspekt von Dialog- respektive Frage-Antwort-Systemen liegt in der Erleichterung der Mensch-Maschine-Interaktion. Das Dialogsystem dient der schrittweisen Eingabe und Präzisierung von Informationen. Das Ganze kann nur funktionieren, wenn die Regeln, nach denen Dialoge ablaufen, bekannt sind und programmiert werden können. Nun hat es keinen Sinn, daran vorbeizureden, daß die hier einschlägigen Disziplinen sich gerade in der Erfassung von Regeln, die Dialogen zugrundeliegen, nicht hervorgetan haben. Es ist auch äußerst fraglich, ob sich eine praktisch vollständige Formalisierung menschlichen Dialogverhaltens jemals erstellen lassen wird. Bei den existierenden Dialogsystemen treffen wir daher auf einfache Dialogformen mit Elementen der Schriftsprache, denen sich der am Dialog teilnehmende Mensch anzupassen hat. Wollte man die Maschine zum echten Dialogpartner ausbauen, müßte man sie etwa mit Fähigkeiten ausstatten, die BÜHLER mit den Prinzipien der abstraktiven Relevanz und der apperzeptiven Ergänzung gekennzeichnet hat. Dazu hätte die Maschine neben Sprachwissen auch über ein angemessenes Fach- und Weltwissen zu verfügen - ein Problem, an dem sich die KI-Forscher zur Zeit die Zähne ausbeißen. Auch dieses Wissen, hätten wir es gesammelt, wäre nur zu programmieren, wenn wir wüßten, nach welchen Regeln es erworben, behalten und genutzt wird. Dies alles unter der bestreitbaren Voraussetzung, die angesprochenen Prozesse verliefen beim Menschen nach formalisierbaren Regeln.

Bei der Nachbildung komplexerer Leistungen, ob es sich nun um Entscheidungsprozesse bei Spielen mit festen Regeln oder gar bei Arbeitsabläufen handelte, geriet die Arbeit der KI-Forscher aufschlußreicher. Ihre Rechner sollten rasch ins Unüberschaubare anwachsende Informationsmengen, die allzu lange Laufzeiten bedingen, durch Einbau 'heuristischer' Strategien begrenzen. Diese Strategien sollten dem Menschen abgeschaut werden - eine dem KI-Forscher plausibel scheinende Idee, die etwa mit der Bitte an Schachspieler, ihre internen Entscheidungsprozesse zu protokollieren, angegangen wurde.

Eine gründliche Kenntnis von Leistungen und Grenzen introspektiver Verfahren wäre hier von Nutzen gewesen. Und die Befassung mit sorgfältigen Darstellungen komplexer Heuristiken hätte selbstkritisches Denken nur fördern können. Mit dem folgenden Zitat geben wir ein hoffentlich anschauliches Beispiel zu Letzterem: JASPERS beschreibt recht zu Anfang seiner "Psychologie der Weltanschauungen", nach welchem Verfahren er seinen Stoff systematisiert.

> "Man sammelt Stoff: Beobachtungen, Reminiszenzen, Anschauungen, Bemerkungen... Das führt ins Endlose. Nach einiger Zeit sucht man das alles, was man im einzelnen instinktiv als wichtig empfunden hat, etwas zu ordnen... Man fühlt nach, wo Zusammengehöriges, Verwandtes, wo Beziehungen in irgendeinem Sinne zu

finden sind. So ordnen sich kleine Gruppen innerer Systematik, ohne daß man noch recht weiß wie, zusammen... Es leitet uns der Glaube, daß wir uns irgendwie auf ein natürliches System... zubewegen; wir fühlen eine solche Idee. Aber wir besitzen doch nur Schemata. Instinktiv wehren wir uns, irgendeines dieser Schemata zum alleinherrschenden System zu erheben... Trotz allem systematischen Bemühen sind wir also nie fertig, sondern haben immer statt eines alles dirigierenden Systems eine Reihe sich überlagernder, ausschließender, relativer Schemata. - Mit dem jeweiligen Gerüst von Ordnung, diesem Skelett, nehmen wir nun weiteren Stoff auf... Der Strom dieses Stoffes ist unerschöpflich. Vieles lassen wir vorbeigehen, weil es uns nicht interessiert. Was uns irgendwie als wesentlich auffällt, das halten wir fest, fragen, wohin es gehört. So tritt eine Wechselwirkung zwischen unseren systematischen Gerüsten und den neuen Materialien ein...

Die Frage, wohin denn die ganze Ordnung führe, was denn ihr Sinn sei, wonach denn geordnet werde, läßt sich zunächst nicht anders beantworten: Hingabe an jeden besonderen Stoff läßt uns irgendeinen ordnenden Gesichtspunkt finden. Wir glauben, daß in unseren Instinkten Ideen uns leiten, daß unser Interesse nicht letzthin subjektiv - willkürlich sei. Dafür können wir keine Begründung, geschweige denn einen Beweis geben. Ist bei der Ordnung eine Idee, so bleibt sie ganz unklar, bis das Ganze einen gewissen Abschluß auf einer Stufe gefunden hat, die mitteilbar ist."

Wer will diese subjektiven und objektiven Widersprüche, diesen nie wirklich abschließbaren dialektischen Prozeß in ein Programm einbringen? Keine unbillige Frage, wenn man die KI-Forschung an ihren Versprechungen mißt. Eine solche Aufgabenstellung hätte der KI-Forschung rasch die Gefahr verdeutlicht, bei der Programmierung von Heuristiken einem systematischen Fehler zu verfallen. Hier bezieht sich die KI-Forschung nicht mehr auf Verhalten - da wäre der Turing-Test als Prüfstein akzeptabel - sondern auf Bewußtseinsphänomene. Diese Organisationsebene hat der Digitalrechner nicht aufzuweisen. Tatsächlich ist in jeder Hinsicht völlig unklar, welche Analogien zwischen dem menschlichen Bewußtsein und der Ebene der Schaltelemente des Digitalrechners vermutet werden dürfen. Insofern ist dieser Ansatz willkürlich und beliebig.

Auffällig ist, daß Nachbildungen menschlicher Leistungen durch maschinelle Intelligenz dann von Erfolg gekrönt sind, wenn unmittelbar einleuchtet oder wohl begründet wird, daß die entsprechenden menschlichen Leistungen auf Operationen beruhen, die sich bei angemessenem Abstraktionsgrad als Rechenvorgänge darstellen lassen. Die KI-Forscher behindern sich bei ihrer Arbeit mit der Behauptung, der Mensch verfüge über eine einheitliche, interne und formalisierbare Organisationsebene. Besser gingen sie gezielt und mit sachkundiger Unterstützung benachbarter Disziplinen auf die Suche nach menschlichen Leistungen, denen ihr Werkzeug gewachsen ist.

LINGUISTIK: MENTALE REPRÄSENTATION

Die Linguistik liefert der KI-Forschung Ideen zur Operationalisierung von Sprache. Chomsky hat in den 60er Jahren den Versuch unternommen, die Sprachkompetenz des idealen Sprecher/Hörers mit einem komplexen Formalismus, der generativen Transformationsgrammatik, zu beschreiben. Er konzentrierte sich vornehmlich auf die syntaktische Komponente der Sprache; seinem Denken nahestehende Kollegen ergänzten die Grammatik insbesondere um formale Semantiktheorien. Solange es sich hierbei um einen genuin linguistischen Ansatz zur formalen Fassung sprachspezifischer Regeln auf hohem

Allgemeinheitsgrad handelt, werden Nicht-Linguisten dieses Unternehmen kaum kritisieren wollen. Seit einigen Jahren spricht die Chomsky-Schule aber davon, daß ihre Modelle und Formalismen die mentale Repräsentation des sprachlichen Wissens eines Sprecher/Hörers erfassen. Damit werden Behauptungen über den realen Menschen aufgestellt, zwar zunächst nicht darüber, wie dieser Sprache produziert und rezipiert, sondern über eine interne Organisationsebene, die Sprechen und Hören, Schreiben und Lesen, Meinen und Verstehen entscheidend mit verantworten soll.

Aussagen dieses Charakters werden an sich von der Psychologie oder der Psycholinguistik aufgrund ihrer hier einschlägigen Gegenstandsbereiche und Methoden erwartet. Zumindest anfangs hatte das linguistische Hinausgehen über Linguistik im traditionellen Sinne den eindeutigen Nachteil, mit den Evidenzbehauptungen und Grammatikalitätsurteilen einzelner Linguisten eine 'Datenbasis' aufzuweisen, die von Nachbardisziplinen jedenfalls für ihren Gegenstandsbereich als obsolet betrachtet werden durfte. Im Sinne WILHELM WUNDTs etwa hätte dieses weitgefaßte linguistische Bemühen als Vermögens- und damit Vulgärpsychologie klassifiziert werden müssen. WUNDT hätte die Behauptung, der Mensch spräche so, weil er einleuchtenderweise diese Kompetenz habe, als unwissenschaftlich abgelehnt. Es sei aber nicht verschwiegen, daß in der Blüte der Transformationsgrammatik viele Psychologen so pingelig nicht waren und auf der Grundlage linguistischer Theorien fleißig experimentierten. Heute, wenige Jahre später, scheint sie dies zu genieren. Die methodische Forderung, daß Arbeitshypothesen wohlbegründbar und nicht nur einfach attraktiv sein müssen, hat sich auch bei ihnen wieder durchgesetzt. Im Gegenzug ist nun große Reserviertheit gegenüber linguistischen Theorien (und Linguisten) zu bemerken.

Die Ablehnung, die der Linguistik neuerdings von einigen Seiten entgegenschlägt, ist zweifellos zum Teil selbst verschuldet. Das Verlassen oder Erweitern des traditionellen Gegenstandsbereichs sollte mit der Bereitschaft verbunden sein, die Einwände der berührten Nachbardisziplinen ernsthaft zu bedenken. DREYFUS wirft CHOMSKY vor, dieser wolle zweierlei, und das sei unvereinbar. Einerseits soll sein linguistischer Formalismus die Grundlage für die Erklärung der Sprachverwendung bilden, andererseits aber sollen empirisch erbrachte Beweislagen der Psychologie und Psycholinguistik den Formalismus nicht berühren. Nehmen wir diese mit Zitaten belegbare Einschätzung als korrekt an, mag der Unwille des prinzipiell kooperationsbereiten Psychologen oder Psycholinguisten nicht verwundern. DREYFUS argumentiert dann, und dies geht ans Grundsätzliche, daß linguistische Formalismen wohl eine Beschreibung der Sprachkompetenz darstellen mögen, nicht aber zur Leistungserklärung herangezogen werden könnten. Er verdeutlicht seine Position mit Beispielen: Die Umlaufbahnen der Planeten sind mit Differentialgleichungen befriedigend zu beschreiben, niemand aber wird behaupten wollen, Planeten lösten fortlaufend Differentialgleichungen. Näher liegt uns das Beispiel zum Radfahren. Dieser alltägliche Vorgang läßt sich idealisiert beschreiben als ständiges Fahren von Kurven, wobei jeweils die Erdanziehung durch die Fliehkraft aufgehoben wird. Das läßt sich in eine einfache Formel fassen. Trotzdem versteigt sich niemand zu der These, ein Radfahrer würde auf der Grunlage fortlaufender Berechnungen von Erdanziehung und Fliehkraft über seine Lenkbewegungen entscheiden. Würde solch nachbarschaftliche Kritik in der Linguistik mit Betroffenheit beachtet und eingehend erörtert werden, könnten alle beteiligten Disziplinen nur gewinnen.

Unabhängig davon scheint es unfruchtbar, auch aufgrund berechtigter Kritik die linguistische Theoriebildung nun dauerhaft zu ignorieren. Die KI-Forschung hat hier wenig Skrupel und eignet sich linguistische Syntax-Formalismen gern an. Im Augenblick scheint sie auf einen implementierbaren Semantik-Formalismus zu warten. Für Psychologie, Psycholinguistik und KI-Forschung sind insbesondere die linguistischen Arbeiten der letzten Jahre zum Parser, einem automatischen Sprachverarbeiter, von großem Interesse. Diese Arbeiten basieren auf neuen Bewertungskriterien für linguistische Theoriebildung, wenn hiermit Behauptungen zur mentalen Repräsentation sprachlichen Wissens angestrebt werden. Von derartigen Theorien wird erstens gefordert, daß die mit dem Formalismus gesetzte Form mentaler Repräsentation, die mentale Grammatik, prinzipiell erlernbar ist; zweitens wird gefordert, daß der Formalismus mittels eines Parsers zur grammatischen Verarbeitung von Texten herangezogen werden kann.

Lassen wir das sogenannte Lernbarkeitskriterium hier beiseite. Mit den quasi rückwärtsdenkenden axiomatischen Entwicklungspostulaten, die in diesem Zusammenhang erörtert werden, dürften sich Entwicklungspsychologen und Entwicklungspsycholinguisten, die ihre Theoriebildung nach Gegebenheit des Gegenstandes grundsätzlich genetisch anzulegen haben, kaum befreunden mögen. Konzentrieren wir uns auf den Parser, mit dem ein neues Empiriekonzept ins Spiel kommt. Ein Parser besteht im Prinzip aus einer geordneten Menge operationaler Verfahren, die einem gegebenen Text Strukturbeschreibungen auf der Basis einer gegebenen Grammatik zuweisen. Diese Strukturbeschreibungen sind derzeit syntaktischer Natur. Nach den Erwartungen der Linguisten sollten sie bald um semantische Kategorisierungen angereichert werden. Parser können zunächst rein theoretisch konzipiert und diskutiert werden, von wirklichem Interesse scheinen aber jene Parser zu sein, die in Systeme der maschinellen Informationsverarbeitung implementiert werden. Hier also stellt sich die Linguistik mit Grammatik und Parser dem neuen empirischen Kriterium, nämlich der Verarbeitung natürlicher Texte. Erfolgreiches maschinelles Parsing ließe von linguistischen Theorien Beiträge zur Erklärung menschlicher Sprachverarbeitungsprozesse erhoffen. Damit stände die linguistische Theorie einer weitergehenden experimentellen Prüfung zur Verfügung. Hier abgeleitete, zur Prüfung vorgesehene Aussagen wären mit Recht als Arbeitshypothesen einzuschätzen.

Bevor die Dinge aber so weit gedeihen, hätte sich die Linguistik mit Anregungen und Fragen ihrer Nachbardisziplinen zu befassen. Offenbar existieren im Augenblick noch keine zufriedenstellenden, sondern nur als mehr oder weniger aussichtsreich geltende Parser. Der Psycholinguist, wahrscheinlich auch der KI-Forscher und der Psychologe, würde nun wissen wollen, ob unbefriedigende Leistungen bei der Textverarbeitung dem Parser oder der Grammatik angelastet werden und nach welchen Kriterien solche Entscheidungen getroffen werden können. Darüberhinaus kann die Psycholinguistik mit einem Parser, der allein schriftsprachliche Texte verarbeitet, kaum zufrieden sein - die Linguistik eigentlich auch nicht. Psycholinguisten neigen ja eher dazu, die Eigenständigkeit oder wenigstens Eigenart der verschiedenen Sprachmodalitäten zu betonen, während Linguisten immer eher Sprache als solche im Auge haben und Sprachmodalitäten als nachgeordnete Realisierungsformen eines Sprachsystems denken. Der hier implizierte Streit ließe sich wunderbar auflösen, wenn Linguisten die Konstruktion eines Parsers für spontan gesprochene Monologe und Dialoge betrieben. Dieser Parser hätte es natürlich schwerer, allein schon, weil er ohne die gut bekannten, mit Schriftsprache verbundenen Strukturhinweise auskommen müßte. Außerdem setzt ein solcher Parser Erkenntnisse der Phonetik voraus, die leider fehlen. Ein Kompromiß auf dem heutigen Stand der Kenntnisse böte sich aber an. Der Parser sollte mit spontan gesprochener Sprache in engster alphabetischer und nonalphabetischer phonetischer Transkription konfrontiert werden. Zeigte er sich hier erfolgreich, sollte die Psycholinguistik die zugrundeliegende linguistische Theoriebildung in ihrer Forschung berücksichtigen. Tun sich unüberwindbare Hindernisse auf, könnte dies die Linguistik zum Anlaß nehmen, die Grundsätze ihrer Theoriebildung wie ihren neuen Anspruch mit großer Sorgfalt zu bedenken.

PSYCHOLOGIE: INFORMATIONSVERARBEITENDES SYSTEM

Ein Mensch ist kein informationsverarbeitendes System - er ist ein Mensch. Trotzdem kann es bei guter Begründung wissenschaftlich fruchtbar sein, den Menschen als informationsverarbeitendes Systems zu betrachten, ihn in diesem Sinne theoretisch zu modellieren, aus der Theorie abgeleitete Arbeitshypothesen experimentell zu prüfen, die Theorie zu revidieren usf. Natürlich hat man hierbei klar zu machen, was unter 'Information', unter 'Verarbeitung' und unter 'System' zu verstehen ist. Zumindest hat man anzugeben, wie fortschreitende Klarheit über diese Begriffe zu gewinnen wäre. Schließlich wird man ständig zu beachten haben, daß eine spezifische Gegenstandswahl getroffen wurde. Wissenschaftliche Aussagen, die aus Forschungen zu diesem Gegenstand entspringen, ihn aber durch ihren Allgemeinheitsgrad überschreiten, bedürfen einer zusätzlichen Begründung.

Gegenüber der Psychologie müßte auf solche Vorhaltungen leicht verzichtet werden können. Sie gilt mit Recht als methodisch höchst reflektierte Disziplin, die auf eine lange Geschichte reich diskutierter Gegenstandssuche zurückblicken kann. Die Entscheidung einer großen Anzahl von Psychologen, menschliche Informationsverarbeitung zum Thema ihrer Forschung zu erklären, ist wohl aus einer Vielzahl psychologieinterner wie -externer Faktoren zu begreifen. Natürlich gibt es immer wieder das Bestreben, etwas Neues zu unternehmen. Das mag sich verbinden mit dem Unbehagen an bestehenden, bis zu Widersprüchen entwickelten Konzepten etwa verhaltens- oder bewußtseinsorientierter Schulen. Die Wissenschaftsgeschichte lehrt ja, daß mit neuen Modellen zunächst immer klare Fälle diskutiert werden. Im Fortgang der Arbeit nimmt bei ständig differenzierteren Problemstellungen die Menge der erkannt ungelösten Fragen zu, die anfängliche Begeisterung flaut ab, Routine kommt auf, die Kritik wird bohrender.

Theorien der Nachbarwissenschaften mögen in solchen Phasen besonders glänzen. Wie die bereits erwähnte Transformationsgrammatik manchen Psychologen mit der zündenden Idee der sprachlichen Regel vertraut machte und seine Aktivität zeitweise in diese Richtung lenkte, so haben nachhaltiger noch Informationstheorie und Kybernetik psychologisches Denken und Forschen beeinflußt. Der konzise Formalismus der Informationstheorie und die bei aller Klarheit immer komplexer konstruierbaren Regelkreise schienen den Stoff abzugeben für die Beschreibung und Erklärung bis dahin unbegriffener menschlicher Leistungen. Gleichzeitig wurde ein technisches Gerät, der Digitalrechner, so weit entwickelt, daß nicht mehr nur Rechnen im engeren Sinne, sondern die Programmierung komplexer psychologischer Formalismen, ganzer Theorien, möglich schien. Schließlich dürfte den Psychologen kaum entgangen sein, daß KI-Forscher zwar recht unbeholfen, aber doch sehr selbstbewußt sich Fragen annahmen, die Psychologen eigentlich als die ihrigen verstehen mußten.

Die Betrachtung des Menschen als informationsverarbeitendes System steht in weitem zeitlichen Zusammenhang mit der sogenannten kognitiven Wende in der Psychologie. Beide Vorgänge sind keineswegs identisch. Die neue amerikanische Kognitionspsychologie stellt ein Dach dar, unter dem sich auch die an Informationsverarbeitung orientierte Psychologie eingefunden hat. So ist diese Kognitionspsychologie ein recht heterogenes Gebilde, das sich zum Erstaunen der Europäer u.a. durch eine ganz unerwartete Piaget-Begeisterung auszeichnet. In die Tiefe PIAGETscher Theoriebildung dringen die entsprechenden Arbeiten aber selten vor, so daß man sich nur schwer des Eindrucks erwehren kann, PIAGETs Arbeiten würden zuallererst als terminologische Fundgrube verstanden.

Wie dem auch sei, die Kognitionspsychologie kennzeichnet in erster Linie eine Abwendung vom behavioristischen Paradigma. Die Linguistik hat mit dieser Angelegenheit viel zu tun. In seiner berühmt gewordenen Besprechung von SKINNERs "Verbal Behavior" hat CHOMSKY die Schwächen des orthodoxen Behaviorismus in dankenswerter Klarheit aufgezeigt. CHOMSKY scheint dabei die Ansicht zu vertreten, Wissenschaftler hätten entweder Empiristen oder Rationalisten zu sein. Da er seine Besprechung als Widerlegung nicht nur SKINNERs Position, sondern der empiristischen Sicht insgesamt bezeichnete, galt hinfort auf der Grundlage dieses indirekten Beweises, den wir in seiner Fragwürdigkeit hier nicht weiter erörtern wollen, die rationalistische Sicht als einzig gültig. Behavioristen schwenkten auf diese Linie ein, ohne ihre Herkunft immer verleugnen zu können. Sie verzichteten auf die ausgiebigste Erörterung von Reiz, Reaktion, Bekräftigung und den hier zuzuordnenden Kategorien. Stattdessen differenzierten sie ihre Gedanken zu internen 'vermittelnden' Vorgängen aus und gelangten so zu Modellen, von denen sich behaupten ließ, sie erfaßten Systeme und Prozesse der menschlichen Informationsverarbeitung.

Das bunte Bild dieser hier nur punktuell verdeutlichten Kognitionspsychologie weist einige Schatten auf. Empiristische, rationalistische, dann intellektualistisch-konstruktivistische Positionen sind in einzelnen Arbeiten so sehr miteinander verquickt, daß der Anwurf, dies sei Eklektizismus, fast zurückhaltend klingt. Die grundlegenden Begriffe wie Kognition, Information, Verarbeitung, System, sind in ihrer Bedeutung strittig. Da scheint sich eine Art wissenschaftliche Umgangssprache herausgebildet zu haben, die von ihren Verwendern vorsichtshalber nicht hinterfragt wird. Ein Beispiel: In der Informationstheorie wird der Begriff

Information ohne Bezug auf Bedeutung definiert. In der kognitiven Psychologie scheint mit Information meist auch die Bedeutung einer Signal- oder Symbolkonfiguration gemeint zu sein. Bemerkenswert ist ebenfalls, daß eine einheitliche Beschreibungssprache nicht in Sicht ist. Die hieraus entstehenden Unklarheiten verdecken, worüber eigentlich geredet wird. Sind die beschworenen informationsverarbeitenden kognitiven Strukturen, Funktionen, Schemata, Systeme, Prozesse etc. über den phänomenologischen oder den physiologischen Zugang zum Menschen zu erkunden? Und wo sind sie zu orten? Ist dies alles auf einer einheitlichen Organisationsebene zwischen Physiologie und Phänomenologie unterzubringen? Oder handelt es sich um Erscheinungen qualitativ unterschiedlichen Charakters, deren Erfassung uns der Lösung des alten psychophysischen Problems schrittweise näher bringen könnte?

Offenbar ist es schwierig, auf diese und ähnliche recht globale Fragen befriedigende Antworten zu erhalten. In den letzten Jahren ist der Sturzbach von Publikationen zur kognitiven Psychologie so angeschwollen, daß die erkenntnistheoretisch und metamethodisch reflektierenden Kollegen von der Fülle an Behauptungen, Daten, Modellen etc. fast hinweggeschwemmt scheinen. Wir wollen daher unser Anliegen an einem konkreten, in der Diskussion stehenden Punkt verdeulichen. Wenn ein Psychologe seine Theorie formalisiert und mit ihr einen Digitalrechner programmiert, so mag er, neben seinem Spielbedürfnis, hier zwei unterschiedliche Begründungen ins Feld führen. Er kann einem KI-Postulat folgend behaupten, das Funktionieren seiner Theorie als Programm sei ein Kriterium für die <u>inhaltliche</u> Güte seiner Theorie. Er kann aber auch von der schwächer klingenden Behauptung ausgehen, das Funktionieren sei ein Kriterium für die <u>formale</u> Güte seiner Theorie. Seine Theorie mag ja so komplex gediehen sein, daß sie nur noch mit Hilfe eines Rechners auf Widerspruchsfreiheit geprüft werden kann.

Wir wollen an dieser Stelle auf den Digitalrechner als

Kriterium psychologischer Theoriebildung nicht weiter eingehen, nur anmerken, daß beide Begründungen selbstverständlich metaphysische Aussagen zum Objekt Mensch beinhalten. Nun haben wir weder die Absicht, noch halten wir es für sinnvoll, der Psychologie eine bestimmte Metaphysik nahebringen zu wollen.Erwartet werden darf aber eine äußerst sorgfältige Diskussion darüber, was mit solchen zunächst eher methodisch scheinenden, tatsächlich jedoch inhaltlich einschneidenden Festlegungen in Hinblick auf den psychologischen Gegenstand impliziert wird. Wissen möchte man z.B., ob mit beiden Begründungen die Ansicht verbunden ist, Erkenntnis- und Entscheidungsprozesse des Menschen seien auf Rechenoperationen reduzierbar. Kurz, es muß offenkundig werden, was von welchem Ansatz an Erhellendem über den Menschen erwartet werden kann und was nicht. Die gleiche Forderung gilt natürlich in Hinblick auf die jeweilige Gegenstandswahl.

Die Psychologie wäre bei der Beantwortung dieser Fragen gut beraten, wenn sie sich an ihre Geschichte erinnerte, die sich ja auch als Geschichte wechselnder Gegenstandswahl zeigt. Seele, Wille, Bewußtsein, Unbewußtes, Verhalten, Tätigkeit - eine zugegeben recht gekürzte Erinnerung - haben die Psychologie in den letzten hundert Jahren beschäftigt. Wer eher, als ein seiner wissenschaftlichen Tradition bewußter Psychologe wäre in der Lage, den Begriffswirrwarr der kognitiven Psychologie zu durchforsten, verfahrensbedingte Aussagegrenzen zu bestimmen, zu einer bekömmlichen realistischen Einschätzung des Gehalts von Modellbildungen beizutragen, um schließlich die Grenzen dieser Art psychologischer Erkundung des Menschen abzustecken.

COGNITIVE SCIENCE: MENSCHLICHE ERKENNTNIS UND IHRE TECHNOLOGISCHE REPRÄSENTATION

Information und Kognition sind offenkundig die beiden Sammelbegriffe, unter denen sich die oben geschilderten Aktivitäten von Linguisten, KI-Forschern und Psychologen zusammenführen lassen. Beide Begriffe sind in ihrer Verwendung schillernd. 'Information' wird manchmal alltagssprachlich verwendet, dann in losem Bezug zur Informationstheorie unter Einschließung von Bedeutung, schließlich strikt informationstheoretisch unter Ausschluß von Bedeutung. 'Kognition' bezieht sich oft auf physiologische Prozesse, meist auf eine materiell unbestimmte interne Organisationsebene des Menschen, nicht selten werden auch bewußte Erkenntnisvorgänge gemeint. Generell geht die Richtung wohl dahin, einen bedeutungsbezogenen Informationsbegriff mit einem nichtphysiologischen und nichtphänomenologischen Kognitionsbegriff zu verkoppeln. Aus dieser Sicht geht es vornehmlich um die Aufnahme, Verarbeitung, Verknüpfung, Speicherung und Nutzung von Information bei Problemlösungs- und Entscheidungsprozessen, und zwar beim Menschen wie beim Digitalrechner.

Neben Unklarheiten im Begrifflichen ist diese Forschung durch die recht gewagte Annahme belastet, im Menschen sei eine von Physiologie und Bewußtseinsphänomenologie unabhängige, einheitliche Organisationsebene auszumachen. Eine annähernd einheitliche Beschreibungssprache dieser Ebene, die zudem ohne Bezug auf Physiologie und Phänomenologie auskommt, liegt für den Menschen nicht vor. Daher bleibt notwendig unklar, ob die einzelnen Forscher der beteiligten Disziplinen tatsächlich ein vergleichbares Konzept im Sinne haben.

Klärung sollte von der Cognitive Science, einer sich in den letzten Jahren formierenden Disziplin, gefordert werden. Hier liefern neben KI-Forschung, Linguistik und Psychologie noch weitere Disziplinen Beiträge, so vor allem die Physiologie und Neurophysiologie, die Psycholinguistik und die Mathematik. Gegenstand der Cognitive Science ist die menschliche Erkenntnis und ihre technologische Repräsentation. Diesen Gegenstand scheint die Cognitive Science verhältnismäßig nüchtern und wissenschaftspragmatisch anzugehen. Sie sucht ihren Ansatz weniger in weiten Spekulationen und umfassenden Theoriebildungen zu verfolgen, sondern setzt sich zum Ziel, präzise Modellierungen für wohldefinierte Klassen von Phänomenen zu schaffen. Dabei denkt sie menschliche Erkenntnis in Erkenntnissysteme gegliedert, die der Rezeption, Repräsentation und Produktion von Information dienen. Demgemäß modelliert die Cognitive Science den Menschen als ein Konglomerat von Systemen, die perzeptuelle Aktivität, konzeptuelle Organisation, Sprache, Sprechen und Motorik steuern. Gelungene Modelle solcher Systeme sollen dann maschinell realisiert werden.

Selbstverständlich hat die Cognitive Science im Prinzip mit allen vorhergehend erörterten Problemen zu kämpfen. Sie sind schon in der Gegenstandswahl enthalten und werden zudem durch die kooperierenden Disziplinen in die Cognitive Science hineingetragen. Zu hoffen ist, daß die interdisziplinäre Arbeit ebenso wie die hier sehr direkte Kontrolle durch technische Praxis helfen, diese Probleme zu erkennen und einzugrenzen. Zu wünschen wäre auch, daß die Cognitive Science sich der langen wissenschaftlichen Tradition in der Behandlung ihres zentralen Gegenstandes besinnt. Denn menschliche Erkenntnis ist zuerst ein Grundprobelm der Philosophie. Und empirisch hat sich zunächst die Psychologie im Rahmen ihrer wechselnden Gegenstände mit menschlicher Erkenntnis auseinandergesetzt. Ohne Zweifel lassen sich zur Lösung von Einzelproblemen diese Arbeiten als Steinbrüche verstehen, aus denen die jeweils benötigten Erkenntnisse herausgeschlagen werden können. Doch sollten diese Arbeiten zugleich als Wegweiser und Warntafeln an den Grenzen der eigenen Ansätze begriffen werden.

Die gegenwärtig in der Cognitive Science verfolgten Teilbegriffe formieren sich zunächst in vier Systemgruppen der Kognition mit jeweils zugeordneten Bereichen der neuesten technologischen Entwicklung:

(1) Menschliche Wahrnehmung, dabei insbesondere die visuelle und taktile Erfassung von Form, Oberflächenbeschaffenheit und Bewegung sowie die auditive Erfassung von Signalkonfigurationen. - Visuelle, taktile und auditive Wahrnehmung von Robotern, automatische Systeme zur Identifizierung sowie zur visuellen und taktilen Führung.

(2) Menschliche Sprache, dabei insbesondere die Regeln und die Modalitäten des Sprachgebrauchs. - Automatische Sprachverarbeitung und Informationsauffindung.

(3) Menschliche Problemlösung, dabei insbesondere induktives und deduktives Schließen sowie Handlungsplanung. - Maschinelle Expertensysteme und lernfähige Systeme.

(4) Menschliche Handlung, dabei insbesondere die Steuerung von Grob- und Feinmotorik. - Bewegungskontrolle von Robotern sowie automatische Systeme für visuell, taktil und auditiv kontrollierte Manipulation.

Diese Zusammenstellung verdeutlicht, daß sich die Cognitive Science leicht zur fragwürdigen Wissenschaft vom künstlichen Menschen entwickeln könnte. Auf den ersten Blick scheint diese Gefahr noch gering, da sich die Cognitive Science an der Automatisierung recht spezieller Arbeitsabläufe zu orientieren hat, wenn sie ihrer technologischen Zielsetzung gerecht werden will. Doch umfassen diese Arbeitsabläufe auch allgemeine Leistungskomponenten. So soll mit Hilfe der Cognitive Science der Schritt von lauffähigen technologischen Systemen hin zu Systemen vorbereitet werden, die sich durch echte Lernfähigkeit und Flexibilität auszeichnen. Diese Forderung aber bedingt die Sonderung von drei genetischen Phasen (Ausgangszustand - Entwicklung - Endzustand) bei der Abgrenzung von Phänomenklassen und deren Modellierung. Sie bedingt zudem die Erfassung der auf jeder genetischen Stufe möglichen und typischen Störungen.

Dringend wird von der Cognitiv Science erwartet, daß sie einen Beitrag zur besseren Verständlichkeit und sicheren Manipulierbarkeit informationsverarbeitender technologischer Systeme leistet. Aus dieser Anforderung ergibt sich eine weitere Systemgruppe der Kognition:

(5) Mensch-Maschine-Kommunikation, dabei insbesondere die kognitiv adäquate Gestaltung des Mensch-Maschine-Interface. - Rechnerperipherie, Ein- und Augabesysteme.

Diese Systemgruppe nimmt insofern einen besonderen Status ein, als viele der zu subsummierenden Teilfragen in Abhängigkeit von den zuvor genannten Systemgruppen zu behandeln sind. Hier wird der eigentlich kritische Punkt der neueren technologischen Entwicklung angesprochen. In diesem Punkt kristallisiert sich die Frage, ob sich der Mensch der Maschine anzupassen habe oder ob die Maschine dem Menschen anzupassen sei. Ganz allgemein ist man der zweiten Auffassung zugeneigt, in der Realität allerdings setzt die Technologie meist enge Grenzen für das Verhalten des Menschen. Der dauerhafte Erfolg neuer Technologien und deren Verträglichkeit für den Menschen hängt aber weitgehend vom reibungslosen Funktionieren der Mensch-Maschine-Interaktion ab, und dies verlangt ein flexibles benutzerorientiertes Mensch-Maschine-Interface. Der Weg dorthin besteht nur ganz am Rande im Ergreifen ergonometrischer Maßnahmen. Im Zentrum steht die Erfassung und Lösung grundsätzlicher kommunikativer Probleme.

PSYCHOLINGUISTIK: KOMMUNIKATIVE UND KOGNITIVE FUNKTION

Die Cognitive Science sollte die Gelegenheit ergreifen, aus der Wissenschaftsgeschichte der Psycholinguistik zu lernen, die auf vergleichbare Weise zusammengesetzt, ja geradezu konstruiert wurde. Der Anlaß, ein Problemfeld, ließ Disziplinen zusammenrücken, die sich dann so nachbarschaftlich kooperativ, wie gehofft, nicht verhielten. Das Grundproblem der Cognitive Science, die wissenschaftlichen Reduktionsebenen der zuarbeitenden Disziplinen aufeinander zu beziehen, bedarf einer sehr grundsätzlichen Erörterung. Sonst droht ihr das Schicksal der Psycholinguistik: Ein vielleicht jahrzehntelanger Streit, worin der Gegenstand der neuen Disziplin zu sehen und welche Forschungsmethoden ihm angemessen seien.

Die neuere Psycholinguistik ist Anfang der 50er Jahre aus einem interdisziplinären Seminar hervorgegangen, an dem nordamerikanische Vertreter der Psychologie, der Linguistik und der Informationstheorie teilnahmen. Die Quintessenz der Bemühungen wurde von OSGOOD und SEBEOK in ihrem "Psycholinguistics" betitelten Buch dargestellt. Wir wollen diese historische Position hier nicht ausbreiten, sondern nur die Definition des Gegenstandes der frisch zum Leben gebrachten Disziplin nachlesen:

> "Die Psycholinguistik untersucht jene Prozesse, durch die die Intentionen der Sprecher in dem kulturell akzeptierten Kode in Signale transformiert werden. Mit anderen Worten, die Psycholinguistik hat direkt mit den Prozessen der Kodierung und Dekodierung zu tun, soweit sie die Zustände der Nachrichten mit den Zuständen der Kommunikationsteilnehmer in Beziehung setzen."

Nach dieser Definition hat die Psycholinguistik die kommunikative Funktion der Sprache zu erforschen. Die nun folgende Arbeit war durch das Bemühen gekennzeichnet, Daten zum kommunikativen Verhalten, die aus der Beobachtung von Spracherwerb und Sprachgebrauch hervorgingen, auf ein passendes Modell zu projizieren. Die Verhaltensorientierung legte damals nahe, sich hierbei der behavioristischen Psychologie zu bedienen. Die orthodoxen Positionen mußten aber gemieden werden, da dort das Schlußfolgern von äußeren Vorgängen, also von Reiz, Reaktion und Bekräftigung, auf interne Prozesse nicht gestattet war. Folgerichtig bestimmten neo-behavioristische Ansätze zunächst das Denken der Psycholinguisten. Schließlich enthält die obige Definition Ausdrücke wie Kodierung und Dekodierung und weist auf Zustände der Kommunikationsteilnehmer hin. Ein Modell, das neben den äußeren Größen Reiz und Reaktion auch interne 'vermittelnde' oder 'repräsentierende' Prozesse vorsieht, sollte da greifen.

Ohne Zweifel ist die Psycholinguistik in dieser Phase ihrem Ziel, den kommunikativen Prozeß angemessen zu modellieren, kaum näher gerückt. Dazu erwiesen sich die neo-behavioristischen Modelle als viel zu grob. Trotzdem bleibt als unbestrittenes Ergebnis eine Fülle von Einzelerkenntnissen zum Spracherwerb und zum Sprachgebrauch. Vielleicht sollten wir heute bedauern, daß die Psycholinguisten der ersten Phase wenig Gelegenheit hatten, ihre Ansätze kritisch zu durchleuchten und gegebenenfalls zu verfeinern. Wie in der Psychologie beeindruckte auch in der Psycholinguistik CHOMSKYs Kritik an SKINNER, verstanden als Kritik des Behaviorismus, gar Empirismus in seiner Gänze. Die Dominanzen wechselten, und an die Stelle der empiristischen verhaltenspsychologischen Theorie trat der rationalistische linguistische Theorieentwurf. Im gleichen Zuge wechselte der Gegenstand der Psycholinguistik. Sie sollte nun die Wissenschaft vom Erwerb und Gebrauch strukturierter Sprache sein. Interpretiert man diese Definition im Rahmen der sie umgebenden Arbeiten, muß man zu der Ansicht gelangen, daß mit ihr eine einseitige Abhängigkeit der Psycholinguistik von der Linguistik fixiert wird. Erst wenn von der Linguistik möglichst präzise und umfassend dargestellt ist, was unter strukturierter Sprache verstanden werden soll, kann sich die Psycholinguistik mit deren Gebrauch und Erwerb befassen.

Die neue Gegenstandsdefinition ebnete in der Psycholinguistik den Boden für die Bildung der heute als berüchtigt geltenden Korrespondenzhypothesen. Im Prinzip sieht das so aus: Der Psycholinguist, konfrontiert mit einer linguistischen Aussage zum Sprachsystem, entschließt sich zu der Annahme, im Kopf des Menschen gehe es ähnlich zu wie im linguistischen Regelwerk. Sieht der Linguist etwa eine Grammatik vor, die Kernsätze erzeugt, aus denen mit Hilfe von Transformationsregeln erst komplexe Sätze zu erstellen sind, so vermutet der Psycholinguist im Kopf des Menschen Transformationsregeln. Seine Vermutung prüft er anschließend in häufig sehr einfallsreichen Experimenten. Sollte sich, wie geschehen, der Linguist nach einigen Jahren angestrengter Arbeit auf eine ganz anders geartete Grammatik besinnen, müßte der Psycholinguist seine bis dahin durchgeführten Experimente vergessen und mit neuen Korrespondenzhypothesen ganz von vorn beginnen. Daß diese Art von Kooperation keine langfristige Perspektive beinhaltet, liegt auf der Hand. Dies insbesondere auch, weil kaum ein Fall bekannt wurde, in dem sich ein theoretisierender Linguist durch einen empirisch arbeitenden Psycholinguisten von seinen Auffassungen abbringen ließ.

Doch sei hier nicht den Linguisten der schwarze Peter zugeschoben. Die Psycholinguisten dieser Phase haben ihre Arbeit bedauernswert unreflektiert betrieben. Die Linguistik benutzten sie als Grundlagenwissenschaft, als Quelle der Theoriebildung und Hypothesenstimulation. Und die Psychologie wurde als Hilfswissenschaft verstanden, als Lieferant für Methoden des empirischen Arbeitens. So kann man sagen, daß sich die Psycholinguistik bis weit in die 60er Jahre hinein nicht als wirklich selbständige Disziplin etablieren konnte. Für die Psychologen galt sie als Teil der allgemeinen Psychologie, nämlich als neue Sprachpsychologie. Die Linguisten sahen sie als unverpflichtendes empirisches Anhängsel. Und es ist durchaus nicht auszuschließen, daß bei stärkerer Technologieorientierung auch die dritte Gründungsdisziplin, die Informationstheorie in vielleicht modernerem Gewande,entscheidenden Einfluß auf Gegenstandswahl und Methode nehmen wird.

Offenbar war die neue Psycholinguistik mit einem Konstruktionsfehler behaftet, der sie allzulange daran hinderte, ihren Gegenstand eigenständig zu definieren. Der Fehler entstand durch mangelhaften Bezug auf die wissenschaftlichen Traditionen, in die psycholinguistische Fragestellungen einzubetten gewesen wären. Die Gründungsdisziplinen traten ja in ihren nordamerikanischen Varianten auf. Psychologie war Behaviorismus - Denken ist dort verdecktes Sprechen, und Sprechen richtet sich zunächst nach den allgemeinen Verhaltensgesetzen. Linguistik war vorerst amerikanischer Strukturalismus, der dem Behaviorismus zuarbeitete; später die generative Transformationsgrammatik mit einem strikt rationalistischen Menschenbild. Erst nach und nach sickerten in das Gedankengut von Psycholinguisten die einschlägigen europäischen Arbeiten ein. Komplexe Entwicklungs-, Sprach- und Denktheorien von WUNDT, BÜHLER, WYGOTSKI, PIAGET, um nur einige zu nennen, wurden rezipiert. Auf Grund dieser Bereicherung gelang es der Psycholinguistik schließlich, sich in ihrer Gegenstandswahl selbst zu finden.

Hilfreich waren der Psycholinguistik zudem die von außen gestellten Forderungen. Praktiker wollten fundierte Auskünfte über den Spracherwerb des Kindes, dann darüber, wie das uns Menschen so selbstverständlich scheinende Produzieren und Verstehen von Äußerungen tatsächlich funktioniert und welche Ausdrucksmittel nun einzusetzen sind, wenn bestimmte Wirkungen erzielt, gesetzte Ziele erreicht werden sollen. Auch sollte die Psycholinguistik ihren Beitrag leisten zur Diagnose und Therapie von Sprachstörungen. Und schließlich: Ist Spracherwerb nur <u>Sprach</u>erwerb? Sind Sprachstörungen nur <u>Sprach</u>störungen? Wird durch Sprache nicht auch das Erkennen der Welt, das Denken und das Handeln beeinflußt?

Wir wollen nun nicht behaupten, die Psycholinguistik könne alle erwarteten Auskünfte leicht erteilen. Doch scheint sie sich auf den mit Fragen ausgeschilderten Weg begeben zu haben. Trotz üblicher und ja auch fruchtbarer Meinungsvielfalt schält sich aus der aktuellen psycholinguistischen Forschung allmählich eine einheitliche Gegenstandsauffassung heraus. Es geht der Psycholinguistik um die Verbindung von kommunikativer und kognitiver Funktion der Sprache im menschlichen Handeln. Diesen Gegenstand geht sie genetisch an. Sie folgt PIAGET, der stellvertretend für viele formulierte: Will man wissen, wie etwas ist, wird man zu erkunden haben, wie es zu dem, was es ist, geworden ist.

Sprache wird im Umgang der Menschen miteinander vermittelt. Sie dient diesem Umgang und dem Handeln in der Welt. Und hier genau ist sie auch zu beobachten. Folgerichtig interessieren sich Psycholinguisten weniger für das Konstrukt des idealen Sprecher/Hörers, sondern für real miteinander kommunizierende und handelnde Menschen. Die Entwicklung der Spracherwerbsforschung seit Anfang der 70er Jahre verdeulicht diese Position exemplarisch. Zuvor wurde darüber gestritten, ob der Mensch die Sprache lerne (die behavioristische Position) oder ob dem Menschen die fast wie von selbst reifende Sprache in ihren wichtigsten Zügen angeboren sei (die rationalistische Position). Das Verbindende dieser gegensätzlichen Position lag in der isolierenden Betrachtung des Kindes. Ihm wurden entweder Lern- oder Reifungsgrammatiken zugeschrieben; die Besonderheit der Situation des Kindes wurde, wenn überhaupt, nur am Rande gestreift. Gerade diese aber ist das eigentlich zu Beobachtende und Aufschlußreiche, auf das sich die Interaktionsforschung konzentriert: Wie sieht die besondere Zuwendung des Erwachsenen gegenüber dem Kind aus? Welche besonderen Signale nimmt der Erwachsene vom Kind auf?

Dieser für die gesamte Psycholinguistik beispielgebende Forschungsansatz kann sich nicht mit der verbalen Seite der Äußerungen begnügen, also mit dem, was sich nach geschultem Zuhören niederschreiben ließe. Die Art des Sprechens (Arikulation, Intonation etc.) ist ebenso zu erfassen wie die begleitende Bewegung, eben die Körpersprache. Doch ist es mit der Beschreibung hör- und sichtbarer Aspekte der Interaktion nicht getan. Aus der Beschreibung eines Ereignisses ergibt sich nicht automatisch dessen Deutung. Und die Gefahr, sich hier auf unkontrolliertes Glauben rückzubeziehen, ist groß.

In der Psycholinguistik hat man sich der zwei Zugänge zum Menschen, des physiologischen und des bewußtseinsphänomenologischen, nicht zu entziehen versucht. Für jeden Zugangsweg gibt es Methoden zur Registrierung, Darstellung und Auswertung von Daten wie Theorien zur Ableitung von Hypothesen und Interpretation von Ergebnissen. Auf die waghalsige Behauptung, irgendwo zwischen Physiologie und Phänomenologie läge eine andersgeartete einheitliche Organisationsebene des Menschen,wird sich die Psycholingustik nach unserer Hoffnung nicht einlassen. Sie hat dazu auch keinen Anlaß. Jede derartige Behauptung, mündend in einer mehr oder minder komplexen Modellvorstellung, hinterläßt die Spur ihres Weges - und der geht immer über Physiologie oder Phänomenologie oder beides. Letztlich also sind solche Modellvorstellungen entweder so abstrakt, daß auf den ersten Blick der gewählte Zugangsweg unkenntlich bleibt, oder sie stellen ein Konglomerat dar, dessen Charakter durch eine verwickelte Ausdrucksweise vertuscht bleibt. Realistischer ist die sorgfältige Suche nach systematischen Verbindungen zwischen den Daten beider Zugangswege. Auch zu ihrer Behandlung liegt eine Vielfalt breit diskutierter empirischer und theoretischer Arbeiten vor.

Neu gefordert werden Psycholinguisten durch die zügige Entwicklung der Cognitive Science. Auch wenn ihnen nur wenig von dem schmecken mag, was dort gekocht wird, sollten sie die ausgesprochene Einladung annehmen. Den künstlichen Menschen wird die Psycholinguistik nicht bauen - mit Sicherheit auch niemand sonst. Wer immer dies ernsthaft für möglich hält, zeigt sich zumindest als unbelesen. Realistische Aufgaben bleiben noch anspruchsvoll genug. Die Psycholinguistik ist aufgerufen, ausgehend von ihrem Gegenstand nach grundsätzlich neuen Lösungen der Mensch-Maschine-Interaktion zu suchen. Menschliche Kommunikation und menschliche Erkenntnis ist als Maßstab neuer Technologien durchzusetzen.

Gerd Kegel / Gerhard Schmid

Programm eines benutzerorientierten Mensch-Maschine-Interface

Vorgestellt wird ein Programm zur Entwicklung eines Mensch-Maschine-Interface, das sich in seinen Funktionen an Prinzipien menschlicher Kommunikation orientiert. Menschliche Kommunikation wird zu Beginn eines Dialogs durch bewußt oder unbewußt registrierte Zustandsveränderungen des Partners im Detail reguliert. Analog ist das Mensch-Maschine-Interface mit benutzercharakterisierenden Daten auszustatten, gleichzeitig sind ihm Daten über relevante Zustandsveränderungen des Benutzers zuzuführen. Die benutzercharakterisierenden Daten betreffen die grundsätzliche Typik der Signalwahrnehmung und -verarbeitung. Die Daten über Zustandsveränderungen bestehen in psychophysiologischen Meßwerten zu Begleiterscheinungen von u.a. Streß, Signalwahrnehmung, Orientierungsreflexen und Defensivreaktionen.

A program for the constitution of a Man-Machine-Interface is proposed, in which principles of human communication are incorporated. Human communication is constrained by the assessment of the communicative partner at the initiating point of interaction and is regulated through consciously or unconsciously perceived changes in the partner. Similarly, the Man-Machine-Interface is loaded with data characteristics of the user and his potential changes of state. The data characteristics of the user derive from the area of signal perception and processing. The data concerning change of state consists in psychophysiological measurement data of concomittant reactions, i.e. stress, signal percpetion, orienting reflexes, and defensive reactions.

0. EINLEITUNG

Die Benutzerfreundlichkeit informationsverarbeitender Systeme bildet ein Grundproblem der Cognitive Science. Der Komplexitätsgrad dieser Systeme steigt ständig, gleichzeitig erweitert sich ihr Anwendungsbereich in früher ungeahntem Maße. Immer mehr Menschen gehen mit Rechnern und rechnergesteuerten Anlagen um. Die Cognitive Science und die ihr zuzuordnenden technologischen Bereiche haben daher zur möglichst leichten Verständlichkeit der Informationsausgabe dieser Systeme wie zu ihrer gesicherten Manipulierbarkeit beizutragen. Die bisher eingeschlagenen Wege scheinen das Zentrum des Problems nicht immer zu berühren. Große Anstrengungen wurden in Richtung Ergonomie unternommen, wobei nicht immer klar zu sehen ist, ob es sich hierbei um tatsächlich interaktionserleichternde Maßnahmen oder verkaufsförderndes Styling handelt. Häufig tragen abgestufte Programmvarianten dem Kenntnisstand von Benutzern Rechnung - hier können wir mit Recht schon von einer am Benutzer orientierten Entwicklung sprechen. Die Einrichtung von Dialogsystemen schließlich scheint ins Stocken geraten zu sein; entscheidende Fortschritte dürften erst auf der Grundlage wesentlich vertiefterer Kenntnisse zum menschlichen Dialogverhalten zu erwarten sein.

Der Beitrag der Psycholinguistik setzt am Dialogverhalten an und konzentriert sich auf zwei Punkte. Zum ersten schätzt jeder Mensch bewußt oder unbewußt seinen Gesprächspartner in den ersten Phasen einer Unterhaltung nach einer Vielzahl von Gesichtspunkten ein und richtet seine Äußerungen wie das Verständnis der Partneräußerungen an dieser

Einschätzung aus. Zum zweiten regulieren bewußt oder unbewußt registrierte Zustandsveränderungen der Partner im Verlauf des Gesprächs das Dialogverhalten im Detail. Diese beiden Gesichtspunkte sind auf die Modellierung und technologische Neubestimmung der Mensch-Maschine-Interaktion zu übertragen.

Das zu entwickelnde Mensch-Maschine-Interface (MMI) erhält benutzertypische Daten. Die Signalgebung wird an diesen Daten ausgerichtet. Im Kern besteht das MMI aus 2 Displays: einem Maschinen-Display und einem Benutzer-Display. Das Maschinen-Display informiert den Benutzer über die Zustände der Maschine, das Benutzer-Display informiert die Maschine über die Zustände des Benutzers. Über diesem MMI stehen Benutzer und Maschine in komplexer flexibler Interaktion.

1. INFORMATIONEN ZUM BENUTZERTYP

Das MMI ist auf der Seite der Maschine so konzipiert, daß es in seiner Signalgebung auf den jeweiligen Benutzertyp spezifisch ausgerichtet werden kann. Über das MMI muß dazu der Maschine ausreichende Information über die Signalwahrnehmungs- und Signalverarbeitungstypik des jeweiligen Benutzers eingegeben werden. Das System wird also nicht mit der unlösbaren Aufgabe konfrontiert, diese Daten aus der Interaktion zu gewinnen. Sie werden vielmehr vorab in einem diagnostischen Verfahren bestimmt. Von unserer Seite sind hierzu drei Fragenkomplexe zu klären. Diese betreffen die grundsätzliche Festlegung des Benutzertyps, die zeitliche Segmentierung der Signale durch den Benutzer und das Auftreten von räumlicher Orientierung, Orientierungs- und Defensivreaktionen beim Benutzer.

1.1 Grundsätzliche Wahrnehmungs- und Verarbeitungstypik

In Hinblick auf eine erste Festlegung dieser Typik helfen Erkenntnisse der älteren Persönlichkeitspsychologie weiter, die in der jüngsten therapiebezogenen neurolinguistischen Forschung wieder aufgegriffen wurden. Es handelt sich hier um die Unterscheidung von Menschen nach visuell, abstrakt-auditiv oder kinästhetisch orientierter Wahrnehmung und Verarbeitung von Signalen mit komplexer Bedeutung. Die experimentelle Überprüfung dieser Kategorisierung hier am Institut wies eine sehr gute Brauchbarkeit nach. Insbesondere ist die Wahrnehmungs- und Verarbeitungstypik relativ sicher über die Analyse von Augenbewegungen diagnostizierbar. Zudem gibt das verbale Verhalten der Vpn deutliche Hinweise auf deren dominante Orientierung und erlaubt zusätzlich die Einschätzung von lernbedingten Überformungen des Ursprungstyps. Eine erste von uns in diesem Zusammenhang wahrzunehmende Aufgabe besteht in der Differenzierung und Standardisierung dieser Diagnostik.

1.2 Zeitliche Segmentierung der Signale

Weitere Hinweise zur Signalwahrnehmungs- und Signalverarbeitungstypik des Benutzers ergeben sich aus seiner individuellen zeitlichen Segmentierung von Signalen. Das dem Menschen arteigene und damit natürlichste komplexe Signalsystem, nämlich die Sprache, verbindet zwei Funktionen: Aufmerksamkeitserzeugung und Informationstransport. Im typischen Fall wird zuerst Aufmerksamkeit erzeugt und anschließend Information übermittelt.

Für eine optimale Informationsübermittlung müssen aufmerksamkeitserzeugende Mittel und informationstragende Mittel in einem zeitlichen Verhältnis stehen, das durch die zentralen Mechanismen der Zeitverarbeitung des jeweiligen Benutzers bestimmt ist. Hier treten deutlich interindividuelle Differenzen auf, die dazu führen, daß bei dem gleichen sprachlichen Signal eine Person die Information adäquat verarbeitet, eine andere diese hingegen gar nicht wahrnimmt. Im zweiten Fall hat das aufmerksamkeitserzeugende Mittel das informationstragende Mittel maskiert. Bei technischer Signalgebung fallen beide Funktionen häufig zusammen. Nach unseren Erfahrungen weist diese Form der Signalgebung eine prinzipiell höhere Rate von Verarbeitungsfehlern auf als die eben dargestellte 'natürliche' Form.Dies gilt auf jeden Fall, wenn die 'natürliche' Form der Signalgebung in ihrem Zeitverlauf benutzerorientiert gestaltet ist.

Experimente hier am Institut in Zusammenarbeit mit der Medizinischen Psychologie haben zur Bestimmung der individuellen Zeitverarbeitungscharakteristik die Konzepte der Fusions- und Ordnungsschwelle herangezogen. Die Fusionsschwelle bezeichnet den zeitlichen Abstand zwischen den Reizen, der notwendig ist, damit beide Reize als gesondert und nicht als einheitlicher Reiz aufgefaßt werden. Die Größe der Fusionsschwelle ist abhängig von der durch den Reiz angesprochenen Sinnesmodalität. Sie bewegt sich im Bereich weniger Millisekunden. Die Ordnungsschwelle bezeichnet den zeitlichen Abstand, der es erlaubt, die Reihenfolge der Reize zu bestimmen. Die Größe der Ordnungsschwelle ist modalitätsunabhängig. Sie liegt etwa zwischen 20 und 60 Millisekunden beim gesunden Erwachsenen.

Eine zweite von uns in dem Programm wahrzunehmende Aufgabe besteht in der Weiterentwicklung dieses u.E. relativ leicht beherrschbaren experimentellen Verfahrens zu einer standardisierten diagnostischen Technik. Dabei ist auszugehen von den individuellen Werten auf den Modalitätsebenen (visuell, auditiv, taktil) und überzugehen auf komplexe sprachliche und multimodale Reizgebung.

1.3 Räumliche Orientierung Orientierungs- und Defensivreaktionen

Signalwahrnehmung ist grundsätzlich mit Prozessen der räumlichen Orientierung des wahrnehmenden Organismus verbunden. Dieser Vorgang ist in einer Serie von Experimenten hier am Institut in seinen Grundzügen erforscht worden. Es stellte sich heraus, daß räumliche Orientierung die Reproduktion sprachlicher Signale signifikant verbessert. Dabei stand der die räumliche Orientierung bedingende Reiz (hier ein Lichtsignal) in keiner inhaltlichen Beziehung zum Sprachsignal.

Wir müssen davon ausgehen, daß bei jeder Signalwahrnehmung der Organismus aktiv nach räumlicher Orientierung sucht und daß das Ergebnis der Signalwahrnehmung und -verarbeitung von diesem Prozeß beeinflußt wird. In einigen Fällen wird das wahrzunehmende Signal selbst die räumliche Orientierung bedingen, in anderen Fällen werden unkontrollierte Größen aus dem Signalfeld hierfür verantwortlich sein. Eine Kontrolle dieses Prozesses ist nützlich, da er nach unseren Untersuchungsergebnissen die angestrebte Reaktion verbessert. Eine weitere Leistungsverbesserung tritt ein, wenn das der räumlichen Orientierung dienende Signal bis zum Abschluß der Reaktionsleistung andauert. Dies gilt allerdings nur, wenn die Signalkonstellation beim wahrnehmenden Menschen zu einer Orientierungsreaktion führt. Führt die Signalkonstellation zu einer Defensivreaktion, sinkt die Reaktionsleistung drastisch. Erklärbar sind diese Leistungsdifferenzen aus kortikalen Prozessen, die bei Orientierungsreaktionen zu einem Sinken spezifischer Wahrnehmungsschwellenwerte, bei Defensivreaktionen hingegen zu einer Abwendung vom Signal führen. Es sei noch einmal herausgehoben, daß von einem unkontrollierten raumorientierenden Signal eine Defensivreaktion ausgehen kann, die dann notwendig auf das eigentlich wahrzunehmende Signal übertragen wird. Die bei den Experimenten beobachtbare interindividuelle Reaktion ist offenbar auf die unterschiedliche Wahrnehmungstypik der Vpn zurückzuführen.

Eine dritte von uns in dem Forschungsprojekt wahrzunehmende Aufgabe besteht in der Klärung der Frage, welche multimodalen Signalkonstellationen der jeweiligen Wahrnehmungstypik eines Benutzers angemessen sind. Dabei ist zu klären, bei welcher Signalintensität beim Benutzer die Schwelle von der Orientierungs- zur Defensivreaktion überschritten wird.

2. INFORMATIONEN ZUM BENUTZERZUSTAND

Der Mensch gewinnt Informationen über Zustände seines Gesprächspartners aus verbalen, prosodischen und körpersprachlichen Signalen. Informationsverarbeitende technologische Systeme auf diesen Weg der Informationsgewinnung auszurichten ist illusionär - dies muß hier nicht weiter erläutert werden. Die psychophysiologisch orientierte Wirkungsforschung zeigt einen weit realistischeren Weg. Dieser besteht in der Registrierung und operationalisierten Interpretation von Signalen des autonomen Systems. Die Informationen über Zustände und Zustandsveränderungen des Interaktionspartners wird damit zwar notwendig verarmt, aber gleichzeitig im Prinzip maschinell lesbar. Unter Vorgabe der Benutzertypik interpretiert die Maschine psychophysiologische Daten des Benutzers während der Interaktion. Danach stellt die Maschine ihre Signalgebung auf den aktuellen Zustand des Benutzers ein, kontrolliert die Qualität 'Benutzerreaktion' (etwa Ausbleiben von Reaktionen, Auftreten von Orientierungsreflexen oder Defensivreaktionen) und entscheidet gegebenenfalls über Modalität und Charakteristik zu wiederholender Informationen.

Natürlich müssen erst Ergebnisse zur typorientierten Form der Mensch-Maschine-Interaktion vorliegen, um die Charakteristik zusätzlicher zustandsorientierter Benutzer-Displays im Detail festlegen zu können. Im jetzigen Stadium der Überlegungen kann festgehalten werden, daß der Maschine Daten zumindest zu folgenden psychophysiologischen Funktionskreisen zugänglich gemacht werden müssen:

- Streß, Ermüdung etc. - zu erfassen etwa durch die Kombination von Werten aus Grundfrequenzen der Stimme, Hautleitfähigkeit, Atmung etc.
- Signalwahrnehmung, Sättigung und Maskierungseffekte - zu erfassen etwa durch die Kombination von Werten aus Augenbewegungen, Hautleitfähigkeit etc.
- Orientierungsreaktionen - zu erfassen etwa durch die Kombination von Werten aus Gefäßverengungen, Hautleitfähigkeit etc.

Es ist bekannt, daß psychophysiologische Signale, isoliert betrachtet, mehrdeutig sind. Erst in Kombination gewinnen sie an Deutbarkeit, die allerdings in vielen Fällen immer noch unbefriedigend ist. Wir wollen hier hervorheben, daß nach unseren Erfahrungen eine wirklich befriedigende operationale Interpretation erst dann zu erreichen ist, wenn die Signalkomplexe in Abhängigkeit vom Signalwahrnehmungs- und Signalverarbeitungstyp ausgewertet werden. Der Interpretation von psychophysiologischen Daten geht die Festlegung von Signalwahrnehmungs- und Signalverarbeitungstypen voraus. Dies ist in der diesbezüglichen psychophysiologischen Forschung übersehen worden.

Unsere Aufgabe besteht nun in der Operationalisierung der Interpretation von geeigneten psychophysiologischen Signalen gemäß Benutzertyp. Damit wäre die Maschine in die Lage zu setzen, die Signale des Benutzer-Displays zu lesen und mit Signalgebung des Maschinen-Displays angemessen zu reagieren, also die Signalgebung auf den Benutzertyp und den aktuellen Benutzerzustand abzustellen.

KLAUS DAHLMEIER / THOMAS ARNHOLD

PSYCHOPHYSIOLOGISCHE UNTERSUCHUNGEN DES SPRACHLICHEN VERHALTENS *)

Dieser Aufsatz liefert einen kursorisch-historischen Überblick über Experimente, in denen zur aktuellen Beobachtung des rezeptiven Sprachverhaltens psychophysiologische Meßmethoden, vor allem die Erfassung der Elektrodermalen Aktivität (EDA), eingesetzt wurden. In den Untersuchungen wurde zumeist mit Wortstimuli aus unterschiedlichen lexikalisch-grammatischen Kategorien gearbeitet; experimentelle Variationen auf Satz- bzw. Textebene bildeten eher die Ausnahme. Neben dem emotional-affektiven Erleben sprachlicher Stimulation, steht im Mittelpunkt des Erkenntnisinteresses die Erforschung der kognitiven Repräsentation und Verarbeitung semantischer Strukturen. Unabhängig von der jeweiligen psychologischen Interpretation, können die gemessenen organismischen Aktivitätssteigerungen als physiologische Begleiterscheinungen sprachspezifischer psychischer Prozesse aufgefaßt werden, die durch die Neuartigkeit und Bedeutsamkeit einer sprachlichen Stimulation bedingt sind.

This paper presents a historical survey of selected experiments in which psychophysiological methods, in particular the recording of electrodermal activity (EDA), were used in order to observe the immediate perception of spoken and written language. The studies were mainly based on word stimuli taken from different lexical and grammatical categories. Only few experiments concentrated on variations at the phrasal or textual level. The interest was focused on the emotional or affective aspect of verbal stimuli as well as on the processing and cognivive representation of semantic structures. Though obviously not dependent on the various psychological interpretations, the increases in organismic activation can be seen as physiological side effects of specifically verbal and psychological processes determined by the novelty and significance of verbal stimuli.

---

*) Überarbeiteter Auszug des im Westdeutschen Verlag, Opladen 1985 erschienen Buches 'Sprachwirkung' der Autoren KEGEL/ARNHOLD/DAHLMEIER.

1. VORBEMERKUNGEN

Das sprachliche Verhalten als Objekt sprachpsychologischen und psycholinguistischen Forschungsinteresses ist ein zeitgebundener Prozeß, der unter einer experimentellen Herangehensweise in drei zeitlich klar voneinander abgrenzbare Phasen unterteilt werden kann. In einer einfachen Gesprächssituation zwischen zwei Personen lassen sich demnach unterscheiden: eine präkommunikative Phase, die der verbalen Interaktion unmittelbar vorangeht, eine kommunikative Phase, in deren Verlauf die sprachliche Interaktion stattfindet, eine postkommunikative Phase nach Beendigung der Interaktion (MALETZKE, 1963, 147ff.). Es ist unter anderem Aufgabe der experimentellen Psycholinguistik ein methodisches Repertoire zu entwickeln, das empirische Untersuchungen in allen drei Stadien gestattet, um mit den so gewonnenen Erkenntnissen einen Beitrag zur Entwicklung einer befriedigenden Theorie des sprachlichen Verhaltens zu leisten.

Bislang wurden die verschiedenen Aspekte sprachlichen Verhaltens vorwiegend mit Messungen in der postkommunikativen Phase untersucht, d.h. es wurde von den beobachteten Reaktionen der jeweiligen Versuchspersonen nach Beendigung des Kommunikationsvorganges auf deren Verhalten während des Kommunikationsvorganges zurückgeschlossen. Die dabei verwendeten Methoden sind bekannt: Erfassung der aufgenommenen Informationsmenge mithilfe von Leistungs- und Behaltenstests, Interviewtechniken zur Messung des subjektiven, introspektiven Erlebens und Befindens, Beurteilung von Kommunikationsinhalten etc.

Messungen innerhalb der kommunikativen wie auch der präkommunikativen Phase erschöpfen sich zumeist in der externen Beobachtung des äußeren Verhaltens, beispielsweise in der Bestimmung der Dauer und Häufigkeit von Blickzu- und

Blickabwendungen, der Registrierung von Gestik und Mimik oder auch der Analyse von Körperhaltungen. Derartige Methoden haben den offenkundigen Nachteil, daß die Ergebnisse eines Experiments stark von der subjektiven Urteilskraft des externen Beobachters abhängen.

Eine validere und zuverlässigere Verhaltenserfassung in der kommunikativen Phase läßt sich auf der psychologisch-biologischen Beobachtungsebene durch Messung innerorganismischer Veränderungen durchführen. Entsprechende Methoden liefert die Psychophysiologie bzw. Physiologische Psychologie, die sich darum bemüht, verhaltenstheoretisch interpretierte Begriffe, wie 'Emotion', 'Motivation' und 'Aufmerksamkeit', operationalisierbarer zu machen. Vor allem zur Erfassung von Reaktionen des autonomen Nervensystems als physiologische Begleiterscheinungen des menschlichen Verhaltens wurden von dieser Wissenschaftsdisziplin eine Vielzahl von standardisierten Meßverfahren entwickelt; dazu zählen besonders die relativ unproblematisch einsetzbaren Verfahren zur Erfassung der Elektrodermalen Aktivität, der Herz- und Atemfrequenz sowie der peripheren Durchblutung. Insbesondere die immensen technischen Innovationen der letzten beiden Jahrzehnte haben zur Entwicklung von ausgereiften Meßtechniken geführt, die valide und reliable Messungen gestatten und zudem die Belastungen der Versuchspersonen in der Experimentalsituation auf ein akzeptables Maß reduzieren. Diese experimentelle Vorgehensweise wird in der künftigen psycholinguistischen Forschung wesentlich stärker zu berücksichtigen sein.

Die Bedeutung einer psychophysiologisch ausgerichteten Herangehensweise an sprachpsychologischen Fragestellungen ist bereits um die Jahrhundertwende erkannt worden, also schon zu einem Zeitpunkt, an dem sich die Psychologie gerade als eine eigenständige empirische Wissenschaft etabliert hatte. Trotz aller damaligen technischen Schwierigkeiten erwiesen sich die Ansätze und Ergebnisse dieser Forschungsarbeit als fruchtbar, dies vor allem für die Erkundung von Sprachwirkungsprozessen während der Rezeption von gesprochener und geschriebener Sprache. In der modernen Sprachpsychologie und Psycholinguistik ist diese Tradition weitgehend in Vergessenheit geraten. Ziel des vorliegenden Aufsatzes ist es deshalb, Fragestellungen, Methoden und Ergebnisse bisheriger Experimentalstudien auf diesem Gebiet zu reflektieren, um die gegenwärtige Forschungsarbeit zu beleben und einer psychophysiologisch orientierten Sprachwirkungsforschung Vorschub zu leisten.

Da zu dem Komplex 'Psychophysiologische Sprachwirkungsforschung' eine Fülle von Untersuchungen vorliegt, kann hier nur ein kursorischer Literaturüberblick gegeben werden. Die Mehrzahl der referierenden Arbeiten sind durch den Einsatz der Messung der Elektrodermalen Aktivität (EDA) charakterisiert, was darauf hinweist, daß sich insbesondere dieses psychophysiologische Maß durch eine vergleichsweise leichte Handhabung und technische Realisation auszeichnet.

Unabhängig von den jeweiligen theoretischen und methodischen Paradigmen, unter deren Einfluß die verschiedenen Forschungsarbeiten geleistet wurden, besteht ihre Gemeinsamkeit in der Verwendung sprachlicher Stimuli. Sprachliche Reize unterscheiden sich von nicht-sprachlichen, physikalischen Reizen, wie Tönen, Lichtblitzen oder Wärmereizen, durch ihren semantischen Gehalt. Während bei Tönen oder geometrischen Figuren die experimentelle Variation auf Intensitäts-, Frequenz-, Zeit- und Komplexitäsverhältnisse beschränkt bleibt, tritt bei semantischen Stimuli zu ihrer physikalischen Ausprägung die Dimension der Bedeutung hinzu. Aus sprachpsychologischer Sicht lassen sich dabei zwei Aspekte der Bedeutsamkeit unterscheiden: eine rational-sachliche und eine affektiv-emotionale Komponente vgl. HÖRMANN, 1977, 111ff.). Diese Trennung entspricht den häufig verwendeten Dichotomien kognitiv vs. emotional bzw. denotativ vs. konnotativ.

Diesem semantischen Dualismus folgend, werden zunächst Untersuchungen referiert, in denen die Stimulusvariation auf der Basis der emotional-affektiven Bedeutungskomponente erfolgt. Anschließend werden Experimentalstudien behandelt, die auf den kognitiven Bedeutungsaspekt rekurrieren.

2. EXPERIMENTE ZUM EMOTIONALEN BEDEUTUNGSGEHALT SPRACHLICHER STIMULI

Mit zu den ersten Wissenschaftlern, die systematisch die Erfassung psychophysiologischer Indikatoren zur Verhaltensbeobachtung in ihren Forschungsarbeiten eingesetzt haben, zählt der Psychoanalytiker Carl Gustav JUNG. In seinen diagnostischen Assoziationsstudien setzte JUNG neben der Erfassung von Reaktionswörtern und der Reaktionszeit, die Messung der Elektrodermalen Aktivität als dritten Indikator zur Aufdeckung von affektbeladenen Komplexen bei seinen Patienten ein (vgl. JUNG, 1907).

Den Versuchspersonen wurden ca. 100 Reizwörter aus einer standardisierten Wortliste (Substantive, Verben, Adjektive) akustisch dargeboten mit der Instruktion, auf jedes Stimuluswort schnell und spontan mit einem assoziierten Wort zu antworten. Gemessen wurde die Reaktionszeit zwischen Stimulusdarbietung und verbaler Response sowie die elektrodermale Reaktion auf den Wortstimulus. Nach Beendigung des ersten Versuchsdurchgangs wurde den Versuchspersonen die gleiche Wortliste noch einmal präsentiert mit der Aufgabe, das Reaktionswort der Erstdarbietung zu wiederholen ('Reproduktionsmethode').

Nach JUNGs Befunden erzeugen Wörter mit starker emotionaler Bedeutung eine längere Reaktionszeit; zudem treten Unterschiedlichkeiten in den Erst- und Zweitantworten der Versuchsteilnehmer auf. Entscheidendere Bedeutung maß JUNG den Ergebnissen der EDA-Messung bei: Affektgeladene Wörter riefen signifikant höhere elektrodermale Reaktionsamplituden hervor als neutralere Wörter. Dies unterstützte seine Annahme, die Erfassung des 'psychogalvanischen Reflexes' erlaube einen direkten Zugang zum psychischen Geschehen, insbesondere zum Unbewußten, und veranlaßte ihn zu weiteren Untersuchungen, die sich mit den spezifischen Reaktionseigenschaften der EDA befaßten.

In einer Experimentalserie, die JUNG zusammen mit RICKSHER und PETERSON durchführte (PETERSON/JUNG, 1907; RICKSHER/JUNG 1907/08), verglich er die elektrodermale Reaktivität von Versuchspersonen auf physikalische Reize wie Pfiffe und Niederfallen eines Gewichtes mit der elektrodermalen Reaktivität auf sprachliche Stimulation durch Fragen, die entweder von sachlich-rationaler oder emotional-affektiver Bedeutung für die Teilnehmer waren. Die wesentlichen Ergebnisse dieser Untersuchung sind:

- Emotionale Reize rufen die größten elektrodermalen Reaktionsamplituden (EDR) hervor.
- Bei mehrmaliger Wiederholung der Stimulation werden die Reize habituiert, d.h. die Reaktionsamplituden werden kleiner.
- Emotional stabile Versuchspersonen zeigen gegenüber emotional labilen Versuchspersonen eine geringere elektrodermale Reaktivität.

Von den letztgenannten Untersuchungen abgesehen bestand JUNGs zentrales Erkennungsinteresse jedoch darin, mit sprachlicher Stimulation und der Erhebung sprachlicher Assoziationen Aufschluß über die individualspezifische psychische Konstitution seiner Patienten zu gewinnen. Dieser rein psychoanalytisch ausgerichteten Forschungsarbeit stehen Untersuchungen gegenüber, die eher sprachpsychologisch orientierte Fragestellungen zur Grundlage haben.

So ließen beispielsweise WELLS und FORBES (1911) ihre beiden Versuchspersonen Wörter nach vier emotionalen Intensitätsgraden beurteilen und registrierten gleichzeitig die elektrodermalen Reaktionen auf diese Wörter. Die stärker emotional beurteilten Stimuli wiesen durchschnittlich größere EDR-Amplituden auf als Wörter, die in ihrer emotionalen Bedeutung schwächer eingestuft wurden. MCCURDY (1950) errechnete für diese Versuchsdaten eine Korrelation von .93 zwischen Emotionalitäts-Urteil und elektrodermaler Reaktion.

Sowohl die Versuche von JUNG als auch die von WELLS und FORBES weisen die EDA als valides und reliables Maß für die Stärke des emotionalen Erregungspotentials von sprachlichen Reizen aus. SMITH (1922) ging der Frage nach, ob der emotionale Gehalt von Wörtern deren Erinnern beeinflußt. In Anlehnung an JUNGs Experimentaldesign und unter Verwendung der JUNGschen 100 Wörter-Liste bestimmte er für jeden einzelnen Wortstimulus die durchschnittliche Amplitudengrösse über 50 Vpn als Maß für die emotionale Wortbedeutung. 30 Wörter aus dieser Liste mit unterschiedlichen emotionalen Gehalten mußten von den Versuchsteilnehmern auswendiggelernt werden. Die Behaltensleistung wurde jeweils am 5., 9., 14., 21. und 31. Tag nach der Lernphase überprüft.

Überraschenderweise wurden Wörter mit einem höheren emotionalen Erregungspotential entweder sehr gut oder aber schlecht erinnert. Die folgende Abbildung veranschaulicht den kurvilinearen Zusammenhang zwischen der durchschnittlichen EDR-Amplitude und der Gedächtnisleistung.*)

---

*) Die Gedächtnisleistung ('memory value') berechnete SMITH,
Fortsetzung der Fußnote auf Seite 57

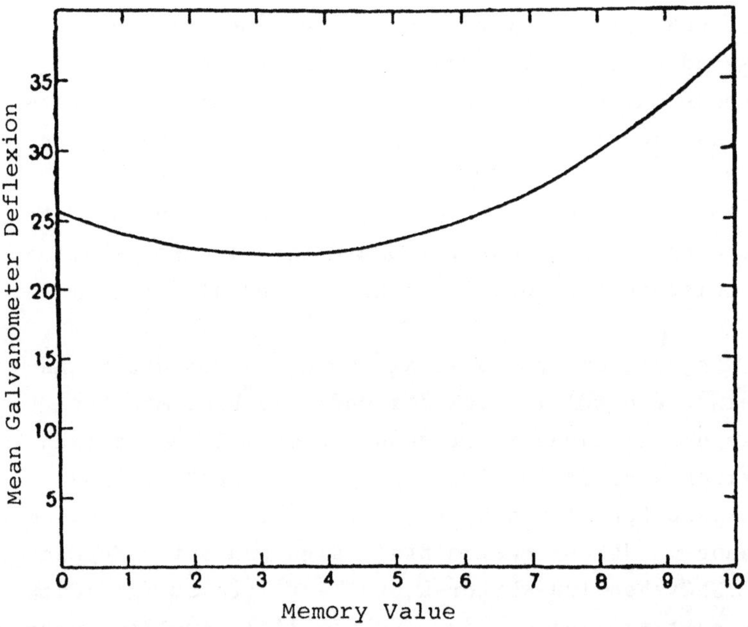

Abb.: Beziehung zwischen Erinnerungsleistung und emotionalem Erregungspotential (nach SMITH, 1922, 42)

Diesen bidirektionalen Einfluß der affektiven Tönung von Wörtern auf die Behaltensleistung führte SMITH (1922, 44f.) nicht allein auf die Intensität einer Emotion sondern vor allem auf deren Qualität zurück. Starke positiv-emotionale Wortbedeutungen werden demnach besser und länger im Gedächtnis gespeichert als negativ-emotionale Inhalte, die vermutlich einem Verdrängungsprozeß unterliegen. Daraus folgt, daß die elektrodermale Reaktion ein sicheres und solides Meßinstrument zur Erfassung des Auftretens und der Stärke einer Emotion ist, unabhängig von deren Präsenz im bewußten Erleben eines Individuums.

Der amerikanische Psychophysiologe David WECHSLER befaßte sich seit 1920 in einer Vielzahl von Untersuchungen mit vergleichbaren Fragestellungen und bestätigte SMITHs Befund, daß die Qualität der affektiven Tönung von Wörtern die Behaltensleistung determiniert. In seinen späteren experimentellen Studien (WECHSLER, 1925; WECHSLER/JONES, 1928; JONES/WECHSLER, 1928) galt sein Hauptinteresse dem Zusammenhang zwischen EDR und emotionalem Erleben sowie dem Einfluß unterschiedlicher Stimulationsarten auf die elektrodermale Reaktionsstärke.

Aus der Liste von SMITH wählte WECHSLER 25 Worstimuli, geordnet nach deren Erregungspotential, aus. Dieses Stimulusmaterial, ergänzt um das Wort 'social worker' - die zehn Vpn waren angehende Sozialarbeiterinnen -, wurde in zwei Blöcken á 13 Stimuli in einem Assoziationsexperiment präsentiert. Gleichzeitig wurde die Hautleitfähigkeitsreaktion auf die Stimuluswörter erfaßt. Anschließend erfolgte durch die Versuchsteilnehmer eine subjektiv-introspektive

---

indem er für jedes gut erinnerte Wort in einem der fünf Behaltenstests zwei Punkte vergab. So konnte also ein Wort, das an jedem der fünf Stichtage von einer VP gut erinnert wurde, maximal zehn Punkte erreichen.

Beurteilung des mit der Wahrnehmung eines Reizwortes verbundenen emotionalen Erlebens auf einer fünfstufigen Ratingskala. Für die beiden Stimlusblöcke ergaben sich annähernd gleiche Rangkorrelationskoeffizienten von .59 bzw. .67. WECHSLER beurteilte diesen Zusammenhang als sehr hoch; seine Auswertung einzelner Befunde koindizierte jedoch auch mit den Ergebnissen von JUNG und SMITH, insofern die EDR unbewußtes negativ-emotionales Erleben widerspiegelt.

Des weiteren konnte WECHSLER bedeutende Unterschiede zwischen der Stärke der elektrodermalen Reaktion auf physikalische und auf sprachliche Reize feststellen. Reaktionen auf nicht-sprachliche Reize erwiesen sich als wesentlich konsistenter als Reaktionen auf semantische Stimuli, die aufgrund ihrer individuellen emotionalen Bedeutsamkeit eine größere Reaktionsvariabilität erkennen ließen.

Die interindividuelle Vergleichbarkeit der emotionalen Reaktionen ist jedoch nicht nur durch die unterschiedliche emotionale Bedeutsamkeit eines verbalen Stimulus für das jeweilige Subjekt, sondern auch durch die individuelle emotionale Konstitution eingeschränkt, auf die PETERSON und JUNG (1907) und SYZ (1926) in ihren psychophysiologischen Untersuchungen bereits hingewiesen hatten. *) Aus diesen Gründen ist es für sprachpsychologische Experimente,

*) Diese Befunde werden weiterhin durch die Ergebnisse von HSÜ (1952) gestützt. In einem faktorenanalytisch ausgelegten Experiment wurden die auf dargebotene Partizipialformen von Verben assoziierten Bewußtseinsinhalte einer emotionalen Bewertung unterzogen. Zwei getrennt durchgeführte Faktorenanalysen für die während des Assoziierens erhobenen physiologischen Daten (EDR) und der subjektiv-introspektiven Beurteilung ergaben Übereinstimmungen für die Faktoren 'aktiver offensiver Projektionstyp' und 'passiver submissiver Projektionstyp', was eine Affinität zu EYSENCKs (1975) Differenzierung zwischen extrovertiert und introvertiert aufweist.

deren Forschungsinteresse auf die quantitative Erfassung der emotionalen Bedeutung von Sprache ausgerichtet ist, notwendig, über Gruppenvergleiche mit genügend hoher Teilnehmerzahl die interindividuelle Variabilität in der elektrodermalen Reaktivität auszugleichen.

Über die folgenden zwei Jahrzehnte hinweg finden sich kaum relevante Veröffentlichungen zu dem hier interessierenden Themenkomplex. Erst mit Beginn der 50er Jahre richteten wieder einzelne Wissenschaftler ihre Aufmerksamkeit auf das Problem 'Emotion und Sprache'. In Anknüpfung an die oben geschilderten frühen Arbeiten präsentierte MCCURDY (1950) 51 weiblichen Vpn 20 Adjektive verbunden mit der Frage "Are You...?" und der Aufforderung mit 'ja' bzw. 'nein' zu antworten. Nach dieser Versuchsphase, in der die EDR ermittelt wurde, ordneten die Teilnehmer die Stimuluswörter in der Rangfolge ihres erlebten emotionalen Gehaltes. Die Rangkorrelation zwischen der subjektiven Beurteilung und der physiologisch erfaßten affektiven Tönung betrug .76. Verglichen mit den Korrelationswerten bei WECHSLER (s.o.) dürfte diese höhere Korrelation auf die spezifischen Eigenschaften des Versuchsmaterials zurückzuführen sein. Im Gegensatz zu WECHSLER, der mit diskreten Wortstimuli gearbeitet hatte, stellte MCCURDY durch die Einbettung der kritischen Stimuli in eine Entscheidungsfrage, die sich direkt auf die Persönlichkeitseinschätzung der Vp richtet, eine größere Affinität zwischen Reiz und Rezipient her. Durch die so induzierte persönliche Betroffenheit gewinnt der affektiv-emotionale Inhalt eines Wortes eine höhere Signifikanz für das Individuum.

Sätze als sprachliches Stimulusmaterial verwendete auch TRAXEL (1960), um zu klären, welche affektiven Bedeutungsinhalte im Erleben einer Gruppe von Individuen eine Rolle spielen. Nach Ansicht TRAXELs werden durch die Verwendung von Satzstimuli die auftretenden Erlebnisinhalte der Rezipienten stärker eingeschränkt als bei Wörtern, die sehr viele verschiedene emotionale Assoziationen zulassen. Die Sätze enthielten Aussagen zu Sexualität, Beruf, sozialer Geltung usw., also zu menschlichen Erlebensbereichen, die einen direkten Bezug zu den Versuchspersonen aufwiesen ("Sie sind in Geldnot", "Man erzählt böse Dinge über Sie", "Jemand küßt Sie" usw.)

Die experimentellen Befunde führten TRAXEL zu der Annahme, daß die elektrodermale Reaktionsstärke ein Affektindikator ist, der eine Möglichkeit zur objektiven Untersuchung der affektiven Organisation und Struktur des Erlebens darstellt.*) Stärkste elektrodermale Reaktionen erfolgten auf Sätze, die erotische Erlebnisse ansprachen; die Erlebnisbereiche "Beliebtheit" und "soziale Geltung" lösten demgegenüber geringere Affektstärken aus.

Auch die klassische Frage nach Emotion und Behalten wurde in jüngerer Zeit noch eimal unter modifizierten Gesichtspunkten aufgegriffen. In eher aktivierungstheoretisch ausgerichteten Arbeiten (KLEINSMITH/KAPLAN, 1963; SCHÖNPFLUG/BEIKE, 1964) und auch in sprachpsychologisch orientierten Experimentalstudien (SCHÜRER-NECKER, 1981) konnte aufgezeigt werden, daß neben der Stärke der emotionalen Bedeutung von Substantiven auch die motivationale Einstellung der Rezipienten einen signifikanten Einfluß auf die Behaltensleistung besitzt. Im Unterschied zu den Assoziationsparadigmen der 20er Jahre wurden hier visuell dargebotene Stimuluswörter mit hohem bzw. niedri-

---

*) Vergleiche hierzu auch die Untersuchung von TRAXEL und BECHER (1957) über den Grad des Zusammenhangs zwischen subjektiv-introspektiv beurteilter Affektstärke in einem Diskriminationsverfahren und der jeweiligen EDR-Amplitudendifferenz bei paarweiser Darbietung von Substantiven, die auf eine biseriale Korrelation zwischen diesen Variablen von .61 hinwies.

gem emotionalen Erregungspotential zum bloßem Betrachten oder zum Lernen dargeboten. Bei SCHÖNPFLUG und BEIKE zeigte sich, daß bezüglich der Gedächtnisleistung die Stärke der Affektivität des sprachlichen Materials und die Absichtlichkeit des Lernens interagieren. Darüberhinaus konnte SCHÜRER-NECKER nachweisen, daß bei längerfristigem Behalten der Anteil an emotional starken Wörtern gegenüber emotional schwächeren ansteigt.

Anhand der bisher geschilderten Experimente sollte verdeutlicht worden sein, daß die psychophysiologische Reaktionsmessung auf sprachliche Reize das Auftreten und die Intensität emotionaler Bedeutung widerspiegelt *), nicht jedoch deren Qualität. Ob nun eine sprachlich vermittelte Bedeutung emotional angenehm oder unangenehm bzw. positiv oder negativ erlebt wird, wurde entweder über entsprechende Ratingverfahren bzw. Interviewtechniken ermittelt oder aus ihrer Auswirkung auf die Behaltensleistung erschlossen. Erst in den 40er und 50er Jahren konnte unter Zuhilfenahme der psychologischen Paradigmen 'Klassische Konditionierung' und 'Habituation/Dishabituation' dieses Defizit psychophysiologischer Messungen ausgeglichen werden.

VOLKOVA konditionierte 1953 einen 13 Jahre alten Jungen über die Speichelsekretion auf das Adjektiv 'gut' positiv und das Adjektiv 'schlecht' negativ ('Klassische differentielle Konditionierung'). Indem mit der Adjektivbedeutung 'gut' eine erhöhte und mit der Bedeutung 'schlecht' eine reduzierte Speichelsekretion verknüpft wird, entspricht dieser Versuchsaufbau einer Konditionierung der bipolaren Evaluationsdimensionen des OSGOODschen Semantischen Diffe-

---

*) Dies gilt ohne Unterschied für alle elektrodermalen Meßtechniken (vgl. hierzu: BURSTEIN et al., 1965); unter den verschiedenen EDA-Maßen muß jedoch das Amplitudenmaß als der solideste Indikator für die Affektstärke bei sprachlicher Stimulation angesehen werden (LÜRER/NEUFELDT,1968).

rentials. Untersucht werden sollte, ob Generalisierungseffekte der konditionierten Reaktionen auf die emotionale Bedeutungsqualität verschiedener Aussagesätze stattfinden (Wort-Satz-Transfer). In der Testphase wurden 16 russische Sätze der Versuchsperson akustisch dargeboten und die konditionierte Reaktion des Speichelflusses gemessen. Neun Sätze, vom Typ "Leningrad ist eine wundervolle Stadt" bedingten einen hohen Speichelfluß, auf sechs Sätze, vom Typ "Mein Freund ist ernsthaft erkrankt" erfolgte eine geringe Speichelsekretion, und bei dem Satz "Der Schüler bestand das Examen mit einem mittelmäßigen Ergebnis" ergab die Speichelproduktion einen mittleren Wert. Diese Befunde weisen daraufhin, daß durch das Phänomen der semantischen Generalisation, erfaßt über die Stärke der konditionierten physiologischen Reaktion, die qualitative Ausprägung einer sprachlichen Bedeutung auf der Evaluationsdimension relativ exakt lokalisierbar ist.

Obwohl die Bedeutung der Speichelsekretion als psychophysiologisches Maß umstritten ist (ZIEGLER, 1979, 148), konnten VOLKOVAs Ergebnisse zur semantischen Generalisation in anderen Untersuchungen unter Verwendung verschiedener psychophysiologischer Indikatoren bestätigt werden. Unter Vielen seien an dieser Stelle ACKER und EDWARDS (1964) erwähnt, die mittels der Konditionierung und Messung der Vasokonstriktion semantisch-emotionale Generalisierungseffekte für die konditionierten Adjektivbedeutungen 'gut' und 'schlecht' auf 75 verschiedene Testwörter nachweisen konnten. Auch BAXTER (1962) konnte entsprechende Effekte für die konditionierte elektrodermale Reaktion bei positiven und negativen emotionalen Wortinhalten aufzeigen.

Beim semantischen Transfer reflektierte also die Stärke der jeweiligen physiologischen Reaktion die Ähnlichkeit im affektiven Gehalt zwischen Teststimuli und konditioniertem Stimulus; in einem Habituationsexperiment hingegen manifestiert sich in der physiologischen Reaktionsstärke der Grad der Unähnlichkeit bzw. Verschiedenheit von Test- und Habituationsstimuli. Diese methodische Vorgehensweise benutzten beispielsweise GRUSH et al. (1973), um einer vergleichbaren Fragestellung experimentell nachzugehen. In ihrer Untersuchung wurden 36 männliche Studenten, aufgeteilt in zwei Gruppen, jeweils 25 verschiedene Wortstimuli über Kopfhörer dargeboten. Die erste Gruppe rezipierte nach 20 auf dem Semantischen Differential positiv evaluierten Wörtern einen negativ evaluierten Stimulus, auf den wieder vier positive folgten; das Material für die zweite Versuchsgruppe bestand aus 24 negativ evaluierten Stimuli und einem positiven. Beide Gruppen habituierten über die ersten 20 Trials den jeweils induzierten emotionalen Bedeutungsinhalt 'gut' resp. 'schlecht' vollständig, d.h. die durch die EDA gemessene Orientierungsreaktionen (OR) verschwand. Die Darbietung des 21. Stimulus rief bei beiden Gruppen wieder eine signifikante elektrodermale OR hervor, die den Sprung in der evaluativen Bedeutung von einem Dimensionspol zum anderen anzeigt. Eine vergleichbare Untersuchung zur konnotativen Wortbedeutung findet sich auch bei VAN OLST (1971).

Experimentalstudien, die auf die semantische Konditionierung oder die Habituation sprachlicher Reize rekurrieren, befassen sich jedoch in der Mehrzahl mit rationalsachlichen Inhalten der Sprache und werden deshalb unter Punkt 3 geschildert.

Die einzig uns bekannte Untersuchung, die sich auf einer sprachlich komplexeren Ebene mit dem Problemfeld 'Sprache und Emotion' auseinandersetzt, ist eine Arbeit zur Medienwirkungsforschung der Kommunikationspsychologin Hertha STURM. Ausgehend von der Frage, in welcher Weise die lediglich textliche Variation eines Fernsehfilms die emotionalen Reaktionen der Zuschauer und deren Behaltensleistung beeinflußt, wurde ein Kinderfilm von 28 Minuten Länge in drei Versionen Versuchsgruppen zu je 20 Teilnehmern vorgeführt. Dem non-verbalen Orginalfilm standen eine Version mit einer sachlichen Zusatztextierung (z.B. "Die Seilbahn wird ihn dem Ziel nahebringen.") und eine zweite mit einer emotionalen Textierung (z.B. "Sogar eine Seilbahn kann er benutzen. Sie hilft ihm seinem Ziel näherzukommen.") gegenüber. Die Emotionsmessung wurde auf zwei Ebenen durchgeführt: auf einer physiologischen, durch Erfassung der Herz- und Atemfrequenz sowie der EDA, und auf einer verbal-kognitiven Ebene durch Rating der Gefühlsdimension 'heiter/traurig' sowie durch Einstellen eines Zeigers auf einer Skala, die der Dimension 'angenehm/unangenehm' entsprach.

Die zentralen Ergebnisse der Untersuchung von STURM et al. (1982) lauten:

- Die sachlich textierte Filmversion induziert ein signifikant höheres physiologisches Arousal als die anderen Versionen. Dieses wird aber von den Zuschauern emotional als sehr unangenehm erlebt und führt deshalb zu einer deutlich schlechteren Erinnerungsleistung.
- Das Aktivierungsniveau der emotionalen Variante wird als wesentlich angenehmer als das der sachlichen Version empfunden und führt deshalb zu einer signifikant höheren Behaltensleistung.

Das überraschend hohe emotionale Arousal bei der Betrachtung des sachlich textierten Films wird aus einem Interferenzeffekt von Bild und Sprache erklärt, d.h. die Diskrepanz zwischen den emotionalisierenden Fernsehbildern und dem sachlich kommentierten Text ist so stark, daß die Rezeption nachhaltig beeinträchtigt wird.

In einer abschließenden Betrachtung der exemplarisch ausgewählten Untersuchungen kann konstatiert werden, daß unabhängig von der verwendeten Stimulusart, seien es Wörter, Sätze oder Texte, deren emotional-affektive Bedeutung für den Rezipienten durch die Erfassung psychophysiologischer Indikatoren objektiv bestimmt werden kann.[*)] Die Messung der Elektrodermalen Aktivität, vor allem ihrer phasischen Komponente (EDR), gestattet es, über das Auftreten und die Intensität einer bewußt oder unbewußt erlebten Emotion sichere Aussagen zu machen, wobei die Wahrnehmungsmodalität - auditiv resp. visuell - keine Rolle spielt. Die Validität der EDA hat sich auch in der klinischen Psychologie bestätigt, beispielsweise zur Erfassung des Sozialverhaltens in der operanten Verhaltenstherapie (FENZ/STEFFY 1968) oder zur Beobachtung des gestörten emotionalen Erlebens von Epileptikern (KEMPH et al.,1968).

Über die Verfahren der semantischen Konditionierung und der Habituation-Dishabituation besteht darüberhinaus die Möglichkeit, die qualitativen Aspekte des emotionalen Erregungspotentials sprachlicher Stimulierung meßbar zu machen.

---

*) NOWLIN et al. (1968) konnten nachweisen, daß auf der psychophysiologischen Beobachtungsebene die psychologischen Prozesse der Empathie einer passiv an einer verbalen Interaktionssituation teilnehmenden Person reflektiert werden ('interpersonal transactional process of empathy"). So zeigt eine Vp, die an einem Interview einer anderen Vp durch den Vl lediglich passiv zuhörend beteiligt ist, vergleichbare physiologische Reaktionsverläufe wie die verbal aktive Vp.

3. EXPERIMENTE ZUM KOGNITIVEN BEDEUTUNGSGEHALT SPRACHLICHER STIMULI

Die sprachpsychologische Trennung zwischen konnotativen und denotativen Bedeutungsaspekten von Sprache findet ihre Entsprechung im wissenschaftsgeschichtlichen Ablauf der hierzu durchgeführten psychophysiologischen Untersuchungen: Der größte Teil der Arbeiten zur emotional-affektiven Seite der Sprache und die wichtigsten Ergebnisse datieren aus den ersten drei Jahrzehnten dieses Jahrhunderts; die experimentelle Erforschung der rational-sachlichen Bedeutungskomponente tritt dagegen erst in den 30er Jahren in den Mittelpunkt des Erkenntnisinteresses.

Diese zeitliche Abfolge ist sicherlich auf den beherrschenden Einfluß der Emotionspsychologie zu Anfang dieses Jahrhunderts und deren methodische Beschränkung auf assoziative Verfahren zurückzuführen, die lediglich gestatteten das Auftreten und die Intensität von Emotionen objektiv zu erfassen. Erst die Theorie des Orientierungsverhaltens in der Nachfolge PAVLOVs und vor allem die damit verknüpften methodischen Konzepte der 'Klassischen Konditionierung' und der 'Habituation-Dishabituation' ermöglichten den Einsatz psychophysiologischer Messungen auch zur Erforschung der kognitiven Struktur sprachlicher Inhalte. An diesen Verfahrensweisen orientiert sich die Gliederung des folgenden Abschnitts. Referiert werden zunächst die wichtigsten Experimentalstudien, die mit Hilfe der Konditionierung bzw. der Habituation durchgeführt wurden, anschließend werden Arbeiten zum verbalen Lernen und zur Informationsverarbeitung vorgestellt.

Der Einsatz der verschiedenen Konditionierungsverfahren hat zum Ziel, unterschiedliche Grade der semantischen Ähnlichkeit sprachlicher Einheiten, etwa von Wörtern, meßbar zu machen, um auf diesem Wege Aufschlüsse über die Organisation und Struktur semantischer Systeme im Organismus zu gewinnen.

In einem ersten experimentellen Schritt wird beispielsweise einem Wort eine besondere Signalfunktion verliehen, so daß künftig bei der Wahrnehmung dieses Wortes eine spezifische Reaktion des Organismus erfolgt. Grob lassen sich dabei zwei Vorgehensweisen unterscheiden. Bei der semantischen Konditionierung wird das Wort durch wiederholte Darbietung in raumzeitlicher Nähe mit einem unkonditionierten Stimlus (UCS), der eine unkonditionierte physiologische Reaktion (UCR) hervorruft, auf eben diese Reaktion konditioniert. In der Folge wird der nun konditionierte Wortstimulus (CS) diese physiologische Reaktion (CR) auch bei isolierter Darbietung auslösen. In einer anderen Herangehensweise wird dem Wort durch eine verbale Instruktion die Signalfunktion verliehen. Diese sogenannte verbale Konditionierung kann so ausgelegt sein, daß eine Vp bei Wahrnehmung dieses Signalwortes mit einer willkürlich-bewußten motorischen Reaktion wie Pedaldrükken zu reagieren hat. Die so herbeigeführte Signifikanz des kritischen Wortes manifestiert sich gleichzeitig in einer physiologisch meßbaren Orientierungsreaktion.

Nach einer solchen Trainingsphase schließt sich in einem zweiten experimentellen Schritt ein Generalisationstest an. Je nach sprachpsychologischem Erkenntnisinteresse wird das Signal- bzw. Trainingswort durch eine Reihe von Testwörtern ersetzt. Die Art und Stärke der spezifischen Beziehung (semantisch, phonetisch, graphisch, etc.) determiniert das Ausmaß der generalisierten physiologischen CR bzw. OR. Dieser Transfer der konditionierten Reaktion wird als Generalisation bezeichnet.

In der ersten Hälfte der 30er Jahre wurde fast ausschließlich in sowjetischen Laboratorien unter dem Eindruck von PAVLOVs Reflextheorie und seiner Auffassung von Sprache als 'zweitem Signalsystem' Untersuchungen zu Generalisierungseffekten durchgeführt. *) Hier sind vor allem die psychophysiologischen Forschungsgruppen um KRASNOGORSKY und IVANOV-SMOLENSKY hervorzuheben, die den CR-Transfer von Objekten auf Wörter und vice versa experimentell nachweisen konnten. Versuchspersonen, die beispielsweise auf die Schläge eines Metronoms oder aber auf das Wort 'Metronom' konditioniert wurden, zeigten analoge Generalisierungseffekte (zit. nach RAZRAN, 1939a). Ähnliche Experimente zum Objekt-Wort-Transfer wurden noch Ende der 50er Jahre von MARKOSYAN durchgeführt (vgl. RAZRAN, 1961).

Als Begründer der semantischen Konditionierung gilt Gregory RAZRAN, der über die Speichelsekretionsreaktion den semantischen Wort-Wort-Transfer empirisch verifizieren konnte (1939a). Zur Klärung der Frage, ob bei einem CR-Transfer auf Wörter eher die semantische oder die physikalische Ähnlichkeit dominiert, konditionierte er drei Studenten auf die Wörter 'style', 'urn', 'freeze' und 'surf'. Als Testwörter wurden zum einen die Synonyme 'fashion', 'vase', 'chill' und 'wave' und zum anderen die Homonyme 'stile', 'earn', 'frieze' und 'serf' eingesetzt, die wie auch die CS-Wörter visuell dargeboten wurden. Die mittlere Generalisationsstärke der physiologischen Response war auf bedeutungsähnliche Stimuli um 25% höher als auf klangidentische Wörter. Diese Befunde lassen die Überlegenheit der sinnsemantischen Komponente der Sprache deutlich werden (vgl. hierzu auch: RAZRAN, 1949a).

---

*) Bedauerlicherweise liegen von den meisten dieser Studien keine englischsprachigen Übersetzungen vor, so daß hier auf die Literaturübersichten von COFER und FOLEY (1942) und RAZRAN (1939a; 1961) verwiesen werden muß.

RIESS, der 1940 RAZRANs Experiment replizierte - der einzige wesentliche Unterschied bestand in der Verwendung der EDR als konditionierte Response -, konnte diese Ergebnisse untermauern.*)

Die gleiche methodische Herangehensweise benutzte RIESS in einer Querschnittsuntersuchung (1946) zur Beobachtung der Entwicklungsdynamik kognitiver sprachspezifischer Strukturen über verschiedene Altersgruppen. Dazu bildete er aus insgesamt 92 weiblichen Schülern vier Altersgruppen (7;0 - 8;9, 10;0 - 11;8, 13;5 - 14;10 und 17;2 - 20;1 Jahre). Das Sprachmaterial setzte sich aus 20 CS-Wörtern zusammen, zu denen in der Testphase jeweils ein Synonym, ein Antonym und ein Homonym visuell dargeboten wurden (z.B. CS: 'sea'; Testwörter: 'ocean', 'land' und 'see'). Je nach Altersgruppe ergab sich eine spezifische CR-Transferhierarchie der abfallenden Generalisationsstärke:

- Für die jüngste Gruppe von den Homonymen über die Antonyme zu den Synonymen.
- Für die zweitjüngste von den Antonymen über die Homonyme zu den Synonymen.
- Für die beiden ältesten Gruppen von den Synonymen über die Antonyme zu den Homonymen.

RIESS' Experiment beweist, daß mit einem relativ einfachen Versuchsdesign Einblicke in die ontogenetische Veränderung der Dominanzverhältnisse semantischer Systeme und deren kortikale Korrelate gewonnen werden kann. Die sichere Differenzierung zwischen feinsten Bedeutungsunterschieden

---

*) Den Überlegenheitseffekt der semantischen gegenüber der phonetischen Generalisation wies BRIDGER (1970) mittels Erfassung der EDR auch für akustisch dargebotene Stimuli nach (CS: 'ship'; Teststimuli: 'boat' bzw. 'skip'). Darüberhinaus stellte er fest, daß der semantische CR-Transfer verschwindet, wenn den Vpn durch Instruktion bewußtgemacht wird, daß der UCS ausschließlich mit dem CS 'ship' auftritt.

wird nur gewährleistet durch die Entwicklung höherer psychischer Funktionen, die erst im Alter von 14 - 16 Jahren abgeschlossen ist.

Offensichtlich stellen die physikalische und der semantische CR-Transfer unterschiedliche Anforderungen an die Differenzierungs- und Analysierfähigkeiten des Zentralnervensystems. SHVARTS (1954 und 1960, zit. nach RAZRAN, 1961) stellte bei erwachsenen Versuchspersonen fest, daß für die physikalische Generalisierung lediglich acht Konditionierungstrials, für die semantische Generalisierung hingegen durchschnittlich 25 Trials benötigt werden. Daß die jeweiligen Generalisierungseffekte auf unterschiedlich hoch entwickelten Aktivitäten des ZNS beruhen, konnte durch eine künstlich herbeigeführte Inhibition der höheren Kortexaktivität empirisch verifiziert werden. Nach Eingabe des synthetischen Schlafmittels Chloral-Hydrat verschwindet das Phänomen der semantischen Generalisierung vollständig, während der physikalische CR-Transfer erhalten bleibt (vgl. hierzu auch: SHVARTS, 1948 und 1949, zit. nach LURIA/VINOGRADOVA, 1959). Zu konsistenten Befunden kommen auch LEVY/MURPHY (1966), deren Vpn nach Alkoholgenuß stärker auf Homonyme als auf Synonyme generalisierten.

In Fortführung der RIESSschen Experimente versuchte RAZRAN (1949b) eine detailliertere Analyse der verschiedenen psychologischen Relationen zwischen visuell dargebotenen sprachlichen Einheiten. Er konditionierte acht Vpn mittels Speichelsekretionsreaktion auf 12 verschiedene CS-Wörter und bestimmte die relative CR-Generalisation auf 32 Testwörter, deren Beziehung zu den konditionierten Stimuli auf der semantischen wie auf der physikalischen Dimension unterschiedlich ausgeprägt war. Semantische Ähnlichkeit bzw. Unähnlichkeit sind auch hier der physikalischen überlegen, wobei die Größe des Transfers hinsichtlich der physikalischen Dimension von dem Grad der Übereinstimmung der Phoneme bzw. Grapheme zwischen CS-Wort und Testwort abhängig ist. Die Rangfolge der semantischen Generalisationsstärke ergab folgendes Bild:

1. 42.6% für logisch untergeordnete Begriffe (z.B. CS: 'dog'; Testwort: 'terrier'),
2. 40,5% für Antonyme (z.B. 'day' vs. 'night'),
3. 39.8% für begriffliche Teilaspekte eines Ganzen (z.B. 'week' vs. 'day'),
4. 38.8% für die reziproke Teil-Ganzes-Beziehung (z.B. 'petal' vs. 'flower'),
5. 38.2% für logisch gleichgeordnete Begriffe (z.B. 'dog' vs. 'cat'),
6. 22.9% für logisch übergeordnete Begriffe (z.B. 'yankee' vs. 'american').

Eine Ausnahme bildeten die sog. Wortderivate, wie 'sign' und 'signal', die mit 64,5% den stärksten Generalisationseffekt hervorriefen. Dies kann auf den zusätzlichen Einfluß der physikalischen Ähnlichkeit zurückgeführt werden.

Das Verfahren der semantischen Konditionierung blieb nicht auf sprachpsychologische Untersuchungen auf der Wortebene beschränkt. RAZRAN (1939b; 1949c) setzte diese methodische Vorgehensweise ebenfalls erfolgreich zur Erforschung des semantischen Satz-Satz-Transfers ein. Die physiologische Speichelsektretionsreaktion wurde auf Drei-Wort-Sätze konditioniert ('Poverty is degrading') und in der Testphase mit Sätzen verglichen, die entweder eine kontradiktorische Aussage ('Poverty is not degrading', 'Poverty is uplifting', 'Wealth is not uplifting' bzw. 'Wealth is degrading') oder eine konkordante Aussage ('Poverty is not uplifting', 'Wealth is not degrading' bzw. 'Wealth is uplifting') beinhalten. Insgesamt gesehen wurden übereinstimmende Inhalte, d.h. Sätze die in einer Synonymierelation zueinander stehen, besser generalisiert als kontradiktorische Aussagen. Innerhalb der Kategorien paraphrasierender und negierender Aussagen tritt der CR-Transfer bei solchen Sätzen stärker hervor, deren Konstituenten eine größere Übereinstimmung mit dem CS-Satz aufweisen; bezogen auf den o.g. CS-Satz ist beispielsweise die Reaktion auf 'Poverty is not uplifting' stärker als auf 'Wealth is uplifting'.

Um der Frage nachzugehen, welche Satzkonstituenten die Bedeutung eines Satzes im wesentlichen determinieren, lernten acht Vpn die Bedeutung von drei russischen Fünf-Wort-Sätzen (RAZRAN, 1952, zit. nach RAZRAN, 1961). Vier Vpn wurden auf die Sätze konditioniert und mit den Einzelwörtern getestet, bei den vier anderen Teilnehmern wurde das Verfahren umgekehrt. Sowohl der Wort-Satz-als auch der Satz-Wort-Transfer belegen die Dominanz der Prädikat-Argument-Struktur für die Bedeutung eines Satzes. Während die relativ stärksten Speichelsekretionsreaktionen auf Verben (35%), direkte Objekte (27%) und indirekte Objekte (18%) erfolgen, rufen Adjektive (11%) und Subjekt (9%) nur geringere Reaktionen hervor. ELKIN (1959, zit. nach RAZRAN, 1961) gelangte über die Konditionierung einer motorischen Response zu vergleichbaren Ergebnissen.

Eine Sonderstellung unter den Experimentalstudien zur Konditionierung sprachlicher Reize nimmt die Arbeit von LURIA und VINOGRADOVA (1959) aufgrund ihres umfassenden Designs ein. Die Autoren wollten Aufschluß über die Struktur und Dynamik semantischer Systeme gewinnen. Ihr Experiment ist in zwei Abschnitte untergliedert, die sich vor allem in der methodischen Herangehensweise unterscheiden. Im ersten Teil wurden zehn Schulkinder im Alter von 11 - 15 Jahren und 15 in unterschiedlichen Graden mental retardierte Kinder im Alter von 13 - 17 Jahren auf das Wort 'Katze' verbal konditioniert. Der Instruktion gemäß mußten die Vpn sofort einen Knopf drücken, sobald sie das

CS-Wort hörten. Diese Signifikanz führte zur Ausbildung einer vasomotorischen Orientierungsreaktion, die sich in einer gleichzeitigen Vasokonstriktion in den Fingern und einer Vasodilation in der Kopfhaut manifestierte und mittels Photoplethysmographie gemessen wurde. In der Testphase lösten semantisch verwandte Wörter (z.B. 'Hund', 'Maus' oder 'Tier') ebenfalls eine vasomotorische Reaktion aus, deren Stärke proportional zur inhaltlichen Ähnlichkeit den semantischen Transfer anzeigte. Während Homonyme bei den gesunden Kindern keine CR bedingten, zeigte sich bei den behinderten Kindern mit zunehmendem Retardierungsgrad ein Anstieg physikalisch-phonetischer Generalisierungseffekte und eine Abnahme des semantischen Transfers bis hin zu seinem völligen Veschwinden. Ermüdungserscheinungen wirkten sich bei allen Vpn negativ auf den semantischen Transfer aus.

Im zweiten Teil des Experiments wurden sieben erwachsene Versuchsteilnehmer mit einem Elektroschock von 45 Volt auf das Wort 'Violine' negativ konditioniert. Dieser äußerst unangenehme UCS führt zu einer Definsivreaktion (DR) des Organismus, die sich auf dem Plethysmogramm in einer gleichzeitigen Vasokonstriktion in Fingern und Kopfhaut darstellt. Anschließend wurden drei verschiedene Klassen von Teststimuli akustisch dargeboten: Wörter, die in unterschiedlicher semantischer Nähe zum CS-Wort stehen; Wörter, die eine unterschiedliche Klangähnlichkeit mit dem CS-Wort aufweisen; und neutrale Wörter, die keinerlei inhaltliche bzw. klangliche Übereinstimmung mit dem konditionierten Wort haben. Global gesehen stehen LURIA und VINOGRADOVAs Ergebnisse in Einklang mit früheren Untersuchungen anderer Wissenschaftler; Generalisierungseffekte treten auf allen Stufen semantischer und der höchsten Stufe der phonetischen Ähnlichkeit auf, neutrale Stimuli bedingen hingegen keine Reaktion.

Die orginelle Meßmethode führt darüberhinaus zu einer exakteren Erfassung und Differenzierung der kognitiven Struktur semantischer Systeme und Verbindungen. So rufen nur solche Testwörter die konditionierte Defensivreaktion hervor, die der gleichen taxonomischen Gruppe *) angehören wie der kritische Stimulus 'Violine': 'Violinist', 'Bogen', 'Saite', 'Kontrabaß' usf. Reizwörter, die nicht der gleichen taxonomischen Klasse zugerechnet werden können, aber trotzdem noch eine relative semantische Nähe zum CS-Wort aufweisen, wie 'Akkordeon', 'Klarinette', 'Sonate' und 'Konzert', lösen demgegenüber wie auch die klangähnlichsten Wörter vasomotorische Orientierungsreaktionen aus.

Die qualitative Unterscheidung zwischen DR und OR gestattet es auch, drei Stadien der Generalisierung im zeitlichen Verlauf der Testphase zu unterscheiden. Die erste Phase der Generalisation ist durch die oben geschilderte Reaktionscharakteristik gekennzeichnet. In der zweiten Phase der 'Konzentration' erscheinen Defensivreaktionen ausschließlich auf das CS-Wort, Orientierungsreaktionen werden jetzt von Wörtern aus der gleichen taxonomischen Klasse ausgelöst, inhaltlich ferner stehende und klangähnliche Stimuli erzeugen keinerlei physiologische Reaktionen mehr. Die Generalisierungs- bzw. Transfereffekte sind schließlich in der dritten Phase der 'vollen Konzentration' gänzlich erloschen, d.h. die Versuchspersonen reagieren nur noch auf den kritischen Stimulus mit einer Defensivreaktion, Reaktionen auf andere Wörter bleiben aus.

---

*) Taxonomisch meint in dem hier verwendeten Sinn, ein nicht notwendigerweise hierarchisch aufgebautes Ordnungs- oder Klassifkationsschema für einen bestimmten abgeschlossenen konzeptuellen Bereich.

Neuropsychologisch interpretieren LURIA und VINOGRADOVA ihre Befunde wie folgt:
Eine Wortbedeutung aktiviert im Organismus immer ein ganzes System semantischer neuronaler Verbindungen, bestehend aus einem Zentralbereich, dem 'Nucleus', und einer Peripherie. Zuerst ist der Nucleus des aktivierten semantischen Komplexes relativ unspezifisch, d.h. er umfaßt mehrere sehr ähnliche Wortbedeutungen. Im Verlauf der Generalisationsphase gestaltet sich der Nucleus aufgrund des auftretenden Trainingseffektes immer differenzierter bis er nur noch durch die kritische Wortbedeutung repräsentiert wird. Wird in diesem Stadium das CS-Wort durch Stromschläge neu verstärkt, so erweitert sich der zuletzt sehr differenzierte Nucleus auf seine ursprüngliche Struktur. LURIA und VINOGRADOVA betonen, daß immer nur ein semantisches Feld - das nicht notwendigerweise als ein System logischer Verbindungen angesehen werden darf, sondern in seiner Struktur eher von der individuellen Lerngeschichte und dem situativen Kontext bestimmt wird - zentralnervös aktiviert ist. Alle anderen Bedeutungskomplexe werden zur gleichen Zeit inhibiert. Darüberhinaus haben postexperimentelle Befragungen ergeben, daß sich die Vpn in der Regel der Struktur und Dynamik der semantischen Systeme nicht bewußt sind (vgl. hierzu auch: LACEY/SMITH, 1954).

Zu Beginn der 60er Jahre erschöpfte sich zunehmend das Interesse der experimentalpsychologischen Forschung am Paradigma der klassischen Konditionierung, und Habituationstechniken traten in den Vordergrund. Vor allem SOKOLOVs Theorie des Orientierungsverhaltens (1963; 1966; 1969), die im Gegensatz zur PAVLOVschen Reflexologie stärker den Aspekt der aktiven Informationsverarbeitung durch den Organismus einbezieht, ist für diese Entwicklung verantwortlich zu machen. Die wenigen Arbeiten, die noch auf klassische Konditionierungsverfahren zurückgriffen, treten weniger durch sprachpsychologische Fragestellungen hervor, vielmehr ist ihr Erkenntnisinteresse auf die Klärung von methodenimmanenten Problematiken fokussiert.

RASKIN (1969) verwendete die vier am häufigsten assoziierten Wörter von 'stem' als kritische Stimuli und konditionierte mit Hilfe des UCS 'weißes Rauschen' entweder einen, zwei, drei oder alle vier dieser kritischen Wörter bei vier Versuchsgruppen. Zusätzlich wurde jede Gruppe nach zwei unterschiedlichen Instruktionen so aufgeteilt, daß die eine Hälfte lediglich zuhören sollte, der anderen Hälfte wurde dagegen mitgeteilt, daß das weiße Rauschen nur auf bestimmte Wörter erfolgt - neben den genannten Stimuli wurden noch 80 neutrale 'Pufferwörter' akustisch dargeboten. Jede der vier Versuchsgruppen durchlief insgesamt 12 Trainingstrials, so daß sich entsprechend der Anzahl der CS-Wörter in jeder Gruppe die Anzahl der Wiederholungtrials für ein und dasselbe Wort verringerte.

Die genauer instruierten Vpn generalisierten die gemessene elektrodermale Response stärker und schneller auf das Testwort 'stem', d.h. ihr 'Organismus' entdeckte die Signifikanz bzw. die CS-UCS-Verbindung schneller, was zu einer besseren Generalisierungsleistung führt. Die Bewußtheit dieser Verbindung ist dafür keine notwendige Bedingung. Die experimentelle Variation zeigte des weiteren, daß sich mit steigender Anzahl der CS-Wörter der semantische Transfer verbessert. Da die steigende CS-Wortanzahl im Versuchsdesign mit einer stetigen Verminderung der Konditionierungstrials pro Wort verknüpft wurde, konnte ein isolierter Trainingseffekt nicht festgestellt werden. Neuropsychologisch gesehen unterstützen RASKINs Resultate LURIA und VINOGRADOVAs oben zitierte Befunde: Da die vier ausgewählten Trainingsstimuli ('plant', 'leaf', 'flower' und 'tree') assoziativ stark mit dem Testwort 'stem' in Zusammenhang stehen, werden durch ihre Bedeutungen nicht vier verschiedene semantische Systeme aktiviert, die sich gegenseitig hemmen würden, sondern lediglich eines, dessen Aktivierung in Abhängigkeit von der Anzahl verschiedener, einander jedoch inhaltlich ähnlicher Wörter steigt.

Noch stärker rekurriert die mit der EDA arbeitende Forschungsgruppe um MALTZMAN auf methodische Probleme der Konditionierungsparadigmen; deshalb werden ihre relevanten Ergebnisse hier nur kurz umrissen. Überlegungen dieser Wissenschaftler zufolge beruht das Phänomen der semantischen Konditionierung und Generalisation auf einer 'problem-solving'-Aktivität des Organismus (MALTZMAN, 1977). Versuchspersonen entwickeln erst die Fähigkeit, semantisch zu generalisieren, nachdem sie die CS-UCS-Kontingenz 'erkannt' haben (MALTZMAN et al., 1977a); dabei ist die Verbalisierung dieser Erkenntnis keine conditio sine qua non, d.h. die Entdeckung der Signalfunktion des Stimulus auf einer psychischen Ebene unterhalb des Bewußtseins ist ausreichend für das Auftreten der Effekte (MALTZMAN et al., 1977b). Der Erfolg der Problemlösungsaktivität während der Konditionierung und Generalisation wird zum einen durch die Verkürzung der CS-UCS-Intervalle begünstigt, wobei der Einsatz von angenehmen bzw. unangenehmen UCS ohne Bedeutung ist (MALTZMAN et al., 1977c), zum anderen durch den Einsatz von Instruktionen, die die Aufmerksamkeit der Versuchsteilnehmer fokussieren (MALTZMAN et al., 1982a). Die ausgeprägtesten Effekte werden durch solche Konditionierungsparadigmen erreicht, die mit willkürlich-bewußten motorischen Aktivitäten, wie beispielsweise Pedal- oder Knopfdrücken, verbunden sind MALTZMAN et al. 1982b).

Die physiologischen Orientierungsreaktionen im Konditionierungsexperiment reflektieren die inhaltliche Ähnlichkeit zwischen verschiedenen sprachlichen Einheiten; physiologische Orientierungsreaktionen im Habituationsexperiment dagegen dienen dazu, die semantische Unähnlichkeit verschiedener verbaler Äußerungen objektiv aufzuzeigen.

Die theoretische Grundlage der in den folgenden Studien verwendeten experimentellen Technik der Habituation-Dishabituation bilden SOKOLOVs Modellvorstellungen des Orientierungsverhaltens: Einlaufende Reize werden vom Organismus auf den Grad ihrer Neuartigkeit hin vergleichend analysiert, d.h. je größer die Neuartigkeit eines Reizes ist, desto ausgeprägter ist die Orientierungsreaktion; wird der Organismus wiederholt mit dem gleichen Reiz konfrontiert, verringert sich dessen Neuartigkeit bzw. Informationsgehalt für den Organismus forschreitend bis 'Null'. Analog dazu wird die gemessene physiologische Orientierungsreaktion kontinuierlich schwächer bis hin zu ihrem Verschwinden - der Organismus hat den Reiz habituiert.

Für den Einsatz dieses Paradigmas in sprachpsychologischen Experimenten bedeutet dies, daß die semantischen und physikalischen Komponenten sprachlicher Stimuli im Verlauf einer Trainingsphase durch wiederholte Darbietung habituiert werden, m.a.W. im Gegensatz zur Konditionierung wird hier die Signifikanz eines Reizes systematisch reduziert. Nach Abschluß dieser Trainings- bzw. Habituationsphase führt nun die Darbietung eines neuartigen verbalen Reizes zum Wiederauftreten der OR, deren Intensität und Stärke Aufschluß über den Grad der Abweichung zwischen diesem Teststimuli und dem vorher habituierten Reiz gibt.

Nach diesem Verfahren führte der niederländische Psychologe Evert VAN OLST (1971, 137-147) unter Erfassung der Elektrodermalen Aktivität eine Reihe von Experimenten durch zur Klärung der Frage, ob Veränderungen der phonetischen bzw. der sinnsemantischen Eigenschaften verbaler Stimulierung nach Habituation zum Wiederauftreten der elektrodermalen Orientierungsreaktion führen.

In einem ersten Experiment ließ VAN OLST zehn Vpn 20 verschiedene niederländische Wörter bestehend aus drei Phonemen mit gleichem zentralem Vokal (z.B. 'pap', 'nat' und 'mak') über akustische Darbietung mit einem Interstimulusintervall von 10 Sekunden habituieren. Nach Beendigung der Trainingsphase wurde der Dishabituationseffekt auf das Wort 'pop' mit dem interkonsonantischen Vokal /o/ getestet. Der Habituationseffekt wurde bestimmt durch den Vergleich der durchschnittlichen Reaktionsamplitude während der Trials 18, 19 und 20 mit der Responsestärke auf den ersten Trial; der Dishabituationseffekt wurde festgestellt mittels Vergleich der Reaktionsstärke auf den Testtrial und der durchschnittlichen Amplitude der vorgenannten letzten drei Trainingstrials. Bemerkenswertes Ergebnis ist, daß auf eine signifikante Habituation keine signifikante Dishabituation im 'shift'-Trial folgt.

In einer zweiten Versuchsreihe wurde von den Teilnehmern ein bestimmtes Wort durch 16malige wiederholte akustische Darbietung (Interstimulusintervall: 10 s) habituiert, wobei in einem 17. und 18. Testtrial entweder nach einem Synonym ein Antonym oder nach einem Antonym ein Synonym präsentiert wurde. Sowohl die Habituation als auch die Dishabituation war für beide Gruppen signifikant, unabhängig davon, ob mit Substantiven oder Adjektiven gearbeitet wurde. Da keine Dishabituationsunterschiede zwischen Synonymen und Antonymen feststellbar waren, folgerte VAN OLST, daß Einflüsse spezifischer semantischer Kategorien auf die Dishabituation nicht vorliegen.

Seine Resultate widersprechen in ihren entscheidenden Punkten der SOKOLOVschen Theorie des Orientierungsverhaltens und nehmen unter den Befunden vergleichbarer Habituationsstudien eine Ausnahmestellung ein. Nach SOKOLOV sinkt während der Habituation die physiologische Orientierungsreaktion als Funktion der Stimuluswiederholung, während der gesamte Informationsgehalt, einschließlich des semantischen Inhalts bei verbalen Stimuli extrahiert wird, hingegen steigt die OR-Amplitude nach Habituation als Funktion der Veränderung einer oder mehrerer Stimuluseigenschaften. Diese theoretischen Postulate konnten sowohl für nicht-verbale Reize (vgl. SPINKS/SIDDLE, 1976) als auch für verbale Stimuli (vgl. HULSTIJN, 1979; SIDDLE et al., 1979; SIDDLE/SPINKS, 1979) empirisch verifiziert werden.

Anders als VAN OLST arbeiteten SIDDLE et al. (1979) mit größeren Interstimulusintervallen von 20, 30, 40 und 50 sec. und einer zusätzlichen Kontrollgruppe, die keiner experimentellen Variation unterzogen wurde. Im ersten von drei Experimenten habituierten drei Versuchsgruppen à 16 Vpn über 12 Trainingstrials ein visuell dargebotenes Substantiv. Zur Prüfung der Hypothese, daß die Höhe einer auf einen Teststimulus folgenden OR in positiver Beziehung zum Ausmaß dieser Veränderung steht, wurde in einer Versuchsgruppe der Wortbedeutungswechsel vom Habituationsstimulus ('pillow') auf den Teststimulus ('quilt') innerhalb einer taxonomischen Kategorie vollzogen und in der zweiten Gruppe der Bedeutungswechsel von einer speziellen taxonomischen Klasse auf eine andere ('hair') vorgenommen. In der Kontrollgruppe waren Habituations- und Testwort identisch. Die Dishabituationsunterschiede zwischen den drei Gruppen waren signifikant, d.h. je größer die Bedeutungsveränderung ist, desto größer fällt die elektrodermale OR aus. Zusätzlich zu unterschiedlichen Bedeutungsveränderungen wurde in einem zweiten Versuch eine phonetisch-akustische Veränderung als weiterer Faktor eingeführt, der aber keinen signifikanten Effekt, weder allein noch in Interaktion mit dem semantischen Faktor, zeigte.

Dieser Befund unterstreicht deutlich den besonderen Charakter sprachlicher Stimulierungen: im Vergleich zu nichtsprachlichen Reizen sind die semantischen Eigenschaften der Sprache von besonderer Relevanz für den menschlichen Organismus.

Im Unterschied zum ersten Experiment habituierten 48 Vpn in einem dritten Versuch nicht ein einzelnes Wort, sondern verschiedene Wörter aus einer taxonomischen Kategorie. Gruppe 1 erhielt vier verschiedene Namen von Automobilmarken, Gruppe 2 vier verschiedene englische Städtenamen und Gruppe 3 als Kontrollgruppe vier weitere verschiedene Städtenamen zur Habituation dargeboten. Ein Städtename aus der Kontrollgruppe wurde als Teststimulus für alle Versuchsgruppen verwendet, so daß sich für die erste Gruppe ein Bedeutungs- und Kategorienwechsel, für die zweite Gruppe nur ein Bedeutungswechsel und für die dritte Gruppe keine Veränderung ergab. Die Auswertung zeigte signifikante Unterschiede zwischen Gruppe 1 und 2 sowie zwischen Gruppe 1 und der Kontrollgruppe; Gruppe 2 und die Kontrollgruppe differierten nicht, was darauf hinweist, daß unter diesen Bedingungen Veränderungen innerhalb einer taxonomischen Kategorie keine Auswirkungen auf die Dishabituation zeigen.

SIDDLEs experimentelle Ergebnisse stehen trotz der unterschiedlichen methodisch-theoretischen Herangehensweise in Einklang mit LURIA und VINOGRADOVAs Befunden. Zum einen bestätigen sie die dominierende Relevanz des semantischen Gehalts sprachlicher Stimuli für den menschlichen Organismus, und zum anderen wird auch hier der strukturelle und dynamische Aufbau der semantischen Systeme widerspiegelt.

Aus neuropsychologischer Sicht sind SIDDLEs Befunde folgendermaßen zu interpretieren: Im ersten Experiment wird durch die Bedeutung des Habituationswortes ein relativ eng umrissenes, selektives und spezifisches System von semantischen Verbindungen angesprochen. Der über die Stimuluswiederholungen zu beobachtende Habituationseffekt betrifft am stärksten das Zentrum dieses Systems, d.h. die kritische Wortbedeutung; je weiter nun die Testwörter in ihrem semantischen Gehalt von diesem Zentrum entfernt lokalisiert sind, desto größer wird auch deren Signifikanz für den Organismus, was sich in einer entsprechend großen OR-Amplitude niederschlägt. Durch die Darbietung verschiedener, aus einem konzeptuellen Bereich stammender Stimuli wird im dritten Experiment ein wesentlich weiter gefaßtes und unspezifischer gestaltetes semantisches System angesprochen, dessen Zentralregion in diesem Fall durch eine ganze taxonomische Kategorie repräsentiert wird. Der Habituationseffekt betrifft hier die taxonomische Klasse insgesamt, was zur Folge hat, daß die Darbietung von Testwörtern, die dieser Bedeutungskategorie angehören, zu keiner Dishabituation führt. Wie in den Arbeiten zur klassischen Konditionierung gestattet es die Methode der Habituation-Dishabituation Unterschiede zwischen verschiedenen sprachlichen Inhalten meßbar zu machen, die nicht unbedingt der jeweiligen Vp bewußt sein müssen.

Weitere experimentelle Forschungsarbeiten, die die kognitive Struktur und Organisation von Sprache unter Einbeziehung psychophysiologischer Meßmethoden aufzudecken versuchen, sind im Bereich des 'verbalen Lernens' angesiedelt. Die Gemeinsamkeit der im folgenden geschilderten Experimentalstudien besteht in der Verwendung von Designs aus der Kurzzeit-Gedächtnisforschung, die besonders auf das sogenannte BROWN-PETERSON-Paradigma (vgl. PETERSON/PETERSON, 1959) rekurrieren. Nach diesen Verfahrensweisen werden Dreier- oder Vierergruppen von Wörtern, die sich in semantischer Hinsicht ähneln, zum Lernen dargeboten. Um die Lernaufgabe zu erschweren, wird den Vpn für die Zeit zwischen der Darbietung eines Stimulusblocks und der Überprüfung der Erinnerungsleistung, dem 'recall', eine mentale Aufgabe, z.B. 10 - 20 Sekunden lang Rückwärtszuzählen, gestellt. Sind drei bis fünf dieser Lerntrials durchlaufen worden, wird in einem anschließenden Testtrial ein Stimulusblock präsentiert, der sich inhaltlich von den vorhergegangenen unterscheidet.

Es ist zu beobachten, daß im Verlauf der Lerntrials die Erinnerungsleistung stetig abnimmt und nach dem Wechsel auf die Teststimuli wieder sprunghaft ansteigt. Dieses Phänomen wird darauf zurückgeführt, daß die Ähnlichkeit der Trainingswörter zu ihrer kategorialen Speicherung innerhalb eines Systems von semantischen Verbindungen führt. Bei der Erinnerung stören sich diese Bedeutungen aufgrund ihrer Nähe gegenseitig, es kommt zu Interferenzen. Die Testwörter dagegen werden aufgrund ihrer inhaltlichen Andersartigkeit in einer anderen Kategorie gespeichert, Interferenzen treten also nicht auf, und die Behaltensleistung steigt an (vgl. hierzu besonders: WICKENS, 1970 und 1972).

YUILLE und HARE (1980) präsentierten zehn Vpn visuell in neun Trials je drei Substantive, wobei die ersten vier Triaden verschiedene Wörter aus der Bedeutungskategorie 'Tiernamen' beinhalteten, im fünften Trial ein Wechsel auf die Kategorie 'Obst' und schließlich im neunten Trial ein 'shift' zurück zur Klasse der Tiernamen vollzogen wurde; eine Kontrollgruppe von weiteren zehn Teilnehmern rezipierte ebenfalls neun Worttriaden jedoch ohne einen Wechsel der semantischen Kategorie. Jede Stimulustriade wurde den Vpn durch einen Warnton angekündigt. Als abhängige Variablen wurden nach einer Behaltensperiode von 15 Sekunden, in der die Vpn laut rückwärtszählen mußten, die Recall-Leistung ermittelt und die Biosignale 'Herzfrequenz', 'EDA', 'Vasomotorische Aktivität' und

'Lidschlagfrequenz' gemessen. Die Ergebnisse zum Behalten zeigen den typischen Verlauf, d.h. bei den kritischen Trials fünf und neun verbessert sich, anders als in der Kontrollgruppe, die Behaltensleistung signifikant. Die Auswertung der physiologischen Daten ergab generell signifikante Unterschiede zwischen den Trials mit der intraindividuell besten und der schlechtesten Behaltensleistung. Die an sich zu erwartenden Signifikanzen zwischen den Gruppen sowohl in der Präsentations- als auch in der Behaltensphase blieben aufgrund entscheidender methodischer Mängel aus, worauf an dieser Stelle nicht im einzelnen kritisch eingegangen werden soll. Beispielhaft sei hier erwähnt, daß ein 1000 Hz Ton von 80 dB einen erheblichen konstanten Fehler in die abhängigen physiologischen Variablen hineinträgt und so die von der experimentellen Variation herbeigeführten Effekte maskiert bzw. verfälscht.

Die negativen Auswirkungen, die ein Signal- oder Warnton vor der Präsentation einer verbalen Stimulusgruppe auf die Interpretierbarkeit der physiologischen Meßergebnisse hat, lassen sich aus WILSONs (1984) Experimentalergebnissen klar ablesen. Die Verbesserung der Behaltensleistung ist in seinem Experiment allein auf den semantischen Kategorienwechsel (von Tiernamen auf Namen von Körperteilen und vice versa) zurückzuführen; die Tondarbietung beeinflußt dagegen die Ergebnisse des Recalls eher negativ.

Daß Korrelationen zwischen der mit dem semantischen Kategorienwechsel induzierten Aufmerksamkeitssteigerung, die durch die Elektrodermale Aktivität erfaßt werden kann, und der Verbesserung der Behaltensleistung bestehen - ein Zusammenhang auf den auch WARREN und HARRIES (1975) hinweisen -, zeigen SIDDLE und KROESE (1982) mit einem stringenteren experimentellen Vorgehen.

Zum Abschluß dieses Kapitels soll noch eine Studie kurz vorgestellt werden, in der die Messung der EDA unter informationstheoretischen Implikationen eingesetzt wurde. Sie scheint zudem deshalb erwähnenswert, weil in dieser Arbeit statt diskreter Wortstimuli ein vollständiger Satz von den Versuchsteilnehmern rezipiert und verarbeitet wird. *) VELDEN (1974) bestimmte für einen deutschen Satz mit geringer affektiver Tönung den Informationsgehalt pro Wort in Bit: "Neulich (16.5) stellte (13.1) ich (4,8) auf (1.6) recht (12.6) dramatische (6,1) Weise (0.6) fest (2.2), daß (0.3) ein (4,2) Motorrad (14.8) keinen (13.1) Rückwärtsgang (11.3) hat (1,2)". Dieser Satz wurde in 14 Schritten 48 Vpn visuell dargeboten; das erste Wort 9.3 sec. lang, nach einer Pause von 1.2 sec. das erste und zweite Wort 9.3 sec. lang, usf. Während jeder Projektion wurde jeweils die erste auftretende elektrodermale Orientierungsreaktion (EDR-OR) erfaßt. VELDEN konnte einen signifikanten Zusammenhang zwischen der Größe der jeweiligen OR-Amplitude und der Differenz des Informationsgehaltes zwischen dem neu hinzugetretenen und dem vorhergehenden Wort feststellen. Die phasische EDA-OR kann somit im Sinne der SOKOLOVschen Theorie als Informationsindikator aufgefaßt werden, der den Grad neuer sprachlich vermittelter Information reflektiert.

---

*) Der Vollständigkeit halber sei an dieser Stelle noch auf eine sprachpsychologische Studie von BEVER et al. (1969) verwiesen, die die Effekte syntaktischer Satzstrukturen auf die Wahrnehmung mit Hilfe der elektrodermalen OR untersucht.

4. ZUSAMMENFASSUNG

Die in diesem Aufsatz referierten Experimentalstudien befaßten sich mit der Wirkung sprachlicher Stimulation auf den Menschen. In den verschiedenen Untersuchungen wurde zumeist mit Wortstimuli aus unterschiedlichen lexikalisch-grammatischen Kategorien gearbeitet; experimentelle Variationen auf der Satz- bzw. Textebene bildeten eher die Ausnahme.

Das Erkenntnisinteresse richtete sich im wesentlichen zum einen auf das mit der sprachlichen Wahrnehmung verbundene emotional-affektive Erleben und zum anderen auf die Erforschung der innerorganismischen Repräsentation, Organisation und Verarbeitung semantischer Strukturen. Allen geschilderten Experimenten gemeinsam ist die Anwendung psychophysiologischer Meßmethoden, hier vor allem die Erfassung der Elektrodermalen Aktivität, zur aktuellen Beobachtung des rezeptiven Sprachverhaltens.

Unabhängig von der jeweiligen psychologischen Interpretation liegen den erfaßten physiologischen Veränderungen in Abhängigkeit von der experimentellen Variation unterschiedliche nervöse Erregungsgrade zugrunde. Diese meßbaren Aktivitäts- bzw. Erregungssteigerungen können auf der Verhaltensebene als physiologische Begleiterscheinungen sprachspezifischer psychischer Prozesse aufgefaßt werden, die durch die Neuartigkeit und vor allem durch die Bedeutsamkeit einer sprachlichen Stimulation bedingt sind (KEGEL et al., 1985, 23ff.).

Solche experimentell induzierten Aktivitätsveränderungen müssen dem wahrnehmenden Menschen nicht notwendigerweise bewußt sein; grosso mode führen derartige nervöse Erregungssteigerungen zu einer erhöhten Leistungsbereitschaft bzw. -fähigkeit des Organismus, welche sich beispielsweise in einer verbesserten sprachlichen Informationsverarbeitung und Gedächtnisleistung äußern kann.

Literatur

ACKER, L.W./EWARDS, A.E. (1964): Transfer of vasoconstriction over a bipolar meaning dimension. Journal of Experimental Psychology, 67, 1-6.

BAXTER, J.C. (1962): Mediated generalization as a function of differential performance. American Journal of Psychology, 75, 66-76.

BEVER, T.G./ KIRK; R./LACKNER, J. (1969): An autonomic reflection of syntactic structure. Neuropsychologia, 7, 23-28.

BRIDGER, W.H. (1970): The role of cognitive set and stress in generalization of conditional responses to verbal stimuli. International Journal of Psychobiology, 1, 39-42.

BURSTEIN, K.R./FENZ, W.D./BERGERON, J./EPSTEIN, S. (1965): A comparison of skin potential and skin resistance responses as measures of emotional responsivity. Psychophysiology, 2, 14-24.

COFER, C.N./FOLEY, J.P. (1942): Mediated generalization and the interpretation of verbal behavior: I. Prolegomena. Psychological Review, 49, 513-540.

EYSENCK, H.J. (1975): The measurement of emotion: psychological parameters and methods. In: LEVI, L. (ed.), Emotions. Their parameters and measurement. New York.

FENZ, W.D./STEFFY, R.A. (1968): Electrodermal arousal of chronically ill psychiatric patients undergoing intensive behavioral treatment. Psychosomatic Medicine, 30, 423-436.

GRUSH, J.E./COLES, M.G.H./FERGUSON, E.Y./MCGEE, J. (1973): Habituation, memory, and the evaluative dimension of meaning. Journal of Research in Personality, 7, 189-195.

HÖRMANN, H. (1977): Psychologie der Sprache. Berlin.

HSÜ, E.H. (1952): Comparative study of factor patterns, physiologically and psychologically determined. Journal of General Psychology, 47, 105-128.

HULSTIJIN, W. (1979): Selective attention and the orienting response. In: KIMMEL, H.D./VAN OLST, E.H./ORLEBEKE, J.F. (eds). The orienting reflex in humans. Hillsdale/N.J.

JONES, H.E./WECHSLER, D. (1928): Galvanometric technique in studies of association. American Journal of Psychology, 40, 607-612.

JUNG, C.G. (1907): On psychophysical relations of the associative experiment. Journal of Abnormal Psychology, 7, 247-255.

KEGEL, G./ARNHOLD, T./DAHLMEIER, K. (1985): Sprachwirkung. Psychophysiologische Forschungsgrundlagen und ausgewählte Experimente. Opladen.

KEMPH, J.P./WAGGONER, R.W./KOOI, K.A./KREUZER, R.L. (1968): Effects of psychiatric interview on paroxysmal cerebral activity, heart rate, and galvanic skin response in emotionally disturbed children with convulsive disorders. Psychosomatic Medicine, 30, 238-243.

KLEINSMITH, L.J./KAPLAN, S. (1963): Paired-associate learning as a function of arousal and interpolated interval. Journal of Experimental Psychology, 65, 190-193.

LACEY, J.I./SMITH, R.L. (1954): Conditioning and generalization of unconscious anxiety. Science, 120, 1045-1052.

LEVY, C.M./MURPHY, P.H. (1966): The effect of alcohol on semantic and phonetographic generalization. Psychonomic Science, 4, 205-206.

LÜER, G./NEUFELDT, B. (1968): Über den Zusammenhang zwischen Maßen der galvanischen Hautreaktion und Beurteilungen von Reizen durch Versuchspersonen. Zeitschrift für experimentelle und angewandte Psychologie, 15, 619-648.

LURIA, A.R./VINOGRADOVA, O.S. (1959): An objective investigation of the dynamic of semantic systems. British Journal of Psychology, 50. 89-105.

MALETZKE, G. (1963): Psychologie der Massenkommunikation. Hamburg.

MALTZMAN, I. (1977): Orienting reflexes in classical conditioning and generalization of the galvanic skin response to words: an overview. Journal of Experimental Psychology: General, 106, 111-119.

MALTZMAN, I./LANGDON, B./PENDERY, M./WOLFF, C. (1977a): Galvanic skin response - orienting reflex and semantic conditioning and generalization with different unconditioned stimuli. Journal of Experimental Psychology: General, 106, 141-171.

MALTZMAN, I./GOULD, J./PENDERY; M./WOLFF, C. (1977b): Semantic conditioning and generalization of the galvanic skin response - orienting reflex with overt and covert activity. Journal of Experimental Psychology: General, 106, 172-184.

MALTZMAN, I./GOULD, J./JOHNSON BARNETT, O./RASKIN, D.C./ WOLFF, C. (1977c): Classical conditioning components of the orienting reflex to words using innocious and noxious unconditioned stimuli under different conditioned stimulus unconditioned stimulus intervals. Journal of Experimental Psychology: General, 106, 185-212.

MALTZMAN; I./GOULD, J./PENDERY, M./WOLFF, C. (1982a): Task instructions as a determiner of the GSR index of the orienting reflex. Physiological Psychology, 10, 235-238.

MALTZMAN, I./VINCENT, C./WOLFF, C. (1982b): Verbal conditioning, task instructions, and inhibition of the GSR measure of the orienting reflex. Physiological Psychology, 10, 221-228.

MCCURDY, H.G. (1950): Consciousness and the galvanometer. Psychological Review, 57, 322-327.

NOWLIN, J.B./EISDORFER, C./BOGDONOFF, M.D./NICHOLS, C.R. (1968): Physiologic response to active and passive participation in a two-person interaction. Psychosomatic Medicine, 30, 87-94.

PETERSON, F./JUNG, C.G. (1907): Psycho-physical investigations with the galvanometer and pneumograph in normal and insane individuals. Brain, 30, 153-218.

PETERSON, L.R./PETERSON, M.J. (1959): Short-term retention of individual verbal items. Journal of Experimental Psychology, 54, 157-173.

RASKIN, D.C. (1969): Semantic conditioning and generalization of autonomic responses. Journal of Experimental Psychology, 79, 69-76.

RAZRAN, G. (1939a): A quantitative study of meaning by a conditioned salivary technique (semantic conditioning). Science 90, 89-91.

RAZRAN, G. (1939b): Semantic, syntactic, and phonetographic generalization of verbal conditioning. Psychological Bulletin, 36, 578.

RAZRAN, G. (1949a): Stimulus generalization of conditioned responses. Psychological Bulletin, 46, 337-365.

RAZRAN, G. (1949b): Semantic and phonetographic generalizations of salivary conditioning to verbal stimuli. Journal of Experimental Psychology, 39, 642-652.

RAZRAN; G. (1949c): Sentential and propositional generalizations of salivary conditioning to verbal stimuli. Science, 109, 447-448.

RAZRAN, G. (1961): The observable unconscious and the inferable conscious in current soviet psychophysiology: interoceptive conditioning, semantic conditioning, and the orienting reflex. Psychological Review, 68, 81-147.

RICKSHER, C./JUNG, C.G. (1908): Further investigations on the galvanic phenomenon and respiration in normal and insane individuals. Journal of Abnormal Psychology 2, 189-217.

RIESS, B.F. (1940): Semantic conditioning involving the galvanic skin reflex. Journal of Experimental Psychology, 26, 238-240.

RIESS, B.F. (1946): Genetic changes in semantic conditioning.Journal of Experimental Psychology, 36, 143-152.

SCHÖNPFLUG, W./BEIKE, P. (1964): Einprägen und Aktivierung bei gleichzeitiger Variation der Absichtlichkeit des Lernens und der Ich-Bezogenheit des Lernstoffs. Psychologische Forschung, 27, 366-376.

SCHÜRER-NECKER, E. (1981): Der Einfluß des emotionalen Erregungspotentials von Wörtern auf das verbale Lernen. (unveröff. Diss.). München.

SIDDLE, D.A.T./SPINKS, J.A. (1979): Orienting response and information-processing: some theoretical and empirical problems. In: KIMMEL, H.D./VAN OLST, E.H./ ORLEBEKE, J.F. (eds). The orienting reflex in humans. Hillsdale/N.J.

SIDDLE, D.A.T./KYRIACOU, C./HERON, P.A./MATTHEWS, W.A. (1979): Effects of changes in verbal stimuli on the skin conductance response component of the orienting response. Psychophysiology, 16, 34-40.

SIDDLE, D.A.T./KROESE, B.S. (1982): The orienting response and short-term memory (abstract). Psychophysiology, 19, 586.

SMITH, W.W. (1922): The measurement of emotion. (Neuauflage: Maryland 1970, wurde fälschlicherweise unter dem Namen CARINGTON, W. veröffentlicht). London.

SOKOLOV, E.N. (1963): Perception and the conditioned reflex. New York.

SOKOLOV, E.N. (1971): Orientierungsreflex und Informationsaufnahme. (engl. 1966). In: KUSSMANN, T./KÖLLING, (eds). Biologie und Verhalten. Bern.

SOKOLOV, E.N. (1969): The modeling properties of the nervous system. In: COLE, M./MALTZMAN, I. (eds). A handbook of contemporary soviet psychology. New York.

SPINKS, J.A./SIDDLE, D.A.T.(1976): Effects of stimulus information and stimulus duration on amplitude and habituation of the electrodermal orienting response. Biological Psychology, 4, 29-39.

STURM, H./VITOUCH, P./BAUER, H./GREWE-PARTSCH, M.(1982): Emotion und Erregung - Kinder als Fernsehzuschauer. Fernsehen und Bildung, Heft 1-3 (=Bd. "Mediendramaturgie und Zuschauerverhalten"), 9-114.

SYZ, H.C. (1926): Psychogalvanic studies on sixty-four medical students. British Journal of Psychology, 17, 54-69.

TRAXEL, W. (1960): Über die Affektbetonung verschiedener Erlebnisinhalte. Psychologische Beiträge, 4, 146-159.

TRAXEL, W./BECHER, S. (1957): Beiträge zur Meßmethodik und Interpretation von Hautwiderstandsänderungen. Zeitschrift für Psychologie, 160, 282-301.

VAN OLST, E.H. (1971): The orienting reflex. The Hague.

VELDEN, M. (1974): An empirical test of Sokolov's entropy model of the orienting response. Psychophysiology, 11, 682-691.

VOLKOVA, V.D. (1953): On certain characteristics of the formation of conditioned reflexes to speech stimuli in children. (russ.). Journal of Physiology (UDSSR), 39, 540-548.

WARREN, L.R./HARRIS, L.J. (1975): Arousal and memory: phasic measures of arousal in a free recall task. Acta Psychologica, 39, 303-310.

WECHSLER, D. (1925): The measurement of emotional reactions. Researches on the psychogalvanic reflex. Archives of Psychology, 76, 1-181.

WECHSLER, D./JONES, H.E. (1928): A study of emotional specifity. American Journal of Psychology, 40, 600-606.

WELLS, F.L./FORBES, A. (1911): On certain electrical processes in the human body and their relation to emotional reactions. Archives of Psychology 16, 1-39.

WICKENS, D.D. (1970): Encoding categories of words: an empirical approach to meaning. Psychological Review, 77, 1-15.

WICKENS, D.D. (1972): Characteristics of word encoding. In: MELTON, A.W./MARTIN, E. (eds). Coding processes in human memory. Washington/D.C.

WILSON, K.G. (1984): Psychophysiological activity and the buildup and release of proactive inhibition in short-term memory. Psychophysiology, 21, 135-142.

YUILLE, J.C./HARE, R.D. (1980): A psychophysiological investigation of short-term memory. Psychophysiology, 17, 423-430.

ZIEGLER, G. (1979): Weitere psychophysiologische Bereiche: In: BECKER-CARUS, C./HEYDEN, T./ZIEGLER, G. Psychophysiologische Methoden. Stuttgart.

BERND TISCHER

ZUM EINFLUSS ORIENTIERENDER REIZE AUF DAS UNMITTELBARE REPRODUZIEREN VON LAUTSPRACHLICHEM ERINNERUNGSMATERIAL

Zur Klärung der Beziehung zwischen verbalem Lernen und räumlicher Orientierung wurde der Einfluß orientierender Reize auf das Nachsprechen von sinnfreien und sinnhaften Wortfolgen untersucht. Die Vpn reproduzierten in einem dunklen Raum 24 Wortfolgen (sinnvoll oder sinnlos), die zur Vermeidung der Schallquellenlokalisation über vier Lautsprecher dargeboten wurden. Als orientierender Reiz diente eine vor der Vp placierte Lichtquelle. Die Nachsprechleistungen waren bei schwacher Reizintensität (Lichtpunkt ohne streuende Strahlung) besser als ohne Lichtreiz. Bei starker Reizintensität (Lichtpunkt leicht strahlend, ohne Blendung) waren die Leistungen schlechter als ohne Lichtreiz. Bei Reizdarbietung nur während des Nachsprechens waren beide Effekte stärker als bei Reizdarbietung nur während des Wahrnehmens. Anhand der Ergebnisse werden die Funktionen orientierender Reize für verbales Lernen diskutiert.

In order to clarify the relationship between verbal learning and spatial orientation, the influence of orienting stimuli on immediate recall of meaningful or meaningless word-sequences was studied. In a dark room, Ss repeated 24 meaningful or meaningless word-sequences. To avoid sound-source localisation, the word-sequences were presented via four loudspeakers. A light source in front of the Ss served as orienting stimulus. Performances were better with low stimulus intensity (light spot without scattering radiation) than without stimulus at all. Performances were less good with high stimulus intensity (light spot slightly radiating, without glare) than without stimulus. Both influences were stronger with stimulus presentation during recall only rather than on presentation during perception only. The functions of orienting stimuli for verbal learning are discussed in the light of these results.

1. EINLEITUNG

1.1 Problemstellung

Aus den vorhandenen Quellen zur antiken Mnemotechnik (z.B. CICERO, QUINTILIAN, AUCTOR AD HERENNIUM - besprochen in BLUM 1969) können wir entnehmen, daß die Redner zum besseren Behalten ihrer Rede bestimmte redebezogene Bilder (z.B. die Vorstellung von einem Pferd) auf bestimmte Stellen in der räumlichen Umgebung bezogen. Beim Fixieren dieser Stellen sollte dann der Zugang zu den jeweiligen Redeinhalten gefördert werden. Die gleiche Technik benützte ein russischer Gedächtniskünstler, der durch die Beschreibung von LURIA (1968) bekannt geworden ist. Zum Einprägen von Wortreihen wurden auch hier die mit den Wörtern verbundenen Bilder auf konkrete Orte bezogen (z.B. auf eine bekannte Straßenkreuzung).

Aufschlußreich für die genauere Beschreibung des Phänomens ist auch die Beobachtung von Schauspielern beim Aneignen der Rolle (vgl. TISCHER 1985). Der Rollentext wird dabei in enger Verbindung mit der körperlichen Orientierung im Bühnenraum bzw. mit der Ausführung zielgerichteter Handlungen gelernt. Die Schauspieler wählen- abhängig von Körperhaltung und Position im Raum - eine Reihe von Orientierungsmarken, etwa das beleuchtete Schild über dem Notausgang, Teile des Bühnenbildes etc. Wird bei späteren Proben eine solche Orientierungsmarke verändert, verdeckt oder entfernt, können für den Schauspieler bei der entsprechenden Textpassage Schwierigkeiten entstehen: Er verspricht sich, stockt, läßt ganze Textteile aus.

Offenbar existiert eine Verbindung zwischen räumlicher Orientierung und Texterwerb/Textreproduktion. Dem Charakter dieser Verbindung widmet sich die folgende Arbeit. Welche

Prozesse liegen dieser Verbindung zugrunde?

Die eingangs beschriebene Mnemotechnik läßt sich zunächst als Mediationsprozess verstehen. Erste Voraussetzung: Ein Ausschnitt der räumlichen Umgebung (etwa ein Gang zwischen zwei Stuhlreihen) wird mit einer bildlichen Vorstellung (nehmen wir einen Mann auf einem Pferd) assoziiert. Zweite Voraussetzung: Diese Vorstellung ist mit einem Redeteil ("Roß und Reiter") assoziiert. Folge: Bei Wahrnehmung des Gangs wird "Roß und Reiter" eher erzeugt als ohne diese Wahrnehmung. Diese Auffassung resultiert aus der Übertragung des z.B. von RUSSELL/STORMS (1955) für verbales Lernen nachgewiesenen Paradigmas der vermittelten Assoziationen (wenn A - B und B - C, dann A - C).

Unabhängig von der Entstehung vermittelter Assoziationen kann der den Mnemotechniken zugrundeliegende Vorgang auch als Aktivierungsprozeß aufgefaßt werden. Denkbar wäre, daß die bildliche Vorstellung (Mann auf einem Pferd) durch die Wahrnehmung von Merkmalen der Orientierungsmarke aktiviert wird, die mit dieser Vorstellung verbunden sind (z.B. der Gang zwischen den Stuhlreihen als Weg, auf dem ein Reiter mit Pferd stehen könnte). Wird die bildliche Vorstellung durch derartige Merkmale aktiviert, dann wird die angezielte Verbalisierung eher realisiert. Effekte von Aktivierungsprozessen sind für das Deutsche durch Befunde von ENGELKAMP/KRUMNACKER (1980) und ENGELKAMP/ZIMMER (1983) nachgewiesen worden.

Der Einfluß von Orientierungsmarken auf die Erzeugung des Rollentextes bei Schauspielern kann jedoch nicht allein auf Aktivierungsprozesse zurückgeführt werden. In vielen Fällen werden Orientierungsmarken gewählt, die keinerlei inhaltliche Beziehung zum Text haben. Die Fehlleistungen bei fehlenden oder räumlich verlagerten Orientierungsmarken bleiben ungeklärt. Auch die Heranziehung des Mediationsmodells scheint fragwürdig. Es existieren keine Hinweise darauf, daß die Schauspieler mit den Orientierungsmarken redebezogene Bilder verknüpfen, d.h. es läßt sich kein mediatives Glied bei diesen Vorgängen nachweisen. Experimentell zu überprüfen ist demnach die Frage, ob Verballernen und Verbalverhalten durch einen Raumorientierungsprozeß direkt beeinflußt wird, also ohne Beteiligung vermittelnder Assoziationen und ohne Beteiligung konzeptueller Aktivierungen. Um diese beiden Prozesse auszuschalten, wurde zunächst mit sinnfreiem Lernmaterial gearbeitet.

1.2 Ansatz zur Problemlösung und Hypothesenbildung

Wie die Experimente von ENGELKAMP/KRUMNACKER (1980) und ENGELKAMP/ZIMMER (1983) zeigen, wird die Erzeugung eines Textes im Free-Recall-Experiment gefördert, wenn vor der Reproduktion Handlungen ausgeführt oder wahrgenommen werden, die mit dem Text (hier: Verb-Objekt-Phrasen) bezeichnet werden. Das heißt, daß die mit den Verb-Objekt-Phrasen verbundenen Konzepte durch Wahrnehmung eines Referenzobjekts oder durch die eigene Ausführung entsprechender Handlungen aktiviert werden. Die Erzeugung des Textes gelingt unter diesen Bedingungen besser als ohne zusätzliche Konzeptaktivierung.

Andererseits legen die Hinweise auf die antike Mnemotechnik und das Beispiel aus der Arbeit des Schauspielers die Annahme nahe, daß die Textreproduktion zusätzlich durch die Fixierung einer Orientierungsmarke gefördert werden kann. Die orientierenden Reize dieser Marke (z.B. Lichtreize) sind dabei nicht die wahrgenommenen Referenzobjekte des Textes. Nach den Hinweisen des AUCTOR AD HERENNIUM müssen die Referenzobjekte (Bilder) erst aktiv auf die Orientierungsmarken in der Umgebung des Redners bezogen werden. Hierzu sollten die Stellen deutlich abgegrenzt sowie hell, aber nicht überhell sein (vgl. BLUM 1969, 4ff.).

Der Hinweis auf die optimale Reizintensität der Orientierungsmarken steht im Einklang mit den gegenwärtigen Erkenntnissen über die Entstehung von Orientierungsreaktionen. Orientierungsreaktionen entstehen, wenn ein neuer Reiz die wahrgenommene Situation verändert oder wenn ein Reiz ein Ereignis signalisiert, das für den Organismus wichtig ist (vgl. LYNN 1966, VAN OLST 1971, SOKOLOV 1960). Beobachtbare Orientierungsreaktionen sind z.B. Kopf- oder Augenzuwendungen, Sinken des Hautwiderstandes, Gefäßerweiterungen am Kopf bei gleichzeitiger Gefäßverengung an den Gliedmaßen. Die Beobachtungen zeigen, daß mit dem Auftreten von Orientierungsreaktionen die Wahrnehmungsschwellen für Reize sinken, die mit dem neuen Reiz verbunden sind (vgl. LYNN 1966, 19ff. und LANSING et al. 1959). Dadurch wird die Reaktionsfähigkeit des Organismus gesteigert. Abhängig von der Intensität neuer Reize lassen sich darüberhinaus bei hoher Reizintensität Defensivreaktionen beobachten (Gefäßverengungen am Kopf und an den Extremitäten). Grundsätzlich kann jeder Reiz (abhängig von der Reizintensität relativ zum Wahrnehmungshintergrund) eine Orientierungs- bzw. eine Defensivreaktion auslösen.

Unabhängig von dieser Definition im Sinne von SOKOLOV bleibt festzuhalten, daß der Organismus auf einen Reiz mit Zuwendung oder Abwendung reagieren kann. In beiden Fällen richtet der Organismus seine Bewegungen abhängig vom Ort der Reizquelle aus; einerseits zur Reizquelle hin, andererseits von ihr weg. Im folgenden seien daher Reize, die Zuwendungs- oder Abwendungsreaktionen auslösen, als <u>orientierende</u> Reize bezeichnet (der Organismus orientiert sich auch durch Reize, von denen er sich abwendet). Der Einfluß orientierender Reize auf die verbale Reproduktionsleistung ist Gegenstand der vorliegenden Untersuchung.

Zur Isolierung des Einflusses orientierender Reize auf die verbale Reproduktionsleistung unabhängig von gleichzeitigen Konzeptaktivierungen im Sinne von ENGELKAMP/ZIMMER bietet sich die Verwendung von sinnfreiem Erinnerungsmaterial an. Erst bei Verwendung von sinnfreiem Material kann ausgeschlossen werden, daß die Reproduktionsleistung durch die Vermittlung resp. Wahrnehmung eines Referenzobjektes beeinflußt wird. Betont sei, daß es unter dieser Bedingung auch nicht möglich ist, im Sinne der antiken Mnemotechnik die mit den Wörtern verbundenen Vorstellungen auf den orientierenden Reiz zu beziehen. Der direkte Einfluß des orientierenden Reizes auf die Reproduktionsleistung kann bei sinnlosem Material sowohl nach SOKOLOVs Modell des Orientierungsreflexes als auch nach OSGOODs Mediationsmodell erklärt werden.

Im Sinne von SOKOLOV sind Orientierungsreaktionen mit einer Abnahme der Wahrnehmungsschwellen verbunden. Demnach müßte die Fähigkeit zur Wahrnehmung des Erinnerungsmaterials steigen, wenn beim Einprägen ein orientierender Reiz dargeboten wird. Da nach SOKOLOV mit der Orientierungsreaktion eine Aktivierung des cerebralen Cortex durch die Formatio reticularis verbunden ist, ist es keineswegs ausgeschlossen, daß orientierende Reize auch die Erzeugung der verbalen Response beeinflussen.

Im Sinne von OSGOODs Mediationsmodell wird die Entstehung interner vermittelnder Reaktionen auf neutrale, noch sinnfreie verbale Reize vom Reflexverhalten auf Reize geprägt, die wiederholt und verstärkt zusammen mit den verbalen Reizen auftreten (vgl. OSGOOD 1980, 249). Die vom Reflexverhalten geprägte interne Reaktion wirkt ihrerseits als innerer Reiz, wenn z.B. verbale Reaktionen erzeugt werden. Bei Verwendung von sinnfreiem Material als "neutraler" Reiz und bei gleichzeitiger Verwendung eines orientierenden Reizes müßte das Erinnerungsmaterial demnach mit einer internen vermittelnden Reaktion verbunden werden, die von der Zuwendungs- oder Abwendungsreaktion auf den orientierenden Reiz geprägt ist. Beim Reproduzieren müßte sich der Einfluß des internen Vermittlungsgliedes nachweisen lassen.

Diese Übelegungen führen zur Formulierung einer ersten allgemeinen Arbeitshypothese:

(I) Beim Reproduzieren von lautsprachlich angebotenem sinnlosen Erinnerungsmaterial verändert sich die Nachsprechleistung in Abhängigkeit von einem orientierenden Reiz, wenn man die Nachsprechleistung mit der Leistung ohne Darbietung eines orientierenden Reizes vergleicht.

Als orientierender Reiz wurde bislang jeder Reiz definiert, auf den der Organismus mit Zuwendung oder Abwendung reagiert - die mit diesen Reaktionsweisen einhergehende Einstellung auf den Ort der Reizquelle begründete den Terminus "orientierender Reiz". Allerdings ist die Hypothese (I) hinsichtlich des Einflusses auf die Reproduktionsleistung noch ungerichtet.

Was den Einfluß des orientierenden Reizes auf die Reproduktionsleistung betrifft, liefert bereits der AUCTOR AD HERENNIUM einen Hinweis zur gerichteten Hypothesenbildung: Wie bereits erwähnt, betont er, daß die Orientierungsmarken deutlich abgegrenzt sowie hell, aber nicht überhell sein sollten; d.h. sie sollten selektiv lokalisierbar sein, um die Erzeugung des Redetextes positiv zu beeinflussen. Auch die Orientierungsreaktion im Sinne von SOKOLOV ist mit einer selektiv-gerichteten Zuwendung verbunden: beobachtet werden Kopf- oder Blickbewegungen in die Richtung der Reizquelle. Nach diesen Erfahrungen müßte die Zuwendung zur Reizquelle bei einer Reizintensität ermöglicht werden, die eine selektive Abgrenzung der wahrgenommenen Reizquelle von ihrer Umgebung fördert (z.B. bei Darbietung eines Lichtreizes, der zur Wahrnehmung eines scharf abgegrenzten Lichtpunktes führt). Wenn sich die selektionsfördernde Zuwendungsreaktion in vermittelnder Funktion tatsächlich auch auf die Erzeugung einer bestimmten verbalen Response auswirkt, müßte folglich auch die Selektionsfähigkeit beim Reproduzieren des Erinnerungsmaterials steigen. Durch Einbeziehung der so definierten Reizintensität ergibt sich folgende gerichtete Arbeitshypothese:

(Ia) Bei Darbietung eines orientierenden Reizes mit einer Reizintensität, die eine selektive Abgrenzung der wahrgenommenen Reizquelle von ihrer Umgebung ermöglicht, ist für das Reproduzieren von lautsprachlich angebotenem sinnlosem Erinnerungsmaterial die Reproduktionsleistung besser als ohne Darbietung eines orientierenden Reizes.

Wird die Reizintensität kontinuierlich erhöht, stößt man bekanntlich auf einen Schwellenwert, der bei Überschreitung zur Auslösung einer Abwendungsreaktion führt (paradoxe Phase vgl. ZAGORYLKO/SOLLERTINSKAYA 1958). Beobachtbar sind z.B. Abwendungs- und Abwehrbewegungen, Lidschlagreflexe, Gefäßverengungen an Kopf- und Gliedmaßen. Aufgrund der Abwendungs- und Abschirmungsqualität dieser Reaktionen wird bei fehlender Zuwendung zu anderen Reizquellen offensichtlich eine gerichtete und selektive Reizquellenerkundung verhindert. In diesem Sinne läßt sich die Abwendungsreaktion als selektionshindernd charakterisieren: Sie müßte bei einer Reizintensität ausgelöst werden, die für den Organismus zu hoch ist, um die wahrgenommene Reizquelle selektiv von ihrer Umgebung abzugrenzen (z.B. bei Darbietung eines Lichtreizes, der zur Wahrnehmung einer ins Umfeld strahlenden Lichtquelle führt). Wenn sich die selektionshindernde Abwendungsreaktion in vermittelnder Funktion tatsächlich auch auf die Erzeugung einer bestimmten verbalen Response auswirkt, müßte folglich auch die Selektionsfähigkeit beim Reproduzieren des Erinnerungsmaterials sinken. Durch Einbeziehung der so definierten Reizintensität ergibt sich folgende gerichtete Arbeitshypothese:

(Ib) Bei Darbietung eines orientierenden Reizes, dessen Intensität zu hoch ist, um eine selektive Abgrenzung der wahrgenommenen Reizquelle von ihrer Umgebung zu ermöglichen, ist für das Reproduzieren von lautsprachlichem Erinnerungsmaterial die Reproduktionsleistung schlechter als ohne Darbietung eines orientierenden Reizes.

(Ia) und (Ib) sollen für die Bedingung gelten, daß der orientierende Reiz während der Wahrnehmung und der Reproduktion des Erinnerungsmaterials dargeboten wird. Um Konditionierungseffekte auszuschließen, bietet sich eine zusätzliche Modifikation an: Darbietung des orientierenden Reizes nur während der Wahrnehmung bzw. nur während der Reproduktion des Erinnerungsmaterials. Auch für den Vergleich der Reproduktionsleistungen unter diesen modifizierten Orientierungsbedingungen ist die Formulierung gerichteter Hypothesen möglich: Wenn wir die Reproduktionsleistung messen, ist der prägende Einfluß der Zuwendungs- resp. Abwendungsreaktion bei der Reizdarbietung nur während des Nachsprechens zeitlich frischer als bei Reizdarbietung nur während der Wahrnehmung des Erinnerungsmaterials. Die in (Ia) und (Ib) erwarteten Effekte müßten demnach bei Darbietung des orientierenden Reizes nur während der Reproduktion stärker sein als bei Reizdarbietung nur während der Sprachwahrnehmung:

(IIa) Wird nur während der Reproduktion verbalen Materials ein orientierender Reiz dargeboten, der eine selektive Abgrenzung der wahrgenommenen Reizquelle von ihrer Umgebung ermöglicht, so ist die Reproduktionsleistung besser als bei entsprechender Reizdarbietung nur während der Wahrnehmung des Erinnerungsmaterials.

(IIb) Wird nur während der Reproduktion verbalen Materials ein orientierender Reiz dargeboten, dessen

Intensität zu hoch ist, um eine selektive Abgrenzung der wahrgenommenen Reizquelle von ihrer Umgebung zu ermöglichen, so ist die Reproduktionsleistung schlechter als bei entsprechender Reizdarbietung nur während der Wahrnehmung des Erinnerungsmaterials.

Zur Hypothesenüberprüfung wurde in einer ersten experimentellen Phase nur syntaktisch unstrukturiertes sinnloses Erinnerungsmaterial verwendet. Zur Klärung der Frage, ob die erwarteten Effekte materialabhängig sind, wurde in einer zweiten Phase das Erinnerungsmaterial variiert: in einem Experiment der zweiten Phase wurde zusätzlich syntaktisch strukturiertes sinnloses Material verwendet; in einem zweiten Experiment wurden Wörter des Deutschen zu Wortfolgen der nullten und der zweiten Annäherungsstufe zusammengestellt (vgl. SHANNON 1951 , MILLER/SELFRIDGE 1950).

2. EXPERIMENTE MIT SYNTAKTISCH UNSTRUKTURIERTEM SINNLOSEM ERINNERUNGSMATERIAL

2.1 Methode

Versuchsraum und Kontrolle der visuellen Raumorientierung

Abb. 1 ist eine schematische Darstellung des Versuchsraums, in dem alle Experimente durchgeführt wurden. An den Eckpunkten einer freien Fläche von 4.74 m x 4.70 m (gestrichelt) standen auf Podesten in 1.60 m Höhe vier Lautsprecher, über die das auf Tonband aufgezeichnete Erinnerungsmaterial dargeboten wurde. In der Mitte der Fläche war der markierte Standort der Vp. Beim Hören des Erinnerungsmaterials war an diesem Punkt keine Lokalisation der Schallquelle möglich. Außerdem wurde der Versuchsraum während der Experimente von Umweltgeräuschen abgeschirmt. Über der Vp hing an der Decke ein Mikrophon, mit dem die Antworten auf ein zweites Tonbandgerät aufgezeichnet wurden.

Zur Kontrolle der visuellen Raumorientierung wurden die Experimente in völliger Dunkelheit durchgeführt. Die einzige lokalisierbare Reizquelle war eine 2.60 m vor der Vp in 1.70 m Höhe installierte Kleinbirne, die vom Vl geräuschlos geschaltet werden konnte. Mit dieser Birne wurden die Reizbedingungen alternativ realisiert: (1) 0 Volt Spannung an der Birne, völlige Dunkelheit, damit keine visuell lokalisierbare Orientierungsmarke für die Vp. (2) 1.5 Volt Spannung an der Birne, Helligkeit etwa einer glimmenden Zigarettenspitze, Orientierungsmarke von der Vp als deutlich abgegrenzter Lichtpunkt lokalisierbar. (3) 3 Volt Spannung an der Birne, leichtes Strahlen ohne Blendung, Orientierungsmarke von der Vp nicht mehr abgegrenzt lokalisierbar. Die Stromspannungen und die Birne zur Erzeugung

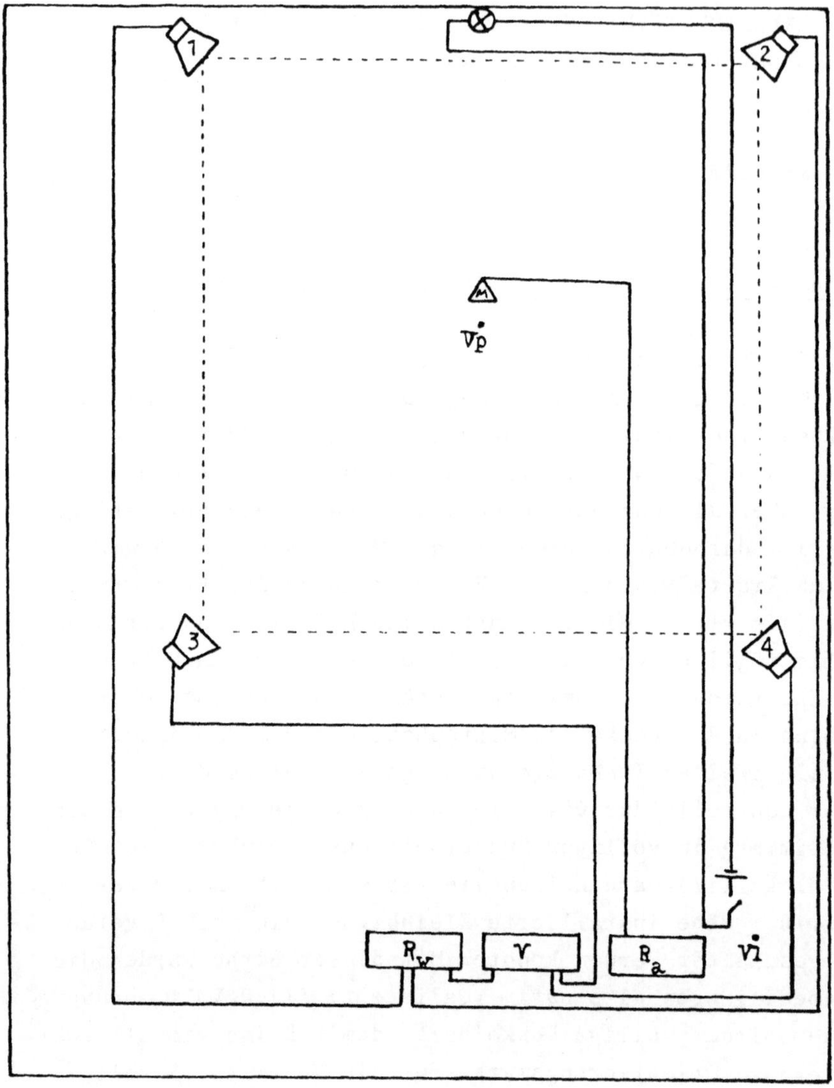

Abb.1: Versuchsraum

1,2: REVOX 4641
3,4: TELEFUNKEN WB 60
R_w : REVOX A 77
R_a : REVOX A 700

V: TELEFUNKEN operette hifi 301
M: SENNHEISER LD 421 N
$\otimes$: PHILIPS 8024 D/ 711 MPX
Vp: Standord der Versuchspersonen
Vl: Standort des Versuchsleiters

der gewünschten Wahrnehmungsmodalitäten wurden in einem Vorversuch im gleichen Versuchsraum festgelegt.

Erinnerungsmaterial

Das Erinnerungsmaterial setzte sich in allen vier Experimenten aus 24 syntaktisch unstrukturierten Pseudowortfolgen (PWF) zusammen, die jeder Vp in der gleichen Reihenfolge dargeboten wurden. Beispiel: DIESER LENOP FILL DAS SOFIR MACK NURRT. Die PWF wurden nach folgendem Schema konstruiert: 'Dem (Art) + N + Adj + Art (Dem) + N + Adj + V'. Dem bzw. Art wurden aus dem Deutschen entnommen. Das zweite N wurde als Akkusativobjekt dekliniert. V wurde in der 3. Person Singular konjugiert. Bei einer Hälfte der PWF war Dem in der 1. Position, bei der anderen in der 2. Position. Die Verteilung der Vokale und Konsonanten war in jeder PWF heterogen. Als Anfangs- und Mittelkonsonanten wurden nur F, L, M, N, R und S verwendet. Pseudosubstantive hatten das Schema 'K-V-K-V-K'. Pseudoadjektive 'K-V-K', und Pseudoverben 'K-V-K' + t-Endung.

Versuchsplan

Die oben definierten drei visuellen Reizbedingungen (0/1.5/3 Volt Spannung an der Glühbirne) wurden in vier Experimenten zeitlich abhängig von der Wahrnehmungs- und Reproduktionsphase variiert (siehe Abb.2). Die Anlage der einzelnen Experimente war einfaktoriell mit jeweils zwei experimentellen Bedingungen. Die experimentellen Bedingungen ergaben sich, wie Abb.2 zeigt, aus der Kombination von Reizbedingungen und Reizdarbietung während der Wahrnehmungs- resp. Reproduktionsphase. Die 24 PWF wurden je nach experimenteller Bedingung zu je 12 PWF (PWF_1 und PWF_2) geteilt. In Experiment 1 wurden zwei visuelle Reizbedingungen (0 Volt; 1.5 Volt)

Experimente \ Stromspannung an Glühbirne		0 Volt	1.5 Volt	3 Volt
Exp. 1	Wahrnehmung	PWF_1	PWF_2	
	Reproduktion	PWF_1 ⟷	PWF_2	
Exp. 2	Wahrnehmung	PWF_1		PWF_2
	Reproduktion	PWF_1 ⟷	⟷	PWF_2
Exp. 3	Wahrnehmung	PWF_1	PWF_2	
	Reproduktion	PWF_2 ⟷	PWF_1	
Exp. 4	Wahrnehmung	PWF_1		PWF_2
	Reproduktion	PWF_2 ⟷	⟷	PWF_1

Abb. 2: Schema der Experimente mit PWF (Die Doppelpfeile kennzeichnen die durchgeführten Vergleiche)

jeweils bei PWF_1 und PWF_2 während der Wahrnehmungs- und der Reproduktionsphase realisiert. Experiment 2 war analog aufgebaut, lediglich die visuellen Reizbedingungen (0 Volt; 3 Volt) unterschieden sich von Experiment 1. In Experiment 3 wurde PWF_1 unter der Reizbedingung 0 Volt wahrgenommen und unter der Bedingung 1.5 Volt reproduziert. Umgekehrt wurde PWF_2 unter der Bedingung 1.5 Volt wahrgenommen und unter der Bedingung 0 Volt reproduziert. Experiment 4 war wieder analog aufgebaut, nur unterschieden sich die visuellen Reizbedingungen (0 Volt; 3 Volt) von denen in Experiment 3.

Versuchsablauf

Nach der Instruktion wurde die Vp im noch hellen Versuchsraum an den markierten Standort geführt, wo sie aufrecht mit Blick nach vorn stehenbleiben sollte. Sie wurde nachdrücklich dazu aufgefordert, während des Versuchs die Augen offen zu halten und in der eingenommenen Haltung zu verbleiben. Zur Vermeidung von Nachbildern nach dem Löschen des Hauptlichtes schloß sie bis zum Kommando "Bitte öffnen!" die Augen. In dieser Zeit (ca. 15 Sekunden) begab sich der Vl zu seinem Platz am Lichtschalter, bediente die Tonbandgeräte und löschte das Hauptlicht. Die Vp sprach zunächst 4 Warm-Up-PWF unter wechselnden Reizbedingungen einzeln nach, danach begann das eigentliche Experiment mit dem unmittelbaren Nachsprechen der 24 PWF. Nach dem Hören hatte die Vp ca.11 Sekunden Nachsprechzeit bis zur nächsten PWF. Innerhalb der 24 PWF wechselten die beiden jeweils realisierten experimentellen Bedingungen nach jeweils 6 PWF, so daß die Vp insgesamt 12 PWF (=PWF_1) unter der einen experimentellen Bedingung und 12 PWF (=PWF_2) unter der anderen Bedingung nachsprach. Ein Teil der Vpn begann mit der einen experimentellen Bedingung, der andere Teil mit der anderen. Nach dem Reproduzieren der 24 PWF war der Versuchsdurchgang beendet.

Versuchspersonen

An den vier Experimenten nahmen insgesamt 64 unbezahlte Vpn teil (16 Vpn pro Experiment). Die Zusammensetzung nach Geschlechtern war jeweils 50:50. Die Vpn waren Studenten verschiedener Fakultäten der LMU München.

2.2 Ergebnisse

Datengewinnung und Auswertung

Zur Auswertung der Reproduktionsleistung unter den verschiedenen experimentellen Bedingungen wurde für jede nachgesprochene PWF die Anzahl der in der richtigen Reihenfolge reproduzierten Wörter ausgezählt. Die Position eines reproduzierten Wortes galt als richtig, wenn seine relative Position zum vorhergehend richtig reproduzierten Wort stimmte (z.B. wurden bei der Reproduktion DER SARRE LENOP auf das Orginal DER LENOP SURR die Wörter DER und LENOP gezählt, da LENOP in der richtigen relativen Position zu DER steht). Ein Pseudowort selbst galt als richtig reproduziert, wenn es nach den deutschen Phonem-Graphem-Korrespondenzen so geschrieben werden konnte wie in der schriftlichen Vorlage, nach der die PWF auf Tonband gesprochen worden waren. Die nach diesem Zählverfahren ermittelten Meßwerte der Reproduktionsleistung pro PWF wurden für jede Vp gesondert nach den beiden zu vergleichenden experimentellen Bedingungen addiert. Die Differenz zwischen den Meßwertsummen PWF_1 und PWF_2 ging pro Vp als Kennwert d_i in das statistische Prüfverfahren ein (t-Test für wiederholte Messungen). Zur Klärung der Frage, ob die Vpn unter verschiedenen experimentellen Bedingungen unterschiedlich viel sprechen (richtig oder falsch), wurde pro Vp und PWF außerdem die Summe aller erzeugten Wörter bzw. Pseudowörter ermittelt und nach den experimentellen Bedingungen verglichen. Zur Überprüfung, ob sich Effekte besonders bei den mit einem Demonstrativpronomen verbundenen Pseudosubstantiven manifestieren (Verstärkung der Beziehung zwischen visuellem Reiz und Pseudosubstantiv), wurde schließlich die Anzahl der in der richtigen relativen Position reproduzierten Pseudosubstantive ermittelt, denen ein Demonstrativpronomen vorausging. Eine entsprechende Zählung wurde für Pseudosubstantive durchgeführt, denen ein Artikel vorausging.

Einfluß der experimentellen Bedingungen

Die statistische Prüfung bestätigte alle in 1.2 formulierten Arbeitshypothesen (vgl. Tab. 1):

Spannung an der Birne	Exp. 1	Exp. 2	Exp. 3	Exp. 4
0 Volt (W+R)	34.06	37.00		
1.5 Volt (W+R)	40.25			
3 Volt (W+R)		32.75		
1.5 Volt (nur W)			34.81	
1.5 Volt (nur R)			38.63	
3 Volt (nur W)				35.25
3 Volt (nur R)				33.06
t-Wert	4.55 (p<.0005)	2.97 (p<.0005)	2.72 (p<.01)	2.31 (p<.025)

Tab.1: Mittlere Anzahl der unter den Reizbedingungen richtig reproduzierten Wörter (pro Reizbedingung maximal 84 nachzusprechende Wörter = 7 Wörter x 12 PWF); W = Wahrnehmungsphase; R = Reproduktionsphase; Basis: 16 Vpn pro Experiment (wiederholte Messung).

Abbildung 3 stellt die durchschnittlichen Reproduktionsleistungen in Prozent aller nachzusprechenden Wörter dar. Eine gesonderte Analyse der Daten lieferte keine Hinweise auf Ermüdungs- oder Übungseffekte.

Bei Auszählung der insgesamt erzeugten Wörter (richtig oder falsch) ergab der Vergleich zwischen den experimentellen Bedingungen nur für Experiment 4 einen signifikanten Unterschied ($p < .05$). Hier wurde bei Reizdarbietung (3 Volt) nur während der Reproduktionsphase zwar mehr gesprochen als bei Reizdarbietung nur während der Wahrnehmungsphase. Wie aus Tabelle 1 ersichtlich, wurde allerdings fehlerhafter nachgesprochen, wenn die Birne (3 Volt) nur beim Reproduzieren brannte.

Die Auszählung der in der richtigen relativen Position reproduzierten Pseudosubstantive ergab nur für Experiment 1 einen signifikanten Unterschied. Hier wurden unter der Reizbedingung 1.5 Volt mehr Pseudosubstantive mit vorausgehendem Demonstrativpronomen reproduziert als unter der Bedingung 0 Volt ($p < .05$). Für Pseudosubstantive mit vorausgehendem Artikel war der Unterschied zwischen den experimentellen Bedingungen nicht signifikant.

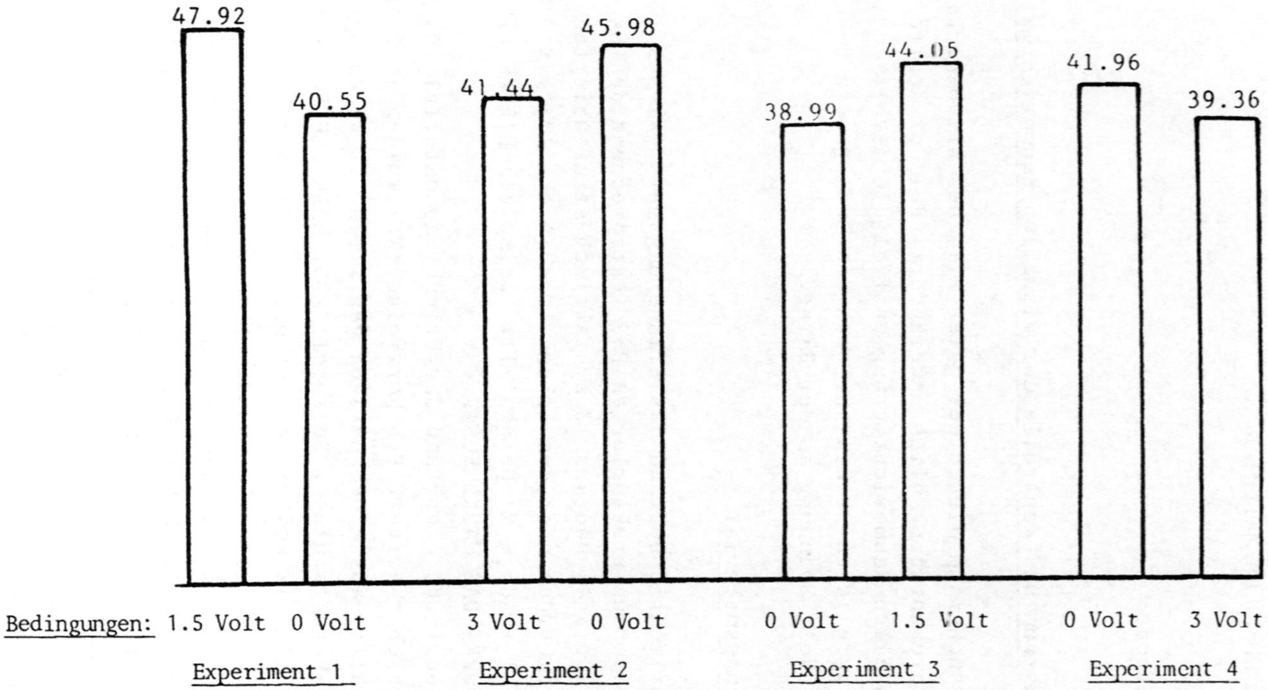

Abb. 3: Reproduktionsleistungen in Prozenz aller Wörter für Experiment 1 - 4

3. EXPERIMENTE MIT SYNTAKTISCH STRUKTURIERTEM UND SINNVOLLEM MATERIAL

3.1 Methode

Versuchsraum und Kontrolle der visuellen Raumorientierung.

Als Versuchsraum diente der unter 2.1 beschriebene Raum. Die Geräteanordnung blieb unverändert. Bei der Kontrolle der visuellen Raumorientierung entfiel die 3-Volt-Bedingung - verglichen wurden nur noch die Bedingungen 0 Volt vs. 1.5 Volt Spannung an der Birne.

Erinnerungsmaterial

In Experiment 5 bestand das Erinnerungsmaterial aus 12 syntaktisch unstrukturierten PWF (entsprechend den Experimenten 1 bis 4) und aus 12 syntaktisch strukturierten PWF. Letztere wurden nach dem Schema 'Dem (Art) + Adj + N + V + Art (Dem) + Adj + N' hergestellt. Beispiel: DIESER FILLE LENOP NURRT DAS MACKE SOFIR.

In Experiment 6 bestand das Erinnerungsmaterial aus Folgen deutscher Wörter. Pro Wortfolge (WF) wurden je 8 Wörter zufällig aus einem Lexikon gegriffen. 12 WF entsprachen der Annäherungstufe 0. Beispiel: MODE EBEN LUDER SEE NIE RABE AUSTER. 12 weitere WF entsprachen der Annäherungsstufe 2, d.h. die jeweils benachbarten Wörter sind durch syntagmatische Assoziationen verbunden. Beispiel: SUCHEN WIR LEBEN IST DURSTIG WERDEN GEBRAUCHT MESSER. Die Herstellung der WF erfolgte gemäß MILLER/SELFRIDGE (1950) und HERRMANN (1962). Um die Orientierung an einem semantischen Schema zu kontrollieren, waren die WF unter Wortlautinstruktion nachzusprechen (vgl. HERRMANN 1962).

Versuchsplan

Von den unter 2.1 definierten Reizbedingungen wurden in beiden Experimenten nur zwei variiert (0 Volt vs. 1.5 Volt Spannung an der Birne). In Experiment 5 wurden die Hälfte der syntaktisch strukturierten und die Hälfte der syntaktisch unstrukturierten PWF unter der Bedingung 0 Volt wahrgenommen und reproduziert. Die anderen strukturierten und unstrukturierten PWF wurden unter der Bedingung 1.5 Volt wahrgenommen und reproduziert. Abgesehen vom Erinnerungsmaterial entsprach auch der Aufbau von Experiment 6 diesem Schema.

Wie in Experiment 1 bis 4 waren die 24 PWF bzw. WF von jeder Vp einzeln zu reproduzieren - die Reizbedingungen wechselten wiederum nach jeweils sechs WF, die sich immer aus 2 x 3 WF der beiden Wortfolgenbedingungen zusammensetzten.

Der grundsätzliche Unterschied von Experiment 5 und 6 zu Experiment 1 bis 4 bestand in ihrer 2 x 2 faktoriellen Anlage bei wiederholten Messungen an beiden Faktoren. In Experiment 5 wurden die Faktoren 'Syntaktische Strukturiertheit' (strukturierte vs. unstrukturierte PWF) und 'Stromspannung an der Birne' (0 Volt vs. 1.5 Volt) kontrolliert. In Experiment 6 wurde anstelle des Faktors 'Syntaktische Strukturiertheit' der Faktor 'Annäherungsstufe' untersucht (Nullte vs. zweite Annäherungsstufe).

Versuchspersonen

An Experiment 5 und 6 nahmen insgesamt 48 Vpn teil (24 Vpn pro Exp. - Zusammensetzung vgl. 2.1).

3.2 Ergebnisse

Datengewinnung und -auswertung

Die Reproduktionsleistung wurde nach dem in 2.2 beschriebenen Verfahren ermittelt. In Experiment 5 und 6 wurden die Daten mit einer 2 x 2 faktoriellen Varianzanalyse ausgewertet (wiederholte Messungen an beiden Faktoren). Analog zu Experiment 1 bis 4 wurde in Experiment 5 die Anzahl der richtig reproduzierten Pseudosubstantive ermittelt, denen ein Demonstrativpronomen und denen ein Artikel vorausging.

Einfluß der experimentellen Bedingungen

In Abbildung 4 ist für beide Experimente die Reproduktionsleistung in Prozent aller nachzusprechenden Wörter dargestellt. Die Varianzanalysen ergaben für beide Experimente signifikante Einflüsse aller kontrollierten Faktoren.

In Experiment 5 lag die Reproduktionsleistung bei syntaktisch strukturierten PWF signifikant höher als bei syntaktisch unstrukturierten PWF: $F(1.69) = 14.45$, $p < .001$. Der positive Einfluß der visuellen Reizbedingung 1.5 Volt gegenüber 0 Volt erwies sich ebenfalls als signifikant: $F(1,69) = 13.1$, $p < .001$. Eine signifikante Interaktion ließ sich nicht nachweisen.

In Experiment 6 lag die Reproduktionsleistung bei WF der Annäherungsstufe 2 signifikant höher als bei Annäherungsstufe 0: $F(1,69) = 467.29$, $p < .000$... Auch hier wiederholte sich der positive Einfluß der Bedingung 1.5 Volt: $F(1,69) = 4.97$, $p < .05$. Eine signifikante Interaktion ließ sich ebenfalls nicht nachweisen.

Die Auszählung der richtig reproduzierten Pseudosubstantive ergab in Experiment 5 wiederum signifikante Unter-

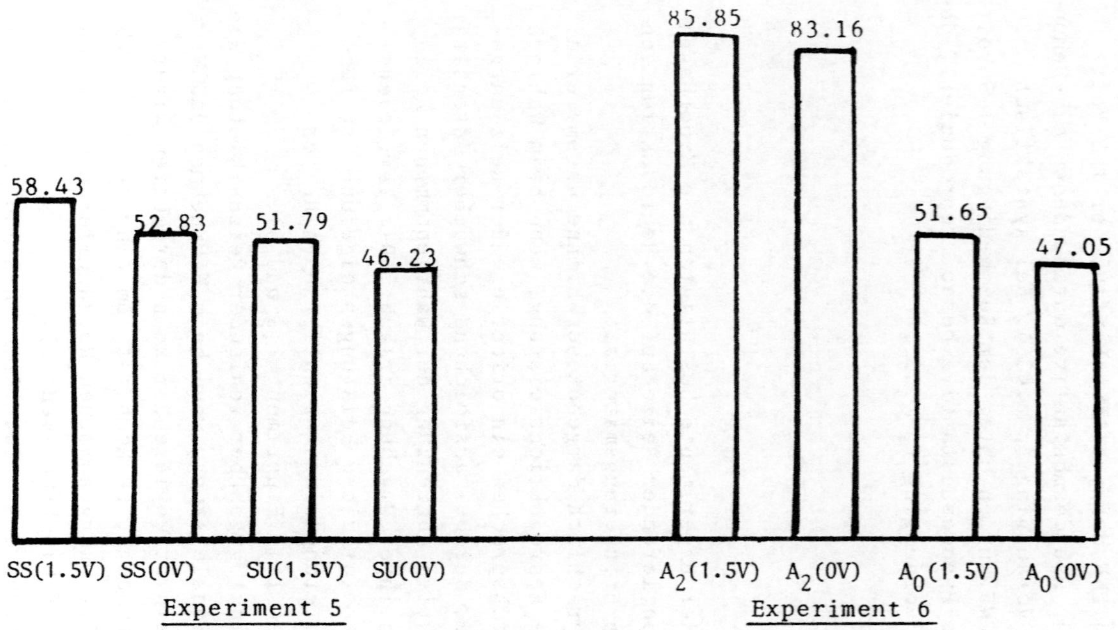

Abb. 4: Reproduktionsleistungen in Prozent aller Wörter für Experimente 5 und 6.
SS = syntaktisch strukturierte PWF; SU = syntaktisch unstrukturierte PWF
A_0 = Annäherungsstufe 0; A_2 = Annäherungsstufe 2

schiede: Wie in Experiment 1 setzte sich bei syntaktisch unstrukturierten PWF der positive Einfluß der 1.5-Volt-Bedingung nur für Pseudosubstantive durch, denen ein Demonstrativpronomen vorausging ($p < .025$). Bei syntaktisch strukturierten PWF wurden unter der Reizbedingung 1.5 Volt dagegen nur jene Pseudosubstantive besser reproduziert, denen ein Artikel vorausging ($p < .05$).

4. DISKUSSION

Die Ergebnisse der Experimente bestätigten die Hypothesen zum Einfluß orientierender Reize auf die Reproduktion von lautsprachlichem Erinnerungsmaterial:

- Für lautsprachlich dargebotenes Erinnerungsmaterial steigt die Reproduktionsleistung, wenn beim Wahrnehmen und Nachsprechen ein orientierender Reiz dargeboten wird, der bei ausreichend schwacher Intensität eine selektive Abgrenzung der wahrgenommenen Reizquelle von ihrer Umgebung erlaubt. Die Vergleichsbedingung für diese Leistungssteigerung ist fehlende Darbietung eines orientierenden Reizes (Hypothese (Ia), Experiment 1,5 und 6).
- Dagegen sinkt gegenüber fehlender Reizdarbietung die Reproduktionsleistung, wenn beim Wahrnehmen und Nachsprechen ein orientierender Reiz dargeboten wird, dessen Intensität zu hoch ist, um eine selektive Abgrenzung der wahrgenommenen Reizquelle zu ermöglichen (Hypothese (Ib), Experiment 2).
- Bei Darbietung des orientierenden Reizes nur während des Nachsprechens sind die beiden Effekte stärker als bei Reizdarbietung nur während der Wahrnehmung des Erinnerungsmaterials (Hypothese (IIa), und (IIb), Experiment 3 und 4).

Der positive Einfluß des orientierenden Reizes wurde für sinnloses und sinnvolles Erinnerungsmaterial nachgewiesen (syntaktisch unstrukturierte resp. strukturierte Pseudowortfolgen, Wortfolgen der Annäherungsstufen 0 und 2). In den Experimenten 1 bis 4 wurden ausschließlich syntaktisch unstrukturierte Pseudowortfolgen verwendet.

Da die untersuchten Orientierungsbedingungen keinen Einfluß auf die Summe der insgesamt erzeugten Wörter (richtig oder falsch)zeigen, kann die Anzahl der erzeugten Wörter als begleitende Erklärung für die angeführten Ergebnisse ausgeschlossen werden: Der Einfluß des orientierenden Reizes auf die Nachsprechleistung ist tatsächlich qualitativ. Beachtenswert daran ist, daß im Versuchsraum nur der orientierende Reiz eine Raumorientierung der Vp auf der Wahrnehmungsebene erlaubte. Es kann daher davon ausgegangen werden, daß mit den Experimenten ein erster Ansatz zur Isolierung des Faktors 'Raumorientierung' beim verbalen Lernen vorliegt.

Die Ergebnisse zeigen weiterhin, daß der Einfluß orientierender Reize auf die Nachsprechleistung durch die vorgenommenen Variationen des verbalen Materials nicht verdeckt wird. Der Einfluß des verbalen Materials auf die Nachsprechleistung stand allerdings noch nicht im Zentrum der Experimentalreihe. Deshalb sind weitere Untersuchungen notwendig, die insbesondere die Interaktion zwischen Raumorientierung und verbalem Material klären helfen.

Da festzustehen scheint, daß orientierende Reize das verbale Lernen beeinflussen können, ist nun zu klären, welche sprachbezogenen Funktionen dieser experimentell induzierte Effekt hat. Zunächst liegt es nahe, an Lernprozesse nach dem Muster der klassischen und instrumentellen Konditionierung zu denken. Diese Erklärung läßt sich jedoch weder mit dem Versuchsaufbau noch mit den Ergebnissen in Einklang bringen:

- Die dargebotenen und nachgesprochenen Wort- und Pseudowortfolgen stellen keine Reiz-Reflex-Einheiten im Sinne der PAWLOWschen Konditionierungstheorie dar. Eher sind sie zu interpretieren als potentielle Einheiten eines 2. Signalsystems, die bedingende Reize des 1. Signalsystems (etwa Lichtreize) repräsentieren können.
- Die Experimente 3 und 4 entsprechen nicht dem Konditionierungsablauf (kein zeitlicher Zusammenfall von Sprach- und Lichtreiz, da Lichtreizdarbietung nur während des Nachsprechens; keine wiederholte Darbietung des Lichtreizes pro Wortfolge). Trotzdem ergaben sich beim Nachsprechen signifikante Leistungsunterschiede.

Im Hinblick auf die instrumentelle Konditionierung ergibt sich ein etwas anderes Bild.

- Die dargebotenen und wahrgenommenen Wort- und Pseudowortfolgen lassen sich leicht als Stimulus und Reponse, der Lichtreiz als Stimulus resp. Reinforcement je nach gewähltem S-R-Modell interpretieren.
- Die Experimente 3 und 4 entsprechen jedoch auch hier nicht dem Konditionierungsablauf.

Die Einwände gegen die instrumentelle Konditionierung scheinen zunächst auch gegen die Erklärung des Effekts nach OSGOODs Mediationsmodell zu sprechen - der verbale Reiz und der orientierende Reiz müßten hierzu zeitlich zusammenfallen. Fassen wir dagegen wie OSGOOD den verbalen Reiz als <u>Perzept</u> auf (vgl. OSGOOD 1980, S.249), ist diese Bedingung erfüllt: Beim Nachsprechen entstehen durch auditive Wahrnehmung der verbalen Reaktion durchaus Perzepte. Denkbar wäre, daß diese Perzepte mit einem vom Reflexverhalten auf den orientierenden Reiz geprägten Prozeß verknüpft werden, der das weitere Nachsprechverhalten vermittelnd beeinflußt - nach OSGOOD wäre dies der Mediationsprozeß, die interne vermittelnde Reaktion. Das Reflexverhalten wäre die selektionsfördernde Zuwendungsreaktion bzw. die selektionshindernde Abwendungsreaktion auf den orientierenden Reiz.

Gestützt wird diese Interpretation auch durch die Nebenergebnisse aus den Experimenten 1 und 5: Der positive Einfluß des orientierenden Reizes auf die Erzeugung der in den Wortfolgen enthaltenen Pseudosubstantive setzte sich nur bei jenen Pseudosubstantiven durch, die mit einem Demonstrativpronomen verbunden waren. Im Rahmen des Mediationsmodells bietet sich die Erklärung an, daß die Verbindung zwischen orientierendem Reiz und Pseudosubstantiv durch das unmittelbar zuvor wahrgenommene Demonstrativpronomen verstärkt und damit die Entstehung des Mediationsprozesses gefördert wurde. Einschränkend muß jedoch hinzugefügt werden, daß diese Interpretation nur für syntaktisch unstrukturierte Pseudowortfolgen schlagend ist - nur in diesen Wortfolgen ging dem Pseudosubstantiv das Demonstrativpronomen unmittelbar voraus (man vergleiche DIESER LENOP FILL vs. DIESER FILLE LENOP). Dagegen setzte sich in syntaktisch strukturierten Pseudowortfolgen der positive Einfluß des orientierenden Reizes nur bei jenen Pseudosubstantiven durch, denen ein Artikel vorausging. Sollte sich dieses Ergebnis in weiteren Untersuchungen wiederholen, bietet sich die Erklärung an, daß bei Orientierungsmöglichkeit an einem syntaktischen Schema die Artikel für die synsemantische Vermittlung wahrnehmbarer Objekte wirksamer sind als Demonstrativpronomen - insbesondere, wenn analog zum Versuchsaufbau nur ein wahrnehmbarer Bezugspunkt in Frage kommt (man vergleiche DER ZUG FÄHRT NACH HAMBURG vs. DIESER ZUG FÄHRT NACH HAMBURG, wenn nur ein Zug im Bahnhof steht).

Nun wurde zur Hypothesenbegründung in 2.1 auch SOKOLOVs neurophysiologisches Modell des Orientierungsreflexes als bedenkenswerter Ansatz für die Erklärung des Einflusses orientierender Reize auf verbales Lernen herangezogen.

Nach SOKOLOVs Modell erklärt sich dieser Einfluß aus der Orientierungs- bzw. Defensivreaktion auf den orientierenden Reiz. Hiernach wäre die Reaktion auf den orientierenden Reiz mit einer Erregung bzw. mit einer Hemmung der Rindenaktivität verbunden, wobei die Wahrnehmungsfähigkeit des Organismus beeinflußt wird (z.B. die Fähigkeit zur Wahrnehmung auditiver Reize, die mit einem visuellen orientierenden Reiz verbunden sind). Die einzigen Reize, die in den durchgeführten Experimenten mit dem Lichtreiz verbunden werden konnten, waren verbaler Natur. Der Befund, daß die Reproduktionsleistung auch dann beeinflußt wird, wenn die Darbietung des Lichtreizes <u>nur</u> während des Nachsprechens erfolgt, läßt sich somit nicht vollständig mit SOKOLOVs Modell in Einklang bringen. Auch erfüllte der Lichtreiz die Anforderungen für das Auftreten von Orientierungs- und Defensivreaktionen nicht hinreichend - nach SOKOLOV müßte der Lichtreiz für den Organismus hierzu einen Überraschungs- oder Signalwert haben. Im vorliegenden Experiment hatte er jedoch primär die Funktion, die räumliche Orientierung der Vp in Richtung zur Reizquelle hin oder von dieser weg zu steuern (kein anderer Reiz erlaubte die Orientierung im Versuchsraum). Bei der Darbietung des Lichtreizes müßten demnach intensitätsbedingte Zuwendungs- und Abwendungsreaktionen ausgelöst worden sein, jedoch weniger aufgrund der Neuigkeit des Lichtreizes als aufgrund seiner Funktion für die Raumorientierung: Je nach Intensität förderte resp. hinderte er die Vp, sich beim Nachsprechen an der lokalisierten Reizquelle "festzuhalten". Dieser selektionsfördernde resp. -hindernde Einfluß manifestierte sich auch in der Nachsprechleistung.

Zur Konkretisierung des Einflusses orientierender Reize auf verbales Lernen seien deshalb zwei sprachspezifische Funktionen orientierender Reize hervorgehoben:

Erstens läßt sich die vom dargebotenen Lichtreiz induzierte Fixierung der Reizquelle dieses Reizes als biologisch sinnvolle Zuwendungsreaktion verstehen, die zugleich eine vermittelnde Funktion für die Erzeugung von Signalen eines 2. Signalsystems übernehmen kann. Diese Funktion ist sogar notwendig, da beim Spracherwerb die wahrgenommenen und selbst erzeugten Schallereignisse zunächst auf lokalisierte Reizquellen bezogen werden müssen - vermittelt durch Zeighilfen anderer Personen oder durch die eigene Orientierungstätigkeit bei Stimulierung durch unbekannte Reize/ Reizkonfigurationen. Die selektionsfördernde Zuwendungsreaktion auf den orientierenden Reiz könnte sich dabei selektionsfördernd für die Erzeugung eines bestimmten Schallereignisses auswirken. Entsprechend müßte sich die selektionshindernde Abwendungsreaktion auch selektionshindernd für die Erzeugung eines bestimmten Schallereignisses auswirken. So gesehen besteht eine erste sprachspezifische Funktion orientierender Reize in der Regulation der Aufmerksamkeit, die der Spracherzeugung entgegengebracht wird.

Zweitens lassen sich Zuwendung und Abwendung auf den orientierenden Reiz als affektive Reaktionen verstehen - diese Interpretation ist mittels entsprechender Skalierungsverfahren und psychophysiologischer Untersuchungen weiter zu überprüfen. Demnach haben orientierende Reize je nach Qualität der ausgelösten Reaktion auch eine Funktion für die Erzeugung affektiver Einstellungen zur Reizquelle des orientierenden Reizes. Diese Funktion ist für verbales Lernen ebenfalls notwendig, denn die zu lernenden verbalen Einheiten müssen sich zur gemeinsamen Lebensorganisation auch auf jene lebensrelevanten Ereignisse beziehen, die mit Zuwendung resp. Abwendung verbunden sind. Diese Interpretation führt zu einer tiefergehenden Sicht etwa des OSGOODschen Mediationsmodells. Die internen vermittelnden Reaktionen auf verbale Reize repräsentieren die affektive Bedeutung von Wörtern. Die internen Reaktionen erklären sich aus den invarianten, leicht konditionierbaren Elementen des Reflexverhaltens auf Reize, die mit den verbalen Reizen verbunden sind. Tatsächlich bleibt die Entstehung affektiver Bedeutungen im Dunkeln, solange die beteiligten Elemente des Reflexverhaltens nicht genau differenziert werden können. Die Differenzierung von Reaktionen auf orientierende Reize hinsichtlich ihrer Qualität (z.B. Zuwendung vs. Abwendung, Intensität dieser Reaktionen, Komplexität der Erkundungshandlungen) könnte dagegen eine klärende Sicht der Herkunft OSGOODscher Gefühlsdimensionen ermöglichen. Als Folgerung sei zunächst festgehalten: Eine zweite sprachspezifische Funktion orientierender Reize besteht in der <u>Erzeugung affektiver Einstellungen</u>, die sich auch in der konnotativen Bedeutung verbaler Einheiten niederschlagen.

Die Regulation der Aufmerksamkeit und die Erzeugung von affektiven Einstellungen als Funktionen orientierender Reize sind in der Zukunft durch weitere Experimente zu überprüfen. Notwendig sein wird eine weitergehende Variation des Lichtreizes und eine Kontrolle und Variation des Lernmateriales im Hinblick auf den aufmerksamkeitsfördernden und affektiven Gehalt.

Literatur

BLUM, H. (1969): Die antike Mnemotechnik. Hildesheim, New York.

ENGELKAMP, J./KRUMNACKER, H. (1980): Imaginale und motorische Prozesse beim Behalten verbalen Materials. Zeitschrift für experimentelle und angewandte Psychologie, 27, 511-533.

ENGELKAMP, J./ZIMMER; H.D. (1983): Zum Einfluß von Wahrnehmen und Tun auf das Behalten von Verb-Objekt-Phrasen. Sprache und Kognition,2, 117-127.

HERRMANN, TH. (1962): Syntaktische Untersuchungen zum unmittelbaren Behalten von Wortketten. Zeitschrift für experimentelle und angewandte Psychologie, 9, 397-416.

LANSING, R.W./SCHWARTZ, E./LINDSLEY, D.B. (1959): Reaction Time and EEG activation under alerted and nonalerted Conditions. Journal of exp. Psychology, 58, 1-7.

LURIA, A.R. (1968): The Mind of a Mnemonist. New York.

LYNN, R. (1966): Attention,Arousal and the Orientation Reaction. London.

MILLER, G.A./SELFRIDGE; J.A. (1950): Verbal context and the recall of meaningful material. American Journal of Psychology, 63, 176-185.

OSGOOD, CH.E. (1980): Lectures on Language Performance. New York.

PAVLOV, I.P. (1927): Conditioned Reflexes. Oxford.

RUSSEL, W.A./STORMS, L.H. (1955): Implicit verbal chaining in paired associate learning. Journal of experimental Psychology, 49, 287-293.

SHANNON; C.E. (1951): Prediction and entropy of printed English. Bell System Techn. Journal, 30, 50-64, E.N.

SOKOLOV, E.N. (1966): Neuronal models and the orienting reflex. In: BRAZIER, M.A. (Hrsg.): The Central Nervous System and Behaviour. New York.

TISCHER, B. (1985): Sprache und räumliche Orientierung. Dargestellt am Beispiel der Arbeit des Schauspielers. Frankfurt/M., Bern, New York.

VAN OLST, E.H. (1971): Orienting Reflex. The Hague.

ZAGORYLKO, T.M./SOLLERTINSKAYA, T.N. (1958): Towards a comparative analysis of the mechanisms of orientation reactions. In: The Orientation Reaction and Orienting-Investigating Activity. Moscow.

JÜRGEN MESSING

BEDEUTUNG UND WORT - FOLGEN EINER AKTIVITÄTSORIENTIERTEN UND INTERMODALEN BEHANDLUNG VON BEDEUTUNGEN *)

Das Konzept der Wortbedeutung ist auf der Grundlage moderner Wahrnehmungstheorien neu zu bedenken. Bedeutung basiert nicht auf einer einfachen Abbildungsrelation, sondern enthält Komponenten der intermodalen Wahrnehmung und der Aktivität des Menschen. Der Erwerb von Wortbedeutungen ist an Sprecheinheiten im Sinne von Sprechbewegungen gebunden. Die Sprechbewegungen haben einzig die Funktion der abstrakten Aufforderung, eine angemessene Aktivität herauszubilden. Das Individuum, das eine Bedeutung aneignet, soll eine soziale Einheit (Objekt, Aktivität, Person, Funktion, Relation) herausarbeiten, für die die Sprecheinheit steht. - Einige Konsequenzen dieses Ansatzes werden diskutiert.

The concept of word meaning has to be reformulated in the light of current theories of perception. Meaning is not based merely on imagery but encompasses elements of intermodal perception and human activity. The learning of word meaning is linked to units of speech movements. The sole function of these speech movements is the abstract exhortation to realise a form of activity. An individual, who acquires a meaning is required to discover the social unit (object, activity, person, function, relationship) for which the unit stands. - Some consequences of this new approach are discussed.

*) Diese Arbeit wurde durch ein Forschungsstipendium am MPI für Psycholinguistik, Nijmegen, gefördert.

0. VORBEMERKUNG

In diesem Beitrag wird eine Behandlung des Problems der Wortbedeutung versucht, die von anderen Voraussetzungen als die vorherrschende Kognitionspsychologie ausgeht. Diese Voraussetzungen stammen aus einer Reihe von Theorien, die verschiedene Argumente zur Überwindung des kognitivistischen Paradigmas liefern.

Im Vordergrund stehen Theorieansätze, die für eine prinzipielle Neubehandlung des Problems der menschlichen Wahrnehmung plädieren: Erstens der wahrnehmungsökologische Ansatz GIBSONs (1966/73, 1979/82) mit seiner Orientierung auf die Rolle der Aktivität für die Wahrnehmung; zweitens die tätigkeitspsychologischen Arbeiten von LEONTJEW (1959/73, 1975/79) mit ihrer Fortsetzung und Erweiterung in der kritischen Psychologie HOLZKAMPs (1973, 1983). In den Arbeiten HOLZKAMPs und LEONTJEWs ist die Aktivität spezifischer als menschliche Tätigkeit in ihrer Funktion für die Wahrnehmung herausgearbeitet. Die Ausrichtung ihres Bedeutungskonzepts entspricht den Grundgedanken dieses Aufsatzes.

Obwohl sich zwischen den genannten Theorien eine Reihe wichtiger Differenzen aufzeigen lassen, sollen diese hier nicht im Vordergrund stehen. Es wird weiterhin darauf verzichtet, die psycholinguistischen und sprachphilosophischen Diskussionen zum Bedeutungsproblem zu referieren. Hier bilden die Arbeiten von HÖRMANN (bes. 1976 und postum 1983) einen guten Überblick über die Problematik einer psychologischen Semantik. HÖRMANN hat die kritischen Punkte der vorherrschenden Ansätze mit aller Deutlichkeit dargestellt und die Bedingungen für eine Alternative aufgezeigt. Insofern bilden auch seine Arbeiten eine wesentliche Voraussetzung für den im weiteren entwickelten Ansatz.

1. BEDEUTUNG ALS AKTIVE, INTERMODALE ERFAHRUNG

Wortbedeutungen werden verbreitet als Referenzbeziehungen aufgefaßt. Dem Entstehen der Referenzbeziehung soll eine Abbildungsrelation zwischen Gegenstand und kognitiver Repräsentation zugrundeliegen. Diese wahrnehmungstheoretischen Voraussetzungen der Konzipierung von Wortbedeutungen sind reduziert und führen in der Folge zu zahlreichen Aporien. Die eher mechanistische Auffassung von visueller Wahrnehmung, die mit statischer Netzhautabbildung beginnt, gilt heute in der Wahrnehmungspsychologie zumindest als problematisch. Die kritische Diskussion dieser veralteten Auffassung hat allerdings Disziplinen, die Wahrnehmungsvorgänge nicht erforschen sondern in ihren Theorien voraussetzen, noch nicht erreicht. Bisher wurde von zwei wesentlichen Komponenten der Wahrnehmung abstrahiert:

- Außer acht gelassen wurde die prinzipielle Aktivität des Menschen und seiner Wahrnehmungssysteme. Denn die sensorischen 'Produkte' sind immer auch Erfahrungen im Umgang mit der Welt und beinhalten die Komponenten der exterozeptiven Welterfahrung und der propriozeptiven Erfahrung mit der eigenen Aktivität. Sensorisch kommt die reine 'Abbildung' nicht vor. Durch Aktivität erzeugte Wahrnehmungen sind immer zeitliche Prozesse und insofern keine Abbildungen. Sensorische Produkte sind eben nur als Produkte der Aktivität zu verstehen; was sie 'bedeuten' wird nur klar, wenn man ihre Entstehung in der Aktivität kennt.
- Außer acht gelassen wurde die prinzipielle Intermodalität der Wahrnehmung. Schon aus der Überlegung zur prinzipiellen Aktivität folgt, daß die Wahrnehmung eines Gegenstandes neben den visuellen Re-

sultaten auch andere Resultate aus der Aktivität einschließt: also z.B. proprio- und exterozeptive Wahrnehmung aus dem haptisch-somatischen System. Mit dieser Wahrnehmung verbunden ist die Information aus dem Vestibularsystem über die Lage, Position und Bewegung des Körpers. All diese Informationen zusammen ergeben erst eine Information über einen Gegenstand an seinem Ort in Verhältnis zu einem wahrnehmenden Individuum an seinem Ort. Man kann davon ausgehen, daß im wachen Zustand des Menschen immer alle Wahrnehmungssysteme 'eingeschaltet' sind, auch wenn wir uns dieser Tatsache kaum oder nur in Ausschnitten bewußt werden (vgl. GIBSON 1966/1973, LEONTJEW 1982.).

Im Gegensatz zur kritisierten Abbildungskonzeption können wir also annehmen, daß die menschliche Wahrnehmung und damit auch die als Bedeutungen diskutierten Erfahrungen erstens aktiv und zweitens in der Zusammenarbeit aller Modalitäten gewonnen werden. Daraus ergeben sich aber noch weitere Konsequenzen. Wir können Bedeutungen nicht als 'identische' Eintragungen oder Abbildungen verstehen, weil sie in den verschiedensten modalen und temporalen Folgen von Aktivitäten gewonnen werden. Die neuronalen 'Eingänge' in den 'kognitiven Prozeß' sind also je nach Situation und von Individuum zu Individuum sehr verschieden. Zumindest die 'Abbildungen' müßten in einem komplizierten Prozeß um alles Individuelle gereinigt worden sein: um jene Aktivitäten, durch die sie zustande kamen wie auch um zahlreiche modale Qualitäten, die bedeutungskonstituierende Abbildungsfeatures erst ermöglichen. Dies ist unrealistisch. Es ist daher eine Vorstellung von sprachlichen Bedeutungen zu entwickeln, die nicht an die Isolierung von Modalitäten und an die Abstraktion von Aktivität gebunden ist.

Über die Wortbedeutung hinaus sind für den psychischen Charakter der Sprache weitere Konsequenzen aus den Überlegungen zur Wahrnehmung zu ziehen. Das Moment aus der sensorischen Aufnahme wird ebenfalls meist in der Art einer Abbildung behandelt. Aber auch hier ist der gleichzeitig aktive und sensorische Charakter zu betonen, aus dem die psychische Form der sprachlichen Erfahrungen beim Individuum entsteht. Das individuelle Sprechen und die darüber aufgebaute Erfahrung mit sprachlichen Einheiten existiert nur als komplexe intermodale Erfahrung aus der Aktivität und den auditiven und haptisch-somatischen Propriozeptionen mit dieser Aktivität. Deshalb ist die Sprechbewegung als Zentrum der sprachlichen Erfahrungseinheiten anzusehen, worauf insbesondere in der Phonetik zunehmend hingewiesen wird (vgl. TILLMANN/GÜNTHER 1986).

Was von anderen Menschen als Sprache wahrgenommen wird, sind die Sprechbewegungen. Das sprachliche Signal steht also nicht für die lautlichen Einheiten der Sprache, sondern für die Sprechbewegungen. Wenn im weiteren von sprachlichen Einheiten oder von sprachlichen Signalen gesprochen wird, so stehen diese Ausdrücke für Einheiten, die psychisch als Sprechbewegungen und deren sensorische Resultate Realität besitzen. Begriffe wie Zeichen, Symbol etc. werden wegen der Nähe zu Abbildungsvorstellungen vermieden.

Als Folge der bisherigen Argumentation sind zunächst die diskreten Einheiten aufgelöst, in denen Kognitionspsychologie und Sprachwissenschaft ihre Gegenstände behandelten. Sie existieren nicht mehr: weder die Bedeutungen als Gegenstandsabbildungen, noch die sprachlichen Einheiten als lautsprachliche Abbildungen. Wir haben nur einen komplexen psychischen Prozeß, der wesentlich durch die Aktivität eines Subjekts gesteuert wird. Wir betrachten die Modalitäten als 'eingeschaltet' und 'zusammenarbeitend'.

2. DAS WORT ALS ABSTRAKTE AUFFORDERUNG UND VORAUSGESETZTES ALLGEMEINES

Das Grundanliegen aller Bedeutungstheorien ist es, das Identische einer Wortbedeutung über die verschiedenen Individuen und Gebrauchssituationen zu bestimmen - jenes Allgemeine, das fixierbar sein muß, um von einem Gegenstand zu sprechen. Die Versuche gingen wesentlich dahin, die Identität entweder in der Welt, im Gegenstand mit seinen Eigenschaften oder in identischen Abbildern mit identischen Merkmalen in den Köpfen der Menschen zu suchen.

Bei Annahme eines aktiven intermodalen, damit individuellen Wahrnehmungsprozesses - wofür beste Gründe sprechen - stehen die Chancen für eine Identitätsgewinnung aus der Wahrnehmung schlecht. Darüber hinaus besitzen die erscheinenden Momente des Gegenstandes eine Reihe von Qualitäten nicht, die wir zur Bedeutung zählen, wie beispielsweise deren Funktion. Ein weiteres Problem der Bedeutungstheorie ist die Klärung, wie der diskrete Charakter der Bedeutungen zustandekommt. Wenn davon ausgegangen wird, daß sich der Gegenstand im Gehirn abbildet, ist diese Frage natürlich nicht schwer zu beantworten: die Begrenztheit des Gegenstandes bringt auch die Diskretheit der Bedeutung mit sich. Oder die Menge der kritischen Merkmale fixiert die Grenzen des Gegenstandes. Da wir aber diese Vorstellung gerade in der Kontinuität und Unbegrenztheit der intermodalen Wahrnehmung aufgelöst haben, ist eine solche 'Lösung' nicht mehr möglich. Wir gehen davon aus, daß die sprachliche Einheit, die Sprechbewegung, entscheidend zu der Fixierung der Identität der Bedeutung als Allgemeines und als diskrete Einheit des psychischen Prozesses beiträgt.

Wie die Wahrnehmung entsteht auch die Bedeutung durch die Aktivität des Individuums. Zu den Bedingungen, unter denen dieser Prozeß normalerweise zustande kommt, gehören andere Menschen, die die Tätigkeit unterstützen; gehören die kulturellen Gegenstände, die gesellschaftlichen Beziehungen und Verhältnisse, die das individuelle Leben vermitteln. Diese gegenständlichen und gesellschaftlichen Verhältnisse sind dem Individuum vorausgesetzt. Das Individuum ist wesentlich darauf gerichtet, die eigene Aktivität so zu organisieren, daß es zunehmend handlungsfähig wird, um an den Prozessen der gesellschaftlichen Vermittlung des Lebens teilzunehmen. Die gegenständlichen und gesellschaftlichen Verhältnisse erfordern aber eine spezifische, adäquate Aktivität, die durch ihre eigene Organisation bedingt ist. Insofern hat der Prozeß der Annäherung der individuellen Aktivität an die Erfordernisse des Gegenstandes in den Verhältnissen den Charakter der Aneignung *).

Die Aktivität in diesem - durch die soziale Unterstützung auch gesellschaftlichen - Aneignungsprozeß wird immer von Sprechbewegungen begleitet. Deren Rolle im Aneignungsprozeß ist zu klären. Zunächst sind von anderen Menschen produzierte Sprechbewegungen als Momente der intermodalen Wahrnehmung nur sensorische Momente des gesamten Erfahrungskomplexes in einer bestimmten Situation. Dabei ist der Mensch in der Lage, seine Aufmerksamkeit auf verschiedene Momente der Situation zu richten, auf die gegenständ-

*) In den Theorien LEONTJEWS und HOLZKAMPS kennzeichnet der Begriff der Aneignung den notwendigen individuellen Prozeß der Tätigkeit zur Erfassung der im Produkt fixierten gegenständlichen 'gesellschaftlichen Bedeutung'. Obwohl der Prozeß des sprachlich vermittelten Bedeutungserwerbs auch Einheiten umfaßt, die nicht gegenständlich-produzierten Charakter haben, wird hier der gleiche Begriff allgemeiner gebraucht, da es sich immer um die Aneignung einer gesellschaftlich fixierten Einheit handelt.

lichen Bedingungen wie auf die beteiligten Menschen und ihre Sprache. Mit der auf die Sprechbewegungen und ihre Produkte gerichteten Aufmerksamkeit lassen sich entsprechende Aktivitäten herausbilden, und zwar je nach der Ausrichtung der Aufmerksamkeit entweder sprachliche oder praktische Aktivitäten. Sprachliche wie gegenständliche Aktivität sind nur Momente der gleichen Situation.

Welche Rolle spielt nun das Wort, die sprachliche Einheit, die in einer Situation hervorgehoben wird, für den Aneignungsprozeß? Die sprachliche Einheit existiert in den Aneignungsprozessen von Anbeginn als wesentlich soziales Moment neben der praktischen Tätigkeit der anderen Menschen. Sie ist das soziale Moment der Situation an sich, d.h. das, was nicht mit der praktischen gegenständlichen Tätigkeit unmittelbar verknüpft ist, sondern diese begleitet: Sie signalisiert den Charakter einer Einheit als gesellschaftlich Hervorgehobenes (sei es nun die Situation selbst, ein Gegenstand oder eine spezifische Aktivität). Das Wort hat damit die Funktion, ein gesellschaftlich Allgemeines als abstrakte Aufforderung zu fixieren. Im Spracherwerb bezieht sich dies auf die Sprechbewegungseinheit selbst, auf deren Aneignung die Aufmerksamkeit gerichtet wird. Zugleich bezieht sich die Aufforderung darauf, in der Situation eine andere, gegenständliche, soziale oder Aktivitäts-Einheit herauszuarbeiten und diese später zu realisieren. *)

---

*) Wie Hartmut GÜNTHER (1985) zeigt, gilt dies auch für die schriftsprachlichen Produkte. Auch sie fixieren keine 'Abbildung' von irgendetwas. Sie sind keine 'Abbildung' von 'Lauteinheiten' und keine 'Abbildung' von Bedeutung. Auch sie können nur verstanden werden als abstrakte Aufforderung zur Realisierung einer Bedeutung. Dabei muß, wie GÜNTHER betont und wie auch mit der hier dargestellten Konzeption überein-

Als Moment der Situation, der eigenen Aktivität und als sensorisches Produkt ist die sprachliche Einheit von Beginn an Moment der Gesamtheit der Erfahrungen, die in der Aktivität gewonnen werden. Als dasjenige Moment, das gegenstandsentbunden den entscheidenden sozialen Aspekt signalisiert, nämlich die Aufforderung, eine Einheit aufzubauen oder zu realisieren, wird es zum Moment der Steuerung und Organisation von Aufmerksamkeit und Tätigkeit. Als Wort, als Signal, ohne den Erfahrungskontext ist es leer. Im Erfahrungskontext ist der dem Wort zuzuschreibende Charakter der abstrakten Aufforderung notwendig vom Individuum zu begreifen. Sprachverstehen setzt gewissermaßen dieses Verstehen vor allem anderen Verstehen voraus. Sprachliche Einheiten haben folgende Funktion: Sie sind Aufforderung, eine Einheit des sozialen Lebens herauszuarbeiten. Wir können diesen Aspekt als funktionales Apriori bezeichnen (vgl. MESSING 1985).

Die Sprechbewegung ist in der Situation nur ein Moment, nur eine abstrakte Aufforderung. Wenn sie verstanden wird, ist der Aneignungsprozeß einer Bedeutung noch nicht vollzogen, sondern er beginnt erst, in aller Spezifik, die sich aus der Situation, den unterstützenden Individuen und der Aktivität des Subjekts ergibt. Mit dem Wort ist ein Allgemeines, eine Einheit des gesellschaftlichen Lebens nur behauptet. Nur in der spezifischen Aktivität an dieser Einheit kann sie angeeignet werden. Dabei ist das Allgemeine nicht nur über die sprachliche Einheit vorausgesetzt, sondern ebenfalls über die Rolle und Funktion der Gegenstände innerhalb der gesellschaftlichen Verhältnisse. Aber

---

stimmt,kein Weg über die Artikulation zur Bedeutung genommen werden: Alle Momente einer aufgebauten Bedeutung sind zugelassen, die Gesamtheit des Bedeutungskomplexes anzusprechen.

auch dieses Allgemeine ist nur über die spezifische Tätigkeit anzueignen, wobei die sprachlichen Einheiten Momente und Relationen dieser vorausgesetzten Verhältnisse signalisieren.

Für den psychischen Prozeß erhalten die Sprechbewegungseinheiten eine besondere Funktion. Sie können relativ leicht angeeignet werden, und sie fixieren in der Situation die Aufforderung zur Herausarbeitung einer Einheit. Psychisch sind sie Einheiten durch ihren motorisch-sensorischen Charakter; sie sind das soziale Allgemeine, das das Allgemeine des Gegenstandes fixiert. Sie sind das Stabile in der Verschiedenartigkeit und Entwicklung der Aktivität, sie dienen als 'psychischer Kristallisationspunkt' der Erfahrung, obwohl sie selbst nur Momente der Erfahrung sind. Ihre besondere Qualität erhalten sie aber dadurch, daß sie im sozialen Prozeß die zentrale Rolle zur Realisation einer Erfahrung spielen und mit der Funktion des sozialen Prozesses für die Aneignung ihre besondere Qualität erhalten: als stabiles psychisches und soziales Element. Auf diese Weise kommt Bedeutung als Wortbedeutung zustande. Hier liegt der Ursprung für jene Diskretheit unserer Erfahrungen: Die sprachliche Einheit 'stiftet' jene Diskretheit, jene Einheit im psychischen Prozeß. Die vom Subjekt mit der Einheit gemachten Erfahrungen sind aber potentiell unendlich, sind interindividuell verschieden, sind in ständiger Entwicklung und nie abgeschlossen.

Die Bedeutung 'hat' insofern nicht den diskreten Charakter des Wortes. Und wenn Versuchspersonen eine Reihe von Merkmalen eines Gegenstandes nennen können, so heißt das nicht, daß die Bedeutung für sie aus diesen Merkmalen besteht. Dieses Können ist selbst schon Produkt spezifischer sprachlicher Hervorhebung. Viel interessanter ist hier schon eher die Tatsache, daß Versuchspersonen sehr irritiert waren, wenn sie nicht die Merkmale eines Gegenstandes nennen konnten, obwohl sie ihn zuvor identifiziert hatten. Ihr wissenschaftlich beeinflußter Alltagsverstand entschied, daß da kritische Merkmale existieren müßten (vgl. ARMSTRONG et. al. 1983: 297).

Die in aller Verschiedenheit existente Identität und Allgemeinheit der Bedeutung kommt also über die Aneignung der Sprechbewegungseinheiten zustande; ebenso wesentlich ist sie dadurch bedingt, daß die sprachliche Einheit die Tätigkeit des Individuums auf das Allgemeine orientiert. Dort, wo das Allgemeine unzureichend herausgearbeitet ist, kommt es im sozialen Prozeß zu praktischen oder sprachlichen Hinweisen, die zur Korrektur auffordern oder diesen Prozeß unterstützen. Die so gefaßte Identität der Wortbedeutung fixiert Momente des Allgemeinen, auf die WYGOTSKY (1934/1971) hingewiesen hat. Danach ergibt sich aus der sprachlichen Kommunikation die Notwendigkeit, das Mitzuteilende einer Klasse von Erscheinungen zuzuordnen, wozu eine 'Verallgemeinerung' notwendig ist. Die 'soziale Verallgemeinerung' setzt also die 'gegenständliche Verallgemeinerung' voraus. Deshalb bestimmt WYGOTSKY die Wortbedeutung "nicht nur als Einheit von Denken und Sprechen..., sondern auch als die Einheit der Verallgemeinerung und des Verkehrs, der Kommunikation und des Denkens". (WYGOTSKY 1934/1971: 13; vgl. auch LEONTJEW 1959/1973: 219). Dieselbe Einheit ergibt sich als Konsequenz des bisher Ausgeführten. Diese Einheit ist aber nicht als 'Verallgemeinerung' induktiv aufgebaut zu denken, sondern über die Wortform als Allgemeines im Denken und Sprechen vorausgesetzt. Der Aneignungsprozeß ist eher Spezifizierung, Konkretisierung in der Tätigkeit zur Realisierung des Allgemeinen. Das abstrakt vorausgesetzte Allgemeine realisiert sich psychisch in der Tätigkeit. Es ist dies der Prozeß, in dem die Gesellschaftlichkeit des Individuums und seiner psychischen Prozesse durch alle Spezifik hindurch entsteht.

Unter Wortbedeutung verstehen wir hier die spezifische psychische Erfahrung, die, vermittelt durch die sprachliche Einheit, ein Individuum aufgebaut hat. Auf einen anderen Bedeutungsbegriff verweist die Verwendung des 'Allgemeinen' hier. Bedeutung, wie sie aus dem allgemeinen, gesellschaftlichen Umgang mit einer Einheit der Welt abstrahiert werden kann, ist jenes 'Allgemeine' einer Einheit, das im gesellschaftlichen Prozeß auf vielfältige Weise vorausgesetzt ist. Dieses gesellschaftliche Reale ist aber nicht Ausgangspunkt für die konkreten Aneignungsprozesse, und es ist auch nicht ihr Inhalt. Es stammt aus einem komplexen sprachlichen Reflexionsprozeß. Aus der Verwechslung bzw. Identifikation von sprachlicher Reflexion mit sprachlich vermittelter Bedeutungsaneignung stammt die Lexikonvorstellung der Bedeutung: Das abstrahierte Allgemeine soll hier pur abgespeichert sein. Dies ist nicht so, denn wenn es so wäre, würde dies (von den Aktivitätsmomenten etc.) 'gereinigte' Allgemeine dem Individuum in seinem praktischen Umgang mit der Welt nichts nützen (vgl. auch HÖRMANN 1976, 1983).

Die gesamte Spezifik der menschlichen Psyche entwickelt sich entscheidend mit der sprachlich vermittelten Bedeutungsaneignung und -organisation und hat deutliche Konsequenzen für die psychischen Prozesse. Wir wollen hier aber nur noch auf die Folgen für die Wahrnehmungsprozesse eingehen, weil sie in der psycholinguistischen Diskussion des Bedeutungsproblems eine besondere Rolle spielen.

In der Folge des sprachlich vermittelten Aneignungsprozesses kommt es zu den spezifischen menschlichen Qualitäten der Wahrnehmung. Werden wir uns noch einmal des aktiven und intermodalen Charakters der Wahrnehmung bewußt. In diesen Qualitäten entwickelt sich nun die besondere funktionale Einheit, der durch die Sprechbewegungseinheit organisierten Erfahrung, die Bedeutung, heraus. In diesem

Komplex sind alle Erfahrungen organisiert enthalten, die mit einer Einheit gemacht wurden, also auch Momente des Gegenstandes, Momente der eigenen Aktivität, Momente des sozialen Umgangs mit dem Gegenstand. Da wir davon ausgegangen sind, daß keine Grenze zwischen den Modalitäten, zwischen der motorischen und sensorischen Seite anzunehmen ist, können wir weiter annehmen, daß die einzelnen Momente in gleicher Weise Momente des Gesamtkomplexes der Bedeutung sind. Also kann eine gegenständliche Aktivität als Moment den Komplex und damit z.B. die Sprechbewegung aktivieren, ebenso kann eine sprachlich sensorische Erfahrung eine gegenständliche Aktivität oder sensorische Erfahrung aufrufen. Welche Aspekte aktiviert werden, ist abhängig von der aktuellen Aktivität, den situativen Bedingungen etc.

Die Schwierigkeit psychologischer Theorien, in schlüssiger Form von der Wahrnehmung zur Aktivität und von der Aktivität zur Wahrnehmung zu gelangen, wird hier nochmals als Produkt der Abstraktion deutlich, in der zuvor diese beiden Seiten ein und desselben Prozesses auseinandergerissen wurden. Auch die Frage, wie es von der individuellen Wahrnehmung zur gesellschaftlichen Wahrnehmung kommen kann, stellt bei unserem Vorgehen keine derartige Hürde dar, wie sie von der kognitiven Psychologie selbst erzeugt und später durch abenteuerliche Konstruktionen aufzuheben versucht wird:

> " Wenn die Stufe des Sprachlich-Symbolischen auf gesamtgesellschaftlichem Niveau erreicht wurde, ist das wahrgenommene Ding niemals mehr von seinem 'Begriff' zu trennen. An der Wahrnehmung muß jetzt eine neue Qualität herausgenommen werden, die ihr umfassendstes Charakteristikum als spezifisch menschliche Orientierungsweise darstellt. Der Gegenstand wird notwendig durch seinen Begriff hindurch, in Form seines Begriffes wahrgenommen." (HOLZKAMP, 1973: 152). *)

Vermittelt durch die Wortbedeutung ist die menschliche Wahrnehmung also auf das Allgemeine im Besonderen gerichtet. Aktivitätsmomente und deren sensorische Produkte werden immer als Momente der Bedeutungen wahrgenommen, als Momente von signalisierten Einheiten. Die Möglichkeiten der Informationsentnahme sind potentiell unendlich. Die sprachlich vermittelte, bedeutungsbezogene Wahrnehmungsaktivität gliedert die Welt nach den angeeigneten Bedeutungseinheiten. Die kognitive Entwicklung findet also entscheidend in diesen Prozessen statt. Insofern sind also Schemata oder Konzepte keine Folgen von 'natürlichen Kategorisierungsprozessen' und die Sprache nicht allein Vehikel der Interaktion, das aufgrund "einer anscheinenden für die Menschen spezifischen Motivation zur sozialen Interaktion" (LENNEBERG 1967/1972: 411) an die natürlichen, artspezifischen Kategorisierungsprodukte nur angehängt wird, wie dies in verschiedenen kognitivistischen Theorien angenommen wird.

3. EINIGE KONSEQUENZEN

Kommen wir auf den Anlaß dieser Überlegungen, die Behandlung des Bedeutungsproblems in den kognitivistischen und psycholinguistischen Theorien zurück. Mit der aktivitätsorientierten und intermodalen Behandlung des Bedeutungsproblems und der spezifischen Behandlung der sprachlichen

---

*) Wie der Begriff das Besondere der Wahrnehmung und Erfahrung als Allgemeines im Denken vermittelt und die sich daraus ergebenden Folgen für den Denkprozeß sind auch der Gegenstand von KANT's Überlegungen zur "Recognition im Begriffe" und von HEGEL's Wissenschaft der Logik".

Einheiten als abstrakte Aufforderung zur Herausarbeitung einer Bedeutungsseinheit werden eine Reihe von Problemen der aus Abbildungsvorstellungen stammenden Semantiktheorien vermieden.

Obwohl in vielen Kritiken schon gezeigt wurde, daß Feature-Theorien prinzipiell unzulänglich für die Behandlung von Wortbedeutungen sind, werden immer noch weitere Anstrengungen unternommen, Bedeutungen aus solchen Merkmalen aufgebaut nachzuweisen. Es macht aber keinen qualitativen Unterschied, ob die Bedeutungen nun als Prototypen, Fuzzy Sets o.ä. konstruiert werden. Die Notationen verschleiern nur die vorausgesetzte Abbildungsbeziehung. Denn die Einheiten, aus denen Bedeutung aufgebaut gedacht wird, behalten weiterhin einen völlig unklaren Status, so daß sich selbst ein prominenter Vertreter des Informations-Processing-Ansatzes fragt, worauf sich diese Features eigentlich beziehen (eine kritische Frage für eine Referenztheorie!). "Does feature refer to the image or the object?" (MARR, 1982, 341). Wenn nämlich die Features Bestandteil des Objektes sind, ist mit der Aussage, daß Bedeutungen sich aus ihnen konstituieren, nichts darüber gesagt, wie sie Bestandteil des physiologischen und psychischen Prozesses werden, und der Prozeß in dem dies geschieht, der eigentlich interessiert, bleibt ungeklärt. (Die einfachste 'Lösung' schafft hier natürlich die Vorstellung von 'Feature-Detectors' als psychische Installationen, die angeboren sind und die Welt in die richtigen Stücke zerschneiden.) Betrachtet man die Features aber als Bestandteile der Bedeutung als 'Abbild', so ist das Problem der Entstehung von Bedeutung ebensowenig geklärt: Wie diese psychischen Komponenten zustandekommen, ist auch hier die Frage, denn sie haben ja als psychische Prozesse andere Qualität als z.B. die physikalische oder chemische Struktur des Objekts.

Auch die auf das Feature-Konzept aufbauenden Diskussionen von notwendigen Merkmalen, die eine Bedeutung determinieren sollen, führen so nur auf unlösbare Probleme: Selbst für eine zweidimensionale Abbildung würde eine neuronale Feature-Detector-Einrichtung zur Identifikation eines Objekts nicht ausreichen, da in der Komplexität der Welt 'notwendige Features' überhaupt nicht ausgemacht werden können (vgl. MARR, 1982: 341). In der Sprachpsychologie wurden die Schwierigkeiten, die sich aus einem Feature-Ansatz ergeben, schon breit diskutiert. WITTGENSTEIN (1953/1977: 56 ff) hat am Begriff 'Spiel' gezeigt, daß Merkmalsangaben zu seiner Bestimmung nicht ausreichen. Es gibt keine 'notwendigen' Merkmale eines 'Spiels',die am Objekt, hier an der Aktivität oder Situation, auszumachen sind. Er kommt zu dem Schluß: Um zu wissen, was ein Spiel ist, muß man in der Lage sein, eine Reihe von Aktivitäten der Erkenntnis oder praktischer Art zu vollziehen.

Für die Psycholinguistik sind der Feature-Ansatz und die ihm verwandten Ansätze in einer detaillierten Kritik von ARMSTRONG/GLEITMAN/GLEITMAN (1983) zurückgewiesen worden, wobei sie zu dem Ergebnis kommen, daß mit dieser Orientierung eine allgemeinere Theorie der Begriffe nicht in Sicht ist. Ihr auf das Bedeutungsproblem bezogener Pessimismus ist aber vielleicht eher Hinweis auf die Schwierigkeiten des kognitivistischen Paradigmas, das mit seiner impliziten Abbildungskonzeption unzulänglich für das Begreifen der menschlichen psychischen Prozesse ist. Es gibt jedoch einen interessanten Ansatz innerhalb einer kognitiven Theorie. JACKENDOFF (1983) versucht, mit einer Hypothese zur Struktur von Bedeutungen, die auch in seinem Ansatz eingebaute 'Abbildungskonzeption' gleichsam zu überspringen. Wenn auch mit Notationen wie 'Conceptual Structure' und dem 'level of mental representation' die Abbildungskonzeption zum Zuge kommt, können wir uns doch dem Kern seiner 'Conceptual Structure Hypothesis' (op.cit.: 17) anschließen: "There is a single level of mental representation, conceptual structure, at which linguistic, sensory, and motor information are compatible."

Wir hoffen, daß mit dem vorgestellten Ansatz den von HÖRMANN (1976, 1983) formulierten Anforderungen an eine psychologische Semantik nachgekommen werden kann. Auch für ihn stellt sich das Referenzproblem als zentrale Schwierigkeit dar. Er zeigt, durch welchen Fehler es entstand: Dem sprachlichen Zeichen wurde der "Charakter einer Substanz, eines Dings zugesprochen" HÖRMANN (1976: 16). Er stellt fest:

> "Die alte Auffassung, Bedeutung sei die referentielle Beziehung eines (Wort-)Zeichens zu dem ihm 'zugehörenden' Gegenstand, zieht sich unausgesprochen sowohl durch alle Diskussionen über das Lexikon als auch die psychologischen Überlegungen über Encodieren und Decodieren." (op. cit.: 246).

Den Ausweg aus der Referenzproblematik sehen wir mit HÖRMANN darin, daß man von der Vorstellung der Funktion der Sprache als Abbildung wegkommt und sie vesteht als Hilfe bei der "verhaltensmäßigen und kognitiven Bewältigung der Welt" (op.cit.: 504). Wir können davon ausgehen, daß sie "mit den Tätigkeiten, in die sie verwoben ist, ein Ganzes" bildet (op. cit.: 501).

Wir haben uns hier mit der Ebene der Begriffe oder Konzepte und ihrer Bedeutung beschäftigt. Es kann aber gezeigt werden, daß dieses Vorgehen auch zu einer neuen Interpretation anderer sprachlicher Einheiten führt, wodurch auch das syntaktische System neu zu interpretieren ist. Dies wird an anderem Ort auszuführen sein.

Literatur

ARMSTRONG, S.L./GLEITMAN, L./GLEITMAN, H. (1983): What Some Concepts Might Not Be. Cognition 13, 263-308.

GIBSON, J.J. (1966/1973): Die Sinne und der Prozeß der Wahrnehmung. Bern.

GIBSON, J.J. (1979/1982): Wahrnehmung und Umwelt. München.

GÜNTHER, H. (1985): Was the Alphabet Discovered or Invented? On the Alleged Common Processes in Speech and Writing. Erscheint in: AUGST, G. (1986): New Trends in Orthography and Graphematics. Berlin.

HOLZKAMP, K. (1973): Sinnliche Erkenntnis. Historischer Ursprung und gesellschaftliche Funktion der Wahrnehmung. Frankfurt/M.

HOLZKAMP, K. (1983): Grundlegung der Psychologie. Frankfurt/M.

HÖRMANN, H. (1976): Meinen und Verstehen. Grundzüge einer psychologischen Semantik. Frankfurt/M.

HÖRMANN, H. (1983): Was tun die Wörter miteinander im Satz? Oder Wieviele sind einige, mehrere und ein paar? Göttingen.

JACKENDOFF, R. (1983): Semantics und Cognition. Cambridge/M.

KOHLER; I. (1966): Die Zusammenarbeit der Sinne und das allgemeine Adaptionsproblem. In: METZGER, W. (Hrsg): Handbuch der Psychologie 1, 1. Halbband, 616-655. Göttingen.

LENNEBERG, E. (1967/1972): Biologische Grundlagen der Sprache. Frankfurt/M.

LEONTJEW, A.N. (1959/1973): Probleme der Entwicklung des Psychischen. Frankfurt/M.

LEONTJEW, A.N. (1975/1979): Tätigkeit - Bewußtsein - Persönlichkeit. Berlin/DDR.

LEONTJEW, A.N. (1982): Psychologie des Abbilds. In: Forum Kritische Psychologie 9. Argument-Sonderband AS 72, 5-19. Berlin.

MARR, D. (1982): Vision. San Francisco.

MESSING, J. (1981): Die Funktionen der Sprache. Köln. (Auch als Forschungsbericht des Instituts für Phonetik und Sprachliche Kommunikation der Universität München, Bd. 15, 1982.)

MESSING, J. (1985): Ein funktionales Apriori der Sprache und der Begriff der Sinnkonstanz. In: Forschungsberichte des Instituts für Phonetik und Sprachliche Kommunikation der Universität München, Bd. 21, 131-140, 1985).

TILLMANN, H.G./GÜNTHER, H. (1986): Zum Zusammenhang von natur- und geisteswissenschaftlicher Sprachforschung - Phonetik und Phonologie. Erscheint in: Zeitschrift für Sprachwissenschaft.

WITTGENSTEIN, L. (1945/1977): Philosophische Untersuchungen. Frankfurt/M.

WYGOTSKY, L. (1934/1971): Denken und Sprechen. Stuttgart.

KONSTANZE DAMES

EINFLUSS DER SYNTAX AUF DIE ZEITSTRUKTUR DER NACHSPRECHLEISTUNGEN SPRACHENTWICKLUNGSGESTÖRTER UND SPRACHUNAUFFÄLLIGER KINDER *)

Bei 10 sprachentwicklungsgestörten und 10 sprachunauffälligen Kindern im Alter von 7.11 bis 10.11 Jahren wurde der Einfluß der Syntax auf die Zeitstruktur ihrer Äußerungen untersucht. Die Kinder sprachen sechs Modellsätze gleicher Silbenzahl aber unterschiedlich schwieriger syntaktischer Strukturen mehrmals nach. Die beiden Strukturen unterschieden sich im zweiten Satzteil, der entweder aus einer Präpositionalphrase oder einer Nominalphrase bestand. Untersuchungsparameter waren Dauer mal zeitliche Variabilität der Gesamtäußerungen sowie der ersten und zweiten Äußerungsteile. Die Gruppe der SEG zeigte eine mit wenigen Ausnahmen erhöhte zeitliche Variabilität der Wiederholungen, größere Dauer trat jedoch nur im zweiten Äußerungsteil systematisch auf. Bei beiden Gruppen war die Dauer bei Sätzen mit Präpositionalphrase erhöht, die zeitliche Variabilität dagegen erwies sich als unabhängig von den Satztypen.

The effect of syntax on the temporal organization of speech was investigated in 10 children with language disorders and 10 normal children aged 7 years 11 month to 10 years 11 months. The children were asked to repeat six model sentences several times. All sentences had the same number of syllables, but there were two levels of syntactic difficulty in the second part of each sentence which contained either a prepositional or a noun phrase. The parameter evaluated was length in time of repetition and variability in duration of the total sentences and of the two parts separately. The language-disordered children showed more variability as a group than the normal speakers on both whole and parts of sentences, but duration was longer in the second part of the sentences only. Both groups took longer for the sentences with prepositional phrases than for those with noun phrases, but variability was independent of the sentence types.

---

*) Die Untersuchung wurde am MPI für Psychiatrie, München, (Direktor: Prof. Dr. D. Ploog) gefördert. Ich danke insbesondere Frau Dr. H. Amorosa für die großzügig gewährte Unterstützung.

1. THEORETISCHER TEIL

1.1 Einleitung

Die vorliegende Untersuchung wurde angeregt durch klinische Beobachtungen und Untersuchungen in der Kinderabteilung des Max-Planck-Institutes für Psychiatrie in München, die wiederholt auf die Auffälligkeiten sprachentwicklungsgestörter Kinder in der zeitlichen Strukturierung gesprochener Sprache aufmerksam machten (AMOROSA 1983).

Auch andere klinische Beobachtungen zum Syndrom der Sprachentwicklungsstörung verweisen häufig auf den Eindruck gestörter Zeitstruktur - bedingt durch allgemeine Verlangsamung sowie verstärkte Fehler- und Pausenbildung - in den sprechsprachlichen Äußerungen dieser Kinder (GRAICHEN 1973, BECKER/SOVÁK 1979).

Experimentelle Analysen zu diesem Thema waren bisher selten. Die wenigen Untersuchungen in diesem Bereich beschäftigten sich vornehmlich mit der Zeitanalyse von Mikrosegmenten, um Hinweise auf mögliche phonologische Defizite zu erhalten (CATTS/JENSEN 1983, SMIT/BERNTHAL 1983).

Erste Ergebnisse aus Untersuchungen zeitlicher Makrostrukturen deuten jedoch darauf hin, daß die Störungen im Zeitbereich nicht auf die Phonemebene beschränkt sind (v. BENDA 1984).

Die Abhängigkeit der genannten Auffälligkeiten von den jeweiligen syntaktischen Formen wird durch folgende Beobachtungen wahrscheinlich:

- Beim freien Sprechen äußert sich die mangelhafte Kompetenz im Umgang mit syntaktischen Formen einerseits durch Einschränkungen der Vielfalt verwendeter Konstruktionen. Andererseits weisen die verwendeten Formen neben grammatischen Fehlern besonders häufig

- Auslassungen, Mehrfachansätze und Pausen auf (MENYUK 1978, HAYNES/HOOD 1978).
- Auch beim Nachsprechen zeigt sich der ausgeprägte Zusammenhang zwischen der Komplexität der Struktur und Fehlern sowie Verzögerungsphänomenen (SCHMAUCH et.al. 1978, GÜNTHER 1981b).

Als eine kritische Größe wurde in diesem Zusammenhang (freies Sprechen und Nachsprechen) die Verwendung von Sätzen mit und ohne Präposition nachgewiesen (GÜNTHER 1981b).

Die dargestellten Beobachtungen führten zur Formulierung folgender allgemeiner Fragestellungen:

- Weisen sprachentwicklungsgestörte Kinder Abweichungen in der zeitlichen Makrostruktur sprechsprachlicher Leistungen auf?
- Ist das Ausmaß der Abweichungen syntaxabhängig und somit über normale Veränderungen in Abhängigkeit von der syntaktischen Form hinaus auffällig?

Die genauere Begründung der Fragestellungen erfolgt in Kapitel 1. In Abschnitt 1.2 werden Beschreibungen des Syndroms "Sprachentwicklungsstörung" und syndromtypische klinische sowie experimentelle Hinweise auf Störungen der Zeitstruktur dargestellt. In Abschnitt 1.3 werden Arbeiten zum Einfluß unterschiedlicher Syntaxformen auf das Sprechproduktionsverhalten vorgestellt. In Abschnitt 1.4 werden die daraus abgeleiteten experimentellen Hypothesen dargelegt.

1.2 Zusammenhang zwischen Sprachentwicklungsstörung und Zeitstruktur sprechsprachlicher Äußerungen

1.2.1 Zur Problematik des Begriffes "Sprachentwicklungsstörung"

Die Schwierigkeiten einer genaueren Definition des Begriffes "Sprachentwicklungsstörung" spiegeln sich sowohl in der Vielzahl der Termini für gleiche oder sehr ähnliche Störungsbilder als auch in der Verwendung des gleichen Terminus für sehr heterogene Störungsbilder.

Zu den im deutschen Sprachraum häufig benutzten Bezeichnungen gehören Sprachentwicklungsbehinderung oder Sprachentwicklungsstörung (SCHOLZ 1974), Dysphasie (GRIMM/KALTENBACHER 1981), Alalie (BECKER/SOVÁK 1979), Agrammatismus (KEGEL 1981; GÜNTHER 1981a,b) bzw. Dysgrammatismus (DANNENBAUER 1983) und Teilleistungsstörung oder -schwäche (GRAICHEN 1973). Im angloamerikanischen Sprachraum werden unter anderem die Bezeichnungen developmental aphasia, developmental dysphasia (MENYUK 1978), (developmental) language disabilities (CRYSTAL et al. 1976), developmental language disorders (LEE 1974) developmental language impairment (WOLFUS et al. 1980) sowie learning disability (MCCROSKEY 1984) verwendet.

Diese Vielfalt unterschiedlicher Bezeichnungen ist auf eine Reihe von Ursachen zurückzuführen:

Es befassen sich unterschiedliche wissenschaftliche Disziplinen mit der Erforschung von Störungen in der sprechsprachlichen Entwicklung des Kindes. Die daraus resultierenden unterschiedlichen theoretischen Ansätze - hierbei handelt es sich um medizinische, linguistische, psychologische oder psycholinguistische Modelle - führen zu unterschiedlichen Symptomgewichtungen bzw. Beschreibungen des

Syndroms und verhindern so die Erstellung einheitlicher Klassifikationskriterien.

Die Einstufung in Untergruppen erfolgt z.B. aufgrund neurologischer Auffälligkeiten (Sprachentwicklungsbehinderung versus Sprachentwicklungsverzögerung: LINCK/HABERKAMP 1976) oder aufgrund des primär gestörten Funktionsbereiches (z.B. expressive versus rezeptiv-expressive Störungen: WOLFUS et al. 1980).

Auch besteht keine Einigkeit darüber, ob zumindest in manchen Fällen eine isolierte Störung der Sprachentwicklung anzunehmen ist oder ob generell auch andere Funktionsbereiche betroffen sind, die das Störungsbild mehr oder weniger stark bestimmen (CRYSTAL et al. 1976).

Zu den am häufigsten genannten Funktionsstörungen,die eine auffällige Sprachentwicklung begleiten,gehören Störungen der Gedächtnisfunktion, wie z.B. der sequentiellen Kurzzeitspeicherung, der auditiven Wahrnehmung, der grob- und feinmotorischen und der rhythmischen Fähigkeiten. Ungeklärt ist die Bedeutung der allgemeinen kognitiven Entwicklung für die Entwicklung auffälliger sprechsprachlicher Verhaltensweisen (STARK et al. 1967, ARNOLD 1970, TALLAL et al. 1976, MENYUK 1978, CROMER 1978 und 1981, TALLAL 1980, MCCROSKEY 1984).

Innerhalb der Sprachentwicklungsstörung selbst wird zwischen strukturellen, insbesondere syntaktisch-morphologisch-phonologischen Störungen und grundsätzlich komplexeren, auch die Semantik oder die Wortfindung betreffenden Störungen unterschieden (BECKER/SOVÁK 1979, MENYUK 1978, GRIMM/KALTENBACHER 1981, KEGEL 1981). Auch die Einschätzung,ob es sich bei Sprachentwicklungsstörungen lediglich um eine Verzögerung des normalen Spracherwerbs handelt oder um qualitative Unterschiede in der Sprachaneignung, ist umstritten (MENYUK 1978, GRIMM/KALTENBACHER 1981). Von besonderer Bedeutung für die Diagnostik und Klassifikation ist hier die Berücksichtigung des Lebensalters, der bisherigen sprachlichen Entwicklung sowie der bereits eingeleiteten therapeutischen Maßnahmen.

Als Ursache werden wiederum u.a. die bereits angesprochenen begleitenden Funktionsstörungen, aber auch Erbfaktoren, hirnorganische Schädigungen sowie soziale Deprivation angenommen. (ARNOLD 1970, BECKER/SOVÁK 1979, WENDLER/SEIDNER 1977, BIESALSKI/FRANK 1982). Die Problematik der Bestimmung der Ursachen besteht insbesondere darin, daß einerseits mehrere Ursachen ein bestimmtes Störungsbild bedingen können, und daß andererseits verschiedene Störungsbilder von der gleichen Ursache hervorgerufen werden können. Die Bestimmung einer eindeutigen Wechselwirkung zwischen Ursache und Störung nach den gängigen Untersuchungsmethoden ist daher problematisch.

Neben den vermuteten Ursachen sind auch die Symptome vielfältig. So werden sowohl Kinder mit reinen Artikulationsstörungen als auch Kinder mit unterschiedlichen Ausprägungen verzögerter oder abweichender Grammatikentwicklung unter dieser Bezeichnung zusammengefaßt. Als weitere Kriterien der Zuordnung gelten z.B. geringer Wortschatz, Wortfindungsstörungen sowie Störungen der Lautdiskrimination. Zusammenfassend läßt sich sagen, daß unter dem Begriff Sprachentwicklungsstörung ein komplexes Syndrom unterschiedlicher Ursache, Form und Ausprägung zu verstehen ist. Die unterschiedlichen Klassifikationskriterien, die durch unterschiedliche disziplinäre Ansätze, den Mangel an Verlaufsstudien sowie durch Mängel der Untersuchungsmethoden bedingt sind, lassen für Untersuchungen auf der Basis dieser Kriterien grundsätzlich inhomogene Gruppenzusammensetzungen erwarten.

1.2.2 Klinische und experimentelle Hinweise auf Veränderungen der Zeitstruktur bei sprachentwicklungsgestörten Kindern

Klinische Hinweise

In klinischen Beschreibungen des Syndroms der Sprachentwicklungsstörung finden sich häufig nur sehr allgemeine Hinweise für Auffälligkeiten in der Zeitstruktur der gesprochenen Sprache. So wird von "motorischer Labilität" und "motorischer Ungeschicklichkeit", von "motorischem Infantilismus" und genereller "psychomotorischer Unreife" gesprochen (BECKER/SOVÁK 1979, ARNOLD 1970).

Genauere Hinweise finden sich dagegen unter der Bezeichnung "Poltern". Dabei kann Poltern als Syndrom durchaus als Synonym für gestörte Sprachentwicklung stehen (BECKER/SOVÁK 1979, ARNOLD 1970 bezeichnet es z.B. als "dysphasieähnliches Syndrom"). Beschreibungen der Symptomatik des Polterns als sprechsprachliches Verhalten betonen die holprige, stolpernde Redeweise, die sich durch Repetitionen, Dehnungen und Interjektionen sowie durch fehlerhaften Rhythmus ausdrückt. (ARNOLD 1970, WENDLER/SEIDNER 1977, BIESALSKI/FRANK 1982).

Weitere Hinweise auf strukturelle Störungen im Zeitbereich gesprochener Sprache finden sich unter den Stichwörtern "motorische Dyslalie" (BIESALSKI/FRANK 1982), "kongenitale Dyspraxie" (ARNOLD 1970) oder "motorisch bedingtes Stammeln - Dysarthrie" (BECKER/SOVÁK 1979).

Ausführlicher geht GRAICHEN (1973) innerhalb seines Konzeptes der Teilleistungsschwächen auf die Bedeutung der Motorik für die Sprache und das Sprechen ein. Er betont die hochstrukturierte feinmotorische Koordination, die für die Bewegungsmuster artikulatorischer Leistungen erforderlich ist. Störungen in den motorischen und sensorischen Funktionszentren führen daher häufig zu Koordinationsstörungen und zu "Veränderungen der dem Sprechakt zugrundeliegenden Grundrhythmik" (GRAICHEN 1973).

Im Zusammenhang mit der sprechsprachlichen Entwicklung des Kindes geht GRAICHEN auf die Funktionsstörungen ein, die den Ablauf des Sprechaktes beeinflussen können (GRAICHEN 1973; s. hierzu auch DALTON/HARDCASTLE 1977):

- Bei mangelhafter kinästhetischer Rückmeldung (gestörter "feedback loop") erfolgt die Einstellung der Artikulationsorgane weder sicher genug noch in der erforderlichen Geschwindigkeit.
- Die herabgesetzte "Fähigkeit zur Koordination verschiedener oraler Bewegungssysteme" (Zunge, Lippen, Kiefer) führt ebenfalls zu Verzerrungen der Zeitstruktur der gesprochenen Sprache oder zu Fehlleistungen, die die Verständlichkeit des Gesagten erschweren.
- Ist der Abruf artikulatorischer Abläufe gestört, können "die einzelnen Elemente nicht in einer zeitlichen Reihenfolge abgerufen und sogleich wieder gelöscht werden, sondern drängen gleichzeitig in die Verarbeitung oder werden nach einmaliger Verarbeitung mehrfach wieder aktiviert". Es kommt zu Wiederholungen einzelner Elemente, zu Unterbrechungen im Sprechfluß (Pausen) oder aber zu gehäuften Embolophrasien, die diese Pausen überbrücken helfen. "Dabei kann sowohl die zeitliche Abfolge einzelner Artikuleme gestört sein als auch die ganzer Morpheme oder sogar von Teilphrasen eines Satzes".

Experimentelle Hinweise

Obwohl alle klinischen Beschreibungen von Störungen des Spracherwerbs Hinweise auf Störungen der Zeitstruktur in der gesprochenen Sprache enthalten, finden sich nur wenige Arbeiten, die die sprechsprachlichen Leistungen mit Hilfe von apparativ-gestützten Analysen überprüfen.

Wie zahlreiche vergleichende Untersuchungen zur Zeitstruktur der Äußerungen sprachunauffälliger Kinder und Erwachsener belegen, unterliegt die Kontrolle der Dauer einzelner Segmente und Transitionen sowie deren Variabilität einer stetigen Entwicklung. Die bei Erwachsenen festgestellte Präzision artikulatorischer Bewegungen wird erst im Alter von etwa 10 Jahren erreicht (HAWKINS 1973, TINGLEY/ALLEN 1975, SMITH 1978, KENT/FORNER 1980, KENT 1983). Diese Entwicklung wird sowohl auf Veränderungen der Anatomie als auch auf die Zunahme motorischer und linguistischer Fähigkeiten zurückgeführt.

Für vergleichende Messungen zwischen sprachentwicklungsgestörten und sprachunauffälligen Kindern gibt es nur einen Parameter im Bereich der zeitlichen Feinstrukturierung sprechsprachlicher Äußerungen, der relativ häufig untersucht worden ist: die sogenannte VOT (Voice Onset Time) von Verschlußlauten, d.h. das zeitliche Intervall zwischen dem Zeitpunkt der Verschlußlösung und dem Einsetzen des Stimmtones (vgl. z.B. STARK/TALLAL 1979; BOND/WILSON 1980).

Andere Untersuchungen befassen sich allenfalls zusätzlich mit der Realisation von Vokal- und Verschlußdauer bestimmter Wörter im Kontext nachgesprochener Sätze (SMIT/BERNTHAL 1983; CATTS/JENSEN 1983). Untersuchungen zur zeitlichen Makrostruktur ganzer Äußerungen sind dagegen bisher relativ selten (AMOROSA 1982; v.BENDA 1984). Alle Untersuchungen, ob sie nun die kontextabhängige VOT, Verschluß- und Vokaldauer, die Dauer ganzer Äußerungen oder ihre Grobstruktur betreffen, deuten daraufhin, daß Kinder, deren Sprachentwicklung auffällig bzw. gestört verläuft, im Gegensatz zu gleichaltrigen sprachunauffälligen Kindern dazu tendieren, daß

- insbesondere die Dauer von Silben und ganzen Äußerungen erhöht ist.
- die Zeitstruktur wiederholter Äußerungen variabler ist und

- das Sprechtempo - in Silben/Sek. gerechnet - stärker von den artikulomotorischen und syntaktischen Anforderungen abhängt.

1.3 Einfluß der Syntax auf Fehlerproduktion und Zeitstruktur sprechsprachlicher Äußerungen

Die Bedeutung syntaktischer Formen für die Strukturierung sprechsprachlicher Äußerungen wird zumindest durch drei Forschungsbereiche gekennzeichnet, die sich durch die untersuchten Personengruppen unterscheiden. Hierbei werden vor allem die Fehlerproduktion, aber auch Veränderungen in der Zeitstruktur abhängig von der syntaktischen Form bei Erwachsenen, sprachunauffälligen Kindern und sprachentwicklungsgestörten Kindern untersucht, um diese Größen in der normalen und gestörten Sprachentwicklung und nach deren Abschluß erfassen zu können. Da sich die Arbeiten, die im weiteren besprochen werden sollen, in die thematische Gliederung der vorliegenden Arbeit zum Teil nicht einpassen lassen, kann es bei der Darstellung zu Überschneidungen und Wiederholungen kommen.

Syntax und Fehlerproduktion

BAIRD (1973) untersuchte den Einfluß unterschiedlicher syntaktischer Formen auf die Nachsprechleistungen von sprachunauffälligen Kindern verschiedener Altersstufen (4; 6; 8 Jahre) sowie von Studenten. Dabei stellte sich eine altersabhängige Verbesserung in der Korrektheit der nachgesprochenen Strukturen heraus.

Die Ursache für diese Verbesserung mit zunehmendem Alter könnte darin liegen, daß die notwendigen kognitiven und linguistischen Fähigkeiten erst entwickelt werden müssen, die der stärkeren Beanspruchung des sprachlichen Encodierprozesses bei komplexen syntaktischen Strukturen gerecht werden. Die Beanspruchung des sprachlichen Encodierprozesses durch komplexe syntaktische Formen ist jedoch abhängig von der Häufigkeit, mit der diese Formen gebraucht werden. Aufgrund der Entwicklung linguistischer Kompetenzen und der vermehrten Übung in der Encodierung komplexer syntaktischer Formen kann daher bei zunehmendem Alter mit der Abnahme fehlerhafter Äußerungen gerechnet werden.

Insbesondere die Vertrautheit im Umgang mit komplexeren Strukturen, die auf Übung basiert, kann bei sprachentwicklungsgestörten Kindern nicht vorausgesetzt werden. Nach MENYUK (1978) weisen sprachentwicklungsgestörte Kinder in der Spontansprache generell eine Verzögerung in der Verwendung zunehmend komplexerer syntaktischer Konstruktionen auf. Sie haben besondere Schwierigkeiten in der Aneignung und Verwendung von Strukturen, die Umstellungen der Hauptkategorien innerhalb eines Satzes oder aber Erweiterungen sowohl der Grundrelationen als auch des Satzes erfordern. Hierbei stehen die eingeschränkten linguistischen Fähigkeiten in Wechselwirkung mit der Häufigkeit des Gebrauchs komplexerer Strukturen. Die seltenere Verwendung verhindert die gezielte Einübung, die die Voraussetzung für fehlerfreie Sprachproduktionen darstellt.

Die Konsequenzen dieser eingeschränkten Fertigkeiten im Gebrauch syntaktischer Formen konnte in mehreren Untersuchungen demonstriert werden. In Nachsprechaufgaben erwiesen sich neben grammatischen Fehlern vor allem Auslassungen und Mehrfachansätze als charakteristische Fehlleistungen sprachentwicklungsgestörter Kinder (MENYUK 1978, GÜNTHER 1981b). Diese Fehler, die im weiteren Sinne auch Veränderungen der Zeitstruktur einer Äußerung darstellen, stehen wiederum in enger Verbindung mit der syn-

taktischen Form des zu (re-)produzierenden Satzes. So konnte insbesondere der Einfluß von Syntaxformen, die Abweichungen vom Satzmuster "Subjekt - Verb - Objekt" mit der Bedeutungsstruktur "Agens - Handlung - Ziel" aufweisen, sowie Hilfsverbkonstruktionen, Hypotaxen, Präpositionalphrasen und Pronomen auf das Ausmaß der Fehlerproduktion nachgewiesen werden, das wiederum vom Ausprägungsgrad der agrammatischen Störung abhängig war (GÜNTHER 1981b). Die Ergebnisse der Fehleranalyse in den Präpositionalphrasen lassen darauf schließen, daß selbst einfache Konstruktionen dieses Typs von mittleren bis schweren Agrammatikern noch nicht völlig beherrscht werden. In einer weiter differenzierenden Arbeit zum Einfluß unterschiedlicher Kategorien von Präpositionen auf die Korrektheit von Nachsprechleistungen bei agrammatischen Kindern konnte HAY (1983) deutliche Unterschiede in den vier untersuchten Kategorien (lokal, temporal, modal, kausal) feststellen. Hier erwies sich, wie auch in der normalen Sprachentwicklung, die Kategorie "lokal" als einfachste, die Kategorie "kausal" als schwierigste.
Daß die syntaktische Form einer Äußerung auch die Korrektheit der Phonemproduktion beeinflußt, konnten SCHMAUCH et al. (1978) feststellen. Hier zeigten 6jährige Kinder häufiger Fehlartikulationen der Zielkonsonanten in einem komplexen Satz als in einem isolierten Nominalphrasenkontext.

Syntax und Zeitstruktur

Inwieweit die syntaktische Form einer Äußerung deren Zeitstruktur in der Spontansprache beeinflußt, ist umstritten. Nach einigen Autoren (GOLDMAN-EISLER 1961, 1967; BOOMER 1965, LEVIN et al. 1967, ROCHESTER 1973, MCCROSKEY 1984) wird die Zeitstruktur von Äußerungen hauptsächlich durch die Inhalte der Aussagen und durch die Planung für die sprechsprachliche Reaslisierung bestimmt. Auf diese Faktoren wirken wiederum emotionale Zustandsgrößen, kognitive Variablen und die Sprechsituation.

Andere Untersuchungen zur Position und Dauer von Pausen in sprechsprachlichen Äußerungen von Erwachsenen zeigen jedoch, daß insbesondere die Dauer von Pausen an größeren syntaktischen Grenzen (wie z.B. zwischen Subjekt und Prädikat vor Relaitvsätzen, etc.) im Vergleich zu deren Dauer innerhalb von Konstituenten häufig deutlich erhöht ist. Daher wird angenommen, daß die syntaktische Struktur eines Satzes durch die Verteilung und vor allem die Dauer von Pausen in den Äußerungen reflektiert wird (RUDER/JENSEN 1972).

Bei sprachunauffälligen Kindern konnten HAYNES/HOOD (1978) den Zusammenhang zwischen der syntaktischen Komplexität, die durch die Anzahl und Schwierigkeit notwendiger Transformation bestimmt wurde, und der Flüssigkeit des Sprechens nachweisen. In einer strukturierten, freien Sprechaufgabe sollten Kinder im Alter von 5 Jahren Sätze formulieren, die die gleiche Struktur hatten wie die Beispielsätze des Untersuchers. Die Analyse der Verzögerungen, die in den Äußerungen der Kinder auftraten, ergab sowohl für die Anzahl als auch für die Verteilung signifikante Unterschiede zwischen einfachen und schwierigen Strukturen. Bei den komplexeren Strukturen traten häufiger Interjektionen, Mehrfachansätze und Dehnungspausen auf als bei den einfachen Strukturen. Dieses Ergebnis wurde dahingehend interpretiert, daß mit steigender syntaktischer Komplexität, d.h. mit steigender Anzahl und Schwierigkeit von Transformationsregeln, der Prozeß der Sprachencodierung häufiger unterbrochen wird.

Da die Komplexität syntaktischer Strukturen, insbesondere bei sprachentwicklungsgestörten Kindern, auch die Häufigkeit ihres Gebrauchs bestimmt, kann angenommen werden, daß Veränderungen der Zeitstruktur nicht nur durch die direkte stärkere Beanspruchung beim sprachlichen Encodieren, sondern auch bedingt durch die geringere Vertrautheit der sprachlichen Konstruktionen bei komplexeren syntaktischen Strukturen verstärkt auftreten. Eine ähnliche Schlußfolgerung zogen auch HAYNES/HOOD.

In diesem Zusammenhang weist HALL (1977) darauf hin, daß in den Äußerungen von sprachentwicklungsgestörten Kindern häufig erhebliche Verzögerungen und insbesondere Wiederholungen von Phonemen und Wörtern auftraten, nachdem sie an einem intensiven Therapieprogramm teilgenommen hatten, das vor allem den Neuerwerb von syntaktischen Strukturen förderte. Auch dies deutet auf die Bedeutung der Vertrautheit im Umgang mit syntaktischen Formen für die zeitliche Strukturierung von Äußerungen hin. Diese Einschätzung wird weiter unterstützt durch die Tatsache, daß die Verzögerungen wieder abnahmen oder verschwanden, sobald die Kinder - insbesondere im expressiven Gebrauch der Syntax - geübter waren.

Auch aus Arbeiten zur Nachsprechleistung von sprachunauffälligen Kindern und Erwachsenen geht die enge Verbindung zwischen der Vertrautheit der sprachlichen Formen und dem Auftreten von Veränderungen - insbesondere Verzögerungen - der Zeitstruktur hervor. So konnten SLOBIN/WELSH (1973) zeigen, daß bei einem Kind, das einzelne Komponenten einer Struktur noch nicht ausreichend beherrschte, Schwierigkeiten bei der Wiederholung dieser Struktur auftraten. Diese Schwierigkeiten zeigten sich einerseits in grammatischen Veränderungen, andererseits in Auslassungen, Mehrfachansätzen, Häsitationen oder Pausen. Dabei werden insbesondere Pausen als wichtiger Hinweis auf die Satzverarbeitung betrachtet.

GÜNTHER (1981a) berichtet von einem Versuch, in dem unterschiedliche Infinitivkonstruktionen nachgesprochen werden sollten. Während die Vpn bei grammatisch klaren Konstruktionen keine Probleme hatten, brauchten einige bei unklaren Konstruktionen deutlich mehr Zeit oder produzierten mehr Fehlansätze; andere Vpn strukturierten den Satz grammatisch um.

1.4 Folgerungen und Hypothesen

Wie unter 1.2.1 beschrieben, sind die Kriterien für die Diagnose "Sprachentwicklungsstörung" uneinheitlich. Unter diesem diagnostischen Etikett wird eine Fülle von Teilleistungsstörungen zusammengefaßt, die von artikulatorischen Schwächen bis zu kognitiven Defiziten reichen. Im Rahmen dieser Arbeit sind klinische und experimentelle Befunde von besonderem Interesse, die auf Veränderungen der Zeitstruktur sprechsprachlicher Äußerungen infolge erhöhter Fehler- (Mehrfachansätze, Interjektionen, etc.) und Pausenproduktion hinweisen (vgl. 1.2.2 und 1.3). Bei sprachentwicklungsgestörten Kindern sind diese Veränderungen - ebenso wie bei Erwachsenen und sprachunauffälligen Kindern - abhängig von der verwendeten syntaktischen Form; dies gilt sowohl für die Spontansprache wie auch für das Nachsprechen (vgl. 1.3). Syntaxbedingte Störungen der Zeitstruktur sind vor allem von der Komplexität und von der Vertrautheit der benutzten Syntaxformen abhängig (vgl. 1.3). Aus diesen empirischen Befunden und Überlegungen lassen sich folgende experimentelle Hypothesen ableiten:

<u>I Gruppenspezifische Hypothesen</u>

Ia Die Dauer von sprechsprachlichen Äußerungen sprachentwicklungsgestörter Kinder gegenüber der Äußerungsdauer sprachunauffälliger Kinder ist erhöht.

Ib Bei Wiederholungen der gleichen Äußerung ist die Variabilität der Dauer bei sprachentwicklungsgestörten Kindern größer.

Ic Die Größe dieser Gruppenunterschiede ist von der syntaktischen Form abhängig. Schwierige Syntaxformen führen zu größeren Gruppenunterschieden.

<u>II Syntaxspezifische Hypothesen</u>

IIa Schwierigere Syntaxformen führen zu größerer Dauer

sprechsprachlicher Äußerungen. Dieser Unterschied zwischen den Syntaxformen ist bei sprachentwicklungsgestörten Kindern deutlicher ausgeprägt.

IIb Schwierigere Syntaxformen führen zu größerer zeitlicher Variabilität bei Wiederholungen der gleichen Äußerung. Dieser Unterschied ist ebenfalls bei sprachentwicklungsgestörten Kindern deutlicher ausgeprägt.

2. EXPERIMENTELLER TEIL

2.1 Versuchsplan

Die Untersuchung hat ein zweifaktorielles Design mit wiederholten Messungen und jeweils zwei Ausprägungen pro Faktor (2 x 2):

Faktor I: Gruppe - mit den Ausprägungen
sprachentwicklungsgestört (G),
sprachunauffällig (NG)

Faktor II: Syntax - mit den Ausprägungen
mit Präposition (+P),
ohne Präposition (-P)

Faktor I (Gruppe) ist ein Korrelationsfaktor, dessen Ausprägungen die Zuteilung der Vpn zu den beiden Gruppen bestimmen. Die Ausprägungen von Faktor II (Syntax) sind experimentell manipulierbar und bilden die Untersuchungsbedingungen für jede Vp der beiden Gruppen.

Zur Kontrolle des Einflusses nicht-syntaktischer Faktoren (z.B. Wortvertrautheit, artikulatorische Schwierigkeit etc.) auf die Zeitstruktur der Nachsprechleistungen wurden für beide Syntaxformen je drei Modellsätze erstellt (im weiteren als Varianten bezeichnet).

Zur Bestimmung der Variabilität der Nachsprechleistungen wurden die sechs verschiedenen Modellsätze jeweils 10 x wiederholt. Daraus resultiert das folgende experimentelle Design (Tab.1):

Faktor I	Faktor II					
	+P			-P		
	V1	V2	V3	V1	V2	V3
G	W	W	W	W	W	W
NG	W	W	W	W	W	W

Tab. 1: Schema des Versuchsplans
Faktor I: Gruppe - mit den Ausprägungen sprachentwicklungsgestört (G), sprachunauffällig (NG)
Faktor II: Syntax - mit den Ausprägungen mit Präposition (+P) ohne Präposition (-P)
V = Varianten jeder Struktur (1-3)
W = 10 Wiederholungen

Die Darbietung der Modellsätze (Varianten) erfolgte in 10 Durchgängen â 6 Sätzen, in denen jeder Modellsatz einmal vorkam. In jedem Durchgang war die Abfolge der Modellsätze randomisiert. Die Nachbarschaft zweier identischer Modellsätze wurde vermieden. Diese Abfolge galt für alle Versuchspersonen. Hierdurch sollten Zeit- und Reihenfolgeeffekte kontrolliert werden.

2.2 Versuchspersonen

In die Untersuchung gingen zunächst 12 Kinder mit Sprachentwicklungsstörung sowie 16 sprachunauffällige Kinder ein. Allgemeine Voraussetzung für die Aufnahme in die Untersuchung war "Deutsch" als Muttersprache.

Gruppe G

Die Kinder mit Sprachentwicklungsstörung (Gruppe G) entstammen zweier Rekrutierungsquellen:

- 8 Kinder besuchten die Klassen 1 bis 4 einer Schule für Sprachbehinderte (Quelle 1).
- 4 Kinder wurden auf der Kinderstation des MPI für Psychiatrie (München) unterrichtet und therapiert (Quelle 2).

Kriterien für die Aufnahme in die Untersuchung waren Dysgrammatismus und eingeschränkter Wortschatz. Ausschlußkriterien waren Zerebralparese, Stottern sowie Minderbegabung. Die Beurteilung der Kriterienerfüllung stützte sich auf die Angaben der Therapeuten/Therapeutinnen. Zwei Kinder erfüllten die Auswertungsbedingungen (vgl. 2.5) nicht und mußten daher von der weiteren Untersuchung ausgeschlossen werden.

Da die Möglichkeiten zur Rekrutierung der klinischen Stichprobe begrenzt waren, wurde eine Gleichverteilung des Merkmals "Geschlecht" nicht angestrebt. Es ergab sich ein Verhältnis männlicher zu weiblicher Vpn von 4:1, was in etwa dem Verhältnis in der Population sprachentwicklungsgestörter Kinder entspricht. Alter und Geschlecht können der Tabelle 2 entnommen werden.

Gruppe NG

Die sprachunauffälligen Kinder (Gruppe NG) entstammen ebenfalls zweier Rekrutierungsquellen:

- 14 Kinder waren Schüler der 2. bzw. 4. Klasse einer öffentlichen Grundschule in München (Quelle 1).
- 2 Kinder konnten über private Rekrutierungsbemühungen für die Untersuchung gewonnen werden (Quelle 2).

Ausschlaggebend für die Wahl der Schule war ihre Lage in einem Wohnviertel, das keine allzugroßen Verzerrungen durch mögliche schichtspezifische Einflüsse auf die sprechsprachlichen Äußerungen der Kinder erwarten ließ (GROHNFELDT 1982). Diese Maßnahme sollte zusätzlichen, nicht durch die Sprachentwicklungsstörung bedingten Unterschiede in der Zeitstruktur der (Nach-) Sprechleistungen zwischen den beiden Gruppen vorbeugen (z.B. allgemeine Sprach-/Sprechfertigkeit, Wortschatz, Dialekt etc.).

Kriterium für die Aufnahme in die Untersuchung war die Einstufung der Kinder durch den Lehrer/die Lehrerin als sprachlich unauffällig und nicht minderbegabt.

Aufgrund der Schwierigkeiten bei der Rekrutierung der klinischen Stichprobe wurde die Guppe NG bezüglich der Merkmale "Alter" und "Geschlecht" nachträglich zur Gruppe G parallelisiert. Die Parallelisierung erfolgte in Form der Bildung experimenteller Zwillinge, wodurch sich auch diese Stichprobe auf 10 Vpn reduzierte. Tabelle 2 zeigt die Zusammensetzung der beiden Gruppen bezüglich Alter und Geschlecht.

Zur qualitativen Kontrolle der Gruppenzuweisung wurde mit allen Vpn der "Sulser-Sprachtest II", ein "screening"-Verfahren zur Erfassung von Sprach- und Sprechmängeln, durchgeführt (Dauer ca. 10-15 Minuten). Bei einigen Kindern der Gruppe NG kam es zu Differenzen zwischen der Einstufung der Lehrer/in und der Einstufung nach dem Sulser-Sprachtest bezüglich Sprach- und Sprechunauffälligkeit (vgl. Tab.2)

Quelle	Alter	Geschlecht	Einstufung nach Sulser-Sprachtest II				Quelle	Alter	Geschlecht	Einstufung nach Sulser-Sprachtest II			
			Sprache 1)		Sprechen 2)					Sprache 1)		Sprechen 2)	
			a.	n.a.	a.	n.a.				a.	n.a.	a.	n.a.
1	10; 11	w	x		x		1	10; 02	w		x		x
1	10; 01	w	x		x		1	9; 09	w		x		x
1	10; 00	m	x		x		1	9; 11	m		x		x
1	9; 09	m	x		x		2	9; 09	m		x		x
1	9; 03	m	x		x		2	9; 05	m		x	x	
2	8; 04	m	x		x		1	8; 03	m		x		x
2	8; 03	m	x			x	1	8; 01	m		x	x	
2	8; 02	m	x		x		1	8; 01	m		x	x	
1	7; 11	m	x		x		1	7; 11	m		x		x
1	7; 11	m	x		x		1	7; 11	m	x		x	

Tab. 2: Beschreibung der Versuchspersonen nach Rekrutierungsquelle, Alter (Jahre; Monate), Geschlecht sowie Einstufung nach Sulser-Sprachtest II (experimentelle Zwillinge jeweils in einer Zeile)

Gruppe G: Gruppe der sprachentwicklungsgestörten Kinder
Gruppe NM: Gruppe der sprachunauffälligen Kinder

a.: auffällig n.a.: nicht bzw. diskret auffällig

1): nach den Kriterien: Dysgrammatismus, Wortfindung, Wortschatz
2): nach den Kriterien: Atmung, Intonation, Sprechtempo, Artikulation

2.3 Untersuchungsmethode

2.3.1 Nachsprechen als Untersuchungstechnik

Für die vorliegende Untersuchung wurde die Technik des "Nachsprechens" gewählt, da hierdurch die intra- und interindividuelle Vergleichbarkeit der Sprechleistungen gewährleistet werden kann.

Es ist zwar umstritten, inwieweit sich durch Nachsprechleistungen Aussagen über die linguistische Kompetenz treffen lassen; hierbei wird vor allem die Bedeutung einfachen Imitierens diskutiert (FRASER et al. 1963, SLOBIN/WELSH 1973, DUKES/PANAGOS 1973). Die Annahme ist jedoch berechtigt, daß das systematische Scheitern beim Rekonstruieren Hinweise darauf geben kann, welche sprachlichen Formen beherrscht werden (GÜNTHER 1981a).

Die Vorteile dieser Methode liegen vor allem darin, daß durch geeignete Modellsatzkonstruktion die Faktoren, die die Nachsprechleistung beeinflussen können - wie z.B. Satzlänge, Wortvertrautheit, Satzkomplexität, syntaktische und semantische Eindeutigkeit, etc. (MILLER 1973, BAIRD 1973, MONTGOMERY et al. 1978, MENYUK 1978, KEGEL 1981) - kontrolliert und systematisch variiert werden können. Eben diese Vorteile sind für die Messung von Zeitstrukturen außerordentlich bedeutsam, da eine Vielzahl von Einflußfaktoren, die die Sprechdauer einzelner Laute und Lautsequenzen beeinflussen - z.B. phonetischer Kontext, Größe der phonologischen Einheit, Position innerhalb dieser Einheit etc. (LEHISTE 1970 und 1980, LINDBLOM et al. 1981) bei spontanen Sprechproduktionen nicht kontrolliert werden können.

Mit der Erstellung von Modellsätzen kann die spezifische phonologische Sequenz in ihrer Form und Größe bestimmt werden und bildet damit die Ausgangsbasis für vergleichbare Sprechproduktionen.

2.3.2 Beschreibung der Modellsätze

Um syntaxspezifische Effekte auf die Zeitstruktur der Nachsprechleistungen zu überprüfen, wurden zwei Strukturen von unterschiedlichem Schwierigkeitsgrad gewählt.

Eine Struktur enthält ein einfaches Akkusativobjekt, die zweite Struktur enthält eine Präpositionalphrase, da diese sich bei sprachentwicklungsgestörten Kindern sowohl in freien Sprechaufgaben (GÜNTHER 1981b) als auch in Nachsprechaufgaben (KEGEL 1981, HAY 1983) als sensibler Störungsindikator erwiesen hat.

Die Oberflächenstruktur der beiden Syntaxformen läßt sich wie folgt beschreiben:

Struktur + P: NP + V + PP (wobei PP: Präposition + Artikel + Nomen)
Struktur - P: NP + V + NP

Um fehlerhafte Reproduktionen nach Möglichkeit zu vermeiden, wurden ausschließlich Präpositionen der Kategorie "lokal" gewählt, die sowohl für die normale Sprachentwicklung (CLARK 1973, GRIMM 1975) als auch für Agrammatiker (HAY 1983) als einfachste gilt und als erste erworben wird. Eine Präposition bezeichnet eine einfache Richtung, zwei Präpositionen bezeichnen eine relative Position.

Für jede der beiden Strukturen wurden drei Modellsätze erstellt, die sich in ihrem Schwierigkeitsgrad nur hinsichtlich des Vorhandenseins bzw. Fehlens der Präposition unterscheiden sollten. Jeder Satz steht im Präsens, ist aktiv und deklarativ. Die ausgewählten Wörter sollten allen Kindern vertraut sein, die Sätze von allen Kindern gut verstanden werden und für alle korrekt reproduzierbar sein.

Um dem schlechten Gedächtnis von sprachentwicklungsgestörten Kindern Rechnung zu tragen (MENYUK 1978), wurde die Anzahl der Silben pro Satz auf acht beschränkt. Zur Kontrolle des Gedächtniseinflusses sowie zur direkten Vergleichbarkeit der Reproduktionsdauer in den Varianten jeder Struktur wurde für jeden Satz die gleiche Silbenzahl gewählt.

In einem Vorversuch wurde bei sechs sprachentwicklungsgestörten Kindern aus der Altersgruppe der Vpn überprüft, ob alle Sätze semantisch-syntaktisch-lexikalisch korrekt reproduzierbar waren. Da sich dabei keine Schwierigkeiten zeigten, wurden folgende sechs Sätze für die vorliegende Untersuchung herangezogen:

	Variante	
Struktur +P:	1	Das Auto rollt auf die Straße
	2	Das Fahrrad steht hinter dem Haus
	3	Der Fahrer bremst vor der Kurve
Struktur -P:	1	Der Opa findet die Hose
	2	Das Mädchen streichelt die Katze
	3	Der Polizist sucht den Räuber

Diese sechs Sätze wurden von einer ausgebildeten Sprecherin in einem Tonstudio je 1 x auf Tonband gesprochen. Alle Sätze wurden mit ansteigendem Stimmton aus neutraler Mittellage bis zum Ende des Subjekts und folgendem Abfallen des Stimmtons zum Ende des Satzes gesprochen, um den Einfluß der vorgegebenen Zeitstruktur für jeden Satz gleichzuhalten. Anschließend wurde jeder dieser sechs Sätze 10 x kopiert und in randomisierter Reihenfolge (vgl. 2.1) auf das für die Untersuchung bestimmte Testband überspielt.

2.4 Versuchsdurchführung

Während der Einzeluntersuchung saßen Vl und Vp nebeneinander an einem Tisch, auf dem die technischen Geräte aufgestellt waren. Jede Sitzung begann mit einer mündlichen Instruktion durch die Vl, in der die wesentlichen Merkmale des Untersuchungsablaufs beschrieben wurden. Hierbei sollte durch Hinweis auf den Verzicht jeglicher Bewertung gleichzeitig eine zu starke Leistungsorientierung der Vpn vermieden werden, um den Einfluß nicht sprachrelevanter Variablen (z.B. Prüfungsangst, Leistungsmotivation, etc.) zu begrenzen.

Anschließend wurde eine zusammenfassende Kurzinstruktion vom Vorgabetonband (UHER 4400 Report Stereo DC) eingespielt, die nochmals die wichtigsten Punkte des Untersuchungsablaufs wiederholte(Kurzinstruktion vgl. Anhang).

Anhand eines Probesatzes, der für die Kinder subjektiv bereits Teil der Untersuchung war, wurde das Verständnis der Instruktion überprüft und gegebenenfalls korrigiert. Diese Maßnahme sollte auch die Gewöhnung an die Untersuchungsbedingungen ermöglichen. Der weitere Untersuchungsablauf war in drei Abschnitte untergliedert. In Abschnitt 1 und 3 sollten jeweils die Hälfte der 60 Sätze nachgesprochen werden (zur Abfolge vgl. 2.1 Versuchsplan). Um keinen Leistungsdruck zu erzeugen und um vollständiges Nachsprechen zu ermöglichen, wurde das Vorgabetonband bis zur Beendigung der jeweiligen Nachsprechleistung gestoppt.

In diesen beiden Abschnitten wurden von der V1 Interaktionen mit den Vpn möglichst vermieden, um einen möglichst standardisierten Untersuchungsablauf zu gewährleisten und die Ausformung des Nachsprechverhaltens durch differentielle Verstärkung zu vermeiden. In Abschnitt 2 wurde der Sulser-Sprachtest II (vgl. 2.2) nach Testanleitung durchgeführt.

Die Aufnahme der Nachsprechleistungen sowie des Tests erfolgte über ein Richtmikrophon (Sennheiser Elektret-Kondensatormikrophon MKE 803) auf ein zweites Tonband (Nagra Typ 4.2.) Mit Vorbereitung dauerte die Untersuchung ca. 30 Minuten.

Die beiden durch private Rekrutierungsbemühungen gewonnenen Kinder der Gruppe NG wurden nachmittags aufgenommen. Alle anderen Untersuchungen wurden zwischen 8 und 13 Uhr während der Unterrichtszeit in der jeweiligen Schule durchgeführt.

2.5 Markierung und Aussonderung fehlerhafter Nachsprechleistungen

In einem ersten Schritt wurden alle Realisationen der vorgegebenen Sätze überprüft und fehlerhafte Produktionen markiert.

Aus folgenden Gründen wurden der Fehlerbewertung sehr enge Kriterien zugrundegelegt:

- Die Fragestellung bezieht sich nicht auf Fehlerproduktion, sondern auf die Zeitstruktur in gelungenen (Re-)-Konstruktionen.
- In der vorliegenden Arbeit werden nur zeitliche Makrostrukturen untersucht. Veränderungen der Silbenzahl einer Äußerung führen zur Veränderung der Sprechdauer und liefern daher keine vergleichbaren Leistungen im Zeitbereich (vgl. 2.3.1).

Daher wurden alle semantisch-syntaktisch-lexikalischen Abweichungen vom Modellsatz sowie alle Veränderungen der Silbenzahl (z.B. Mehrfachansätze, Verbesserungen, etc.) von der weiteren Untersuchung ausgeschlossen. Lediglich drei Formen von Abweichungen wurden akzeptiert:

- Artikulatorische Fehlleistungen wie Sigmatismus, etc. sowie Auslassungen und Substitutionen von Konsonanten.
- Substitution durch einen falschen Artikel: Hier war einerseits z.T. nicht entscheidbar, ob es sich um eine grammatische Fehlleistung oder um eine dialektale Version handelte. In einem Fall waren zudem beide Versionen grammatisch mögliche, korrekte Formen. Da durch die Substitution andererseits in keinem Fall Veränderungen der Dauer der Äußerungen zu erwarten waren, wurden Abweichungen dieses Typs als korrekt bewertet und gingen in die Auswertung ein.
- Verkürzungen eines Artikels (z.B. /das/ → [əs] bzw.

[s]) sowie das Zusammenziehen von Artikel und Präposition (trat nur bei/hinter dem/→ /hinter(e)m/ auf), sofern die verkürzte Form deutlich silbischen Charakter hatte.

Voraussetzung für die Aufnahme eines Kindes in die weitere Untersuchung waren mindestens sechs korrekte Reproduktionen pro Modellsatz. Zwei Kinder der Gruppe G erfüllten dieses Kriterium nicht und gingen daher nicht in die Statistik ein (vgl. 2.2).

Ein Kind der Gruppe G erfüllte diese Voraussetzung in einer Variante der Struktur +P nicht (Variante 1). Dieses Kind geht zwar in die Statistik ein, wird jedoch von allen Verfahren ausgeschlossen, die diesen Satz betreffen. Daher reduziert sich die Anzahl der Vpn in Gruppe G in einigen Analysen auf n = 9.

2.6 Messung von Zeitsegmenten der Nachsprechleistungen

2.6.1 Analoge und digitale Signalaufbereitung für die Segmentation

Vor der Einspielung in den Rechner (LSI - 11/23) wurden die Sprachsignale durch Hoch- und Tiefpaßfilter (HP: 150 Hz, 48 dB/Octave; TP: 4 KHz, 48 dB/Octave) bandbegrenzt, um

- Störsignale wie Netzbrummen und tieffrequente Hintergrundgeräusche zu unterdrücken (HP),
- eine der vorgesehenen Digitalisierungsrate (10 KHz) angemessene obere Frequenzbegrenzung zu erreichen (TP).

Alle für die weitere Analyse notwendigen Frequenzen bleiben durch diese Bandbegrenzung erhalten.

Die analogen Tonbandaufnahmen wurden mit einer Samplefrequenz von 10 KHz kontinuierlich digitalisiert (ADF Ø1-A/D-Wandler) und auf einer Winchesterplatte (80 MB Winchester) abgelegt. Durch diese niedrige Digitalisierungsrate konnte Speicherplatz gespart werden, ohne wesentliche Signalinformation zu verlieren.

Zur Eliminierung unnötiger Signalstrecken wurden die ausgewählten Äußerungen (vgl. 2.5) mit Hilfe des interaktiven Segmentationsprogramms "CUT" (vgl. 2.6.2) manuell markiert (Grobsegmentation), die Aufnahme durch ein Extraktionsprogramm auf die markierten Teile reduziert und auf digitale Cassetten, als back-up Medien, abgelegt.

2.6.2 Segmentationsprogramm "CUT"

Die genaue Messung der zeitlichen Segmente (Feinsegmentierung) erfolgte wiederum durch das Programm "CUT" (Programmerstellung: DAMES, M.). Dieses Programm unterstützt den Untersucher/die Untersucherin sowohl optisch als auch akustisch.

Optische Signaldarstellung

Auf einem graphischen Display (Pixel-Farbgraphik) werden gleichzeitig zwei Spuren dargestellt (vgl. Abb.1):

- in der oberen Bildhälfte das Rohsignal (Oszillogramm) in einem Ausschnitt von ca 100 msec zur Fein-Positionierung; auch hier wird die momentane Position durch einen Cursor angezeigt.
- in der unteren Bildhälfte die Intensitätskontur des Signals in einem Bereich von ca 13 sec zur Groborientierung; der Pointer markiert die momentane Position.

Im Bild erscheint ferner eine digitale "Uhr", die den zeitlichen Abstand der momentanen Position vom Beginn der Aufnahme oder von einer jederzeit als "Null" definierbaren

Position anzeigt. Hierdurch wird die on-line Beurteilung der Zeitsegmente erheblich erleichtert. Zur Unterstützung der Segmentation von in ihrer Amplitude sehr schwachen Signalen kann die Darstellung des Signals durch eine "Lupenfunktion" in mehreren Stufen vergrößert werden.

Akustische Signaldarstellung

Es besteht ferner die Möglichkeit, verschiedene Teile der Aufnahme, insbesondere durch Segmentation bereits definierte Signalabschnitte, punktgenau abzuhören. Dabei werden die digitalen Signale mit der Samplefrequenz der Aufnahme über einen D/A-Wandler wieder ausgegeben. Die Segmentation erfolgt mit Hilfe des Cursors:

Mit einer Vielzahl von Möglichkeiten, sich innerhalb der Aufnahme zu bewegen (in beide Richtungen fortlaufend, in unterschiedlichen Sprungweiten) wird zunächst der gewünschte Ausschnitt des Rohsignals gesucht und die gewählte Segmentationsstelle über die aktuelle Cursor-Position als Beginn bzw. Ende des Segments definiert. Die dabei im Bild des Rohsignals erscheinenden klammerähnlichen Marken bleiben optisch fest mit dem Rohsignal verbunden und erscheinen jeweils wieder im Bild, wenn die entsprechende Signalumgebung aufgerufen wird (vgl. Abb.1). Zur Unterscheidung verschiedener Zeitstrukturen im Material können acht (auch optisch) verschiedene Segmenttypen verwendet werden. Ferner können diese Segmente durch eine alphanumerische Transliteration (1-6 Zeichen) gekennzeichnet werden.

Die weiter bestehende Möglichkeit, bereits markierte Positionen gezielt anzuspringen, unterstützt durch die Möglichkeit zu gleichzeitiger akustischer Wiedergabe definierter Umgebungen, ermöglicht insbesondere die schnelle Überprüfung der Segmentationskriterien auf ihre Konsistenz.

Beim Verlassen des Programms werden die gesetzten Segmentgrenzen in eine separate Datei abgelegt.

Mit einem weiteren Programm kann anschließend die Dauer der einzelnen Segmente berechnet und ausgegeben bzw. für

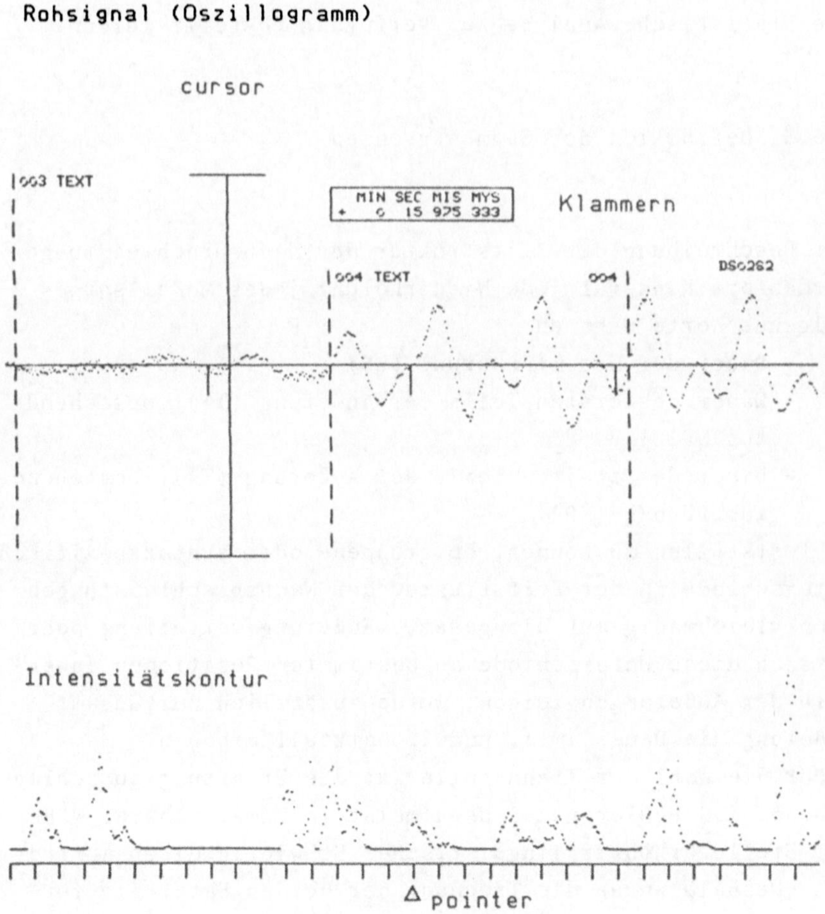

Abbildung 1: Plotdarstellung des graphischen Display; obere Spur: Rohsignal (Oszillogramm) mit eingeblendeter Digitaluhr, gestrichelte Vertikallinien: markierte Segmentgrenzen, durchgezogene Vertikallinie: aktuelle Cursor-Position; untere Spur: Intensitätskurve, Pfeil: aktuelle Pointer-Position; Markierung der Zeiteinheiten jeweils auf der Abszisse

die statistische Analyse zur Verfügung gestellt werden.

2.6.3 Definition der Segmentgrenzen

Zur Beschreibung der Zeitstruktur der Nachsprechleistungen wurden pro Kind für jede Wiederholung jedes Modellsatzes folgende Werte erhoben:

- Dauer der Gesamtäußerung (GS)
- Dauer des ersten Teils der Äußerung (T1), bestehend aus NP1 + V
- Dauer des zweiten Teils der Äußerung (T2), bestehend aus PP bzw. NP2.

Um feststellen zu können, ob gruppen- oder syntaxspezifische Unterschiede in der Zeitstruktur der Nachsprechleistungen sich gleichmäßig auf die gesamte Äußerung verteilen, oder ob sich diese Unterschiede an bestimmten Positionen innerhalb der Äußerungen zeigen, wurde zusätzlich zur Gesamtäußerung die Dauer im 1. und 2. Satzteil erhoben.

Für die Wahl der Trennstelle war die Erwartung ausschlaggebend, daß Fehler und Pausen meist in unmittelbarer Nähe zur Stelle erhöhter linguistischer Schwierigkeiten auftreten. Deshalb wurde die Trennung der beiden Satzteile für Struktur +P auf die Position nach dem Verb festgelegt. Diese Segmentationsstelle wurde für Struktur -P übernommen. Hierdurch mußte allerdings in den beiden Syntaxformen für T1 und T2 eine unterschiedliche Silbenzahl in Kauf genommen werden, wodurch ein direkter Vergleich der Äußerungsteile in den beiden Strukturen nicht möglich ist.

Für die zeitlich exakte Markierung der Segmentgrenzen waren folgende Überlegungen ausschlaggebend:

<u>Gesamtäußerung</u>

Aufgrund der Schwierigkeit, die Verschlußdauer von Plosiven im Anlaut zu messen (v.BENDA 1984), wurde der letzte positive Nulldurchgang vor der Verschlußlösung als Beginn der Äußerung festgelegt. In den wenigen Fällen (18 von ca. 1200), in denen kein Plosiv realisiert wurde, wurde der Einsatz der Friktion bzw. des Stimmtones unter zusätzlicher auditiver Kontrolle als Grenze markiert.

Für die Bestimmung der Endgrenze einer Äußerung erwies sich die Möglichkeit, das Bildschirmsignal schrittweise auditiv zu überprüfen, oft als von entscheidender Bedeutung. Dies gilt besonders für die Fälle, in denen unbetonte Silben entstimmt bzw. geflüstert produziert wurden. Denn auch bei einem visuell ambiguen Signal ließ sich z.B. ein geflüsterter Vokal in finaler Position auditiv gut von Ausatmungs- oder Raumgeräuschen abgrenzen.

<u>Äußerungsteil 1 und 2</u>

Der Beginn des ersten Äußerungsteils sowie das Ende des zweiten Äußerungsteils sind identisch mit den Grenzen der Gesamtäußerung. Die Trennung der beiden Äußerungsteile erfolgte auf einer Position. Diese Position war grundsätzlich das Ende des letzten zum Verb gehörigen Lautes. Dem Verb folgende Pausen wurden dem zweiten Äußerungsteil zugerechnet.

Auch für die Bestimmung der Segmentationsstelle zwischen den beiden Äußerungsteilen erwies sich die Möglichkeit der schrittweisen auditiven Überprüfung als außerordentlich bedeutsam. So konnte selbst in Fällen, in denen zwei Frikative aufeinander folgten (z.B./bremst^{h} ⊥ vor/) die Schnittstelle mit einer Meßgenauigkeit von ±5 msec sicher bestimmt werden. Wurde, wie in Struktur -P üblich, von zwei aufeinanderfolgenden Plosiven nur einer realisiert (z.B. suchd‿den/), so lag - bei erkennbarer Verschlußbildung am Verb - die Segmentationsstelle für die beiden Äußerungsteile an der Verschlußlösung des Plosivs.

Beispiele für Segmentationsstellen:

	T1	GS	T2
Struktur +P:	[Der Fahrer brems(t^h)	][	(Pause) vor der Kurve]
Struktur -P:	[Der Polizist suchd	‿	den Räuber]
	[Der Polizist such(t^h)	][	(Pause) den Räuber]

Erklärung der Symbole:

[ ] : Segmentationsstelle

( ) : mögliche Realisation

‿ : einfache Realisation

3. AUSWERTUNG UND ERGEBNISSE

3.1 Parametrisierung der Rohdaten

Zur Bewertung der Äußerungsdauer in der Gesamtäußerung (GS), im ersten Satzteil (T1) und zweiten Satzteil (T2) wird als Kenngröße (D) für jedes Kind der Mittelwert über die korrekten Wiederholungen (vgl. 2.5) jeder Variante (Modellsatz) gebildet. Dieses Vorgehen wurde gewählt, da die Äußerungsdauer in den einzelnen Wiederholungen neben den systematischen - im Sinne der experimentellen Fragestellung - auch unsystematischen Einflüssen (z.B. Nervosität, Aufmerksamkeit, etc.) unterliegt. Die Mittelwertsbildung mindert deren Wirkung und liefert daher ein valideres Maß für die Bewertung der experimentellen Variablen.

Die Variabilität der Dauer dieser Wiederholungen pro Kind und Satz wird für GS, T1 und T2 durch die beiden Variabilitätsmaße VM1 (Standardabweichung) und VM2 (Variabilitätskoeffizient: $s/\bar{x} \cdot 100$ charakterisiert.

Da aufgrund der Stichprobeninhomogenität - insbesondere in der Gruppe der sprachentwicklungsgestörten Kinder (unterschiedliche therapeutische Maßnahmen/Therapiedauer, mangelhafte Präzision diagnostischer Kriterien; vgl. 2.2) - keine Datenverteilungen zu erwarten waren, die eine parametrische Testung erlauben (Normalverteilung, Varianzhomogenität), wurden für die weitere statistische Auswertung non-parametrische Verfahren angewendet. Diese Entscheidung stützte sich auch auf die Ergebnisse der explorativen Datenüberprüfung.

3.2 Allgemeine Deskription der Nachsprechleistungen

Die Entscheidung für non-parametrische Verfahren hatte zur Folge, daß die Meßdaten in der Auswertung auf Ordinal- oder Nominalskalenniveau transformiert wurden und somit im weiteren - mit Ausnahme der Abbildungen - auf die Absolutgrößen der Werte weitgehend kein Bezug mehr genommen wird. Deshalb soll zunächst ein kurzer Überblick über die Größenordnung der Meßdaten gegeben werden.

Aus Tabelle 3 wird bereits ersichtlich, daß die sechs Varianten (Modellsätze) trotz gleicher Silbenzahl zu unterschiedlicher Äußerungsdauer (D) und Variabilität (VM1, VM2) führen. Diese Unterschiede bestehen auch innerhalb der drei Varianten der beiden Strukturen (mit/ohne Präposition). Weiterhin wird deutlich, daß sich die beiden Syntaxformen sowohl bei D, als auch bei VM1 und VM2 in den dargestellten Verteilungskenngrößen stark überlappen. Die statistische Bewertung dieser Beobachtungen erfolgt unter 3.3.2

	+P		Syntaxform Varianten	-P		
	1	2	3	1	2	3
D: in msec						
Median:	2182	2279	2232	1986	2340	2115
Min:	1787	2033	1887	1730	1949	1823
Max:	3382	3036	3024	2490	2728	2541
n:	19	20	20	20	20	20
VM1: in msec						
Median:	114.00	108.00	117.00	96.00	92.00	114.00
Min:	35.00	57.00	53.00	52.00	42.00	52.00
Max:	710.00	467.00	584.00	352.00	258.00	677.00
n:	19	20	20	20	20	20
VM2: in % $\bar{x}$						
Median:	5.25	4.84	4.80	4.88	4.04	5.55
Min:	1.76	2.54	2.28	2.67	2.02	2.60
Max:	25.21	16.43	21.08	14.14	10.40	28.35
n:	19	20	20	20	20	20

Tab.3: Dauer (D) und zeitliche Variabilität (VM1=s; VM2=$s/\bar{x} \cdot 100$) der Gesamtäußerung (GS) getrennt nach Syntaxformen (+P, -P) und Varianten der Syntaxformen (1-3) über alle Vpn; n = Anzahl der VPN;

3.3 Inferenzstatistische Analyse der Nachsprechleistungen

3.3.1 Vergleich der beiden Gruppen

Der Vergleich der beiden Gruppen (G, NG) hinsichtlich der Maße D, VM1 und VM2 wurde auf zwei Ebenen durchgeführt.

Gruppenvergleich I: Unter Zusammenfassung der jeweils drei Varianten beider Strukturen (Methode vgl. 3.3.1) wurde für jede Syntaxform ein Gruppenvergleich vorgenommen. Diese Vergleiche dienen hauptsächlich der Bewertung syntaxspezifischer Gruppenunterschiede und sollen in dieser Arbeit im Vordergrund stehen.

Gruppenvergleich II: Die Gruppenvergleiche wurden für jede Variante getrennt durchgeführt. Durch die getrennte Bewertung der einzelnen Varianten sollte auch der Einfluß nicht-syntax-spezifischer Faktoren überprüft werden.

Die Gruppenstatistik erfolgte über den Mann-Whitney-U-Test (non-parametrische Testung von Gruppenunterschieden bei unabhängigen Stichproben). Aufgrund früherer Untersuchungen (v.BENDA 1984) sowie aufgrund theoretischer Erwägungen (vgl. 1.2 , 1.3) wurde allen Gruppenvergleichen eine einseitige Fragestellung zugrundegelegt (G $>$ NG).

<u>Gruppenvergleich I</u>

Zur Ermittlung der repräsentativen Variante der jeweiligen Syntaxform wurden zunächst die drei Varianten jeder Struktur (+P bzw. -P) zusammengefaßt. Aus den hierdurch entstehenden Äußerungsgruppen wurde für jedes Kind der Median ausgewählt, der in die weitere Gruppenstatistik einging. Dieses Vorgehen gilt für D, VM1, und VM2 der Gesamtäußerung (GS), für den Äußerungsteil 1 (T1) und Äußerungsteil 2 (T2).

- Dauer und Variabilität der Gesamtäußerung (GS): Wie Tabelle 4 zu entnehmen, zeigen die beiden Gruppen (G, NG) in keiner der beiden Syntaxformen Unterschiede bezüglich der Dauer (D) von GS. Die beiden Maße zur intraindividuellen Variabilität von GS (VM1, VM2) weisen in beiden Syntaxformen bei der G-Gruppe signifikant höhere Werte auf.

Äußerungsteil	Parameter	Syntaxform +P	Syntaxform -P
GS	D VM1 VM2	n.s. .01 .01	n.s. .01 .01
T1	D VM1 VM2	n.s. n.s. n.s.	n.s. .01 .01
T2	D VM1 VM2	.05 .01 .01	.05 .01 .01

Tab.4: Übersicht über signifikante Gruppenunterschiede mit Niveauangabe getrennt nach Syntaxformen (+P, -P) in den Äußerungsteilen GS, T1, T2 und Parametern der Nachsprechleistung D, VM1, VM2; Gruppenvergleich I, siehe 3.3.1

Abbildung 2 zeigt beispielhaft für VM2, daß sich bei den erwähnten signifikanten Unterschieden die Werte beider Gruppen überlappen sowie daß Gruppe G deutlich weniger homogen ist. ist. Gleiches gilt für VM1.

- Dauer und Variabilität von Äußerungsteil 1 (T1): Ebenso wie in GS zeigen sich auch bei D in T1 in keiner der beiden Strukturen Unterschiede zwischen den Gruppen (vgl. Tabelle 4). Im Gegensatz zu GS ist die intraindividuelle Variabilität (VM1, VM2) in Gruppe G jedoch nur in Struktur -P signifikant erhöht (vgl. Abbildung 3, beispielhaft

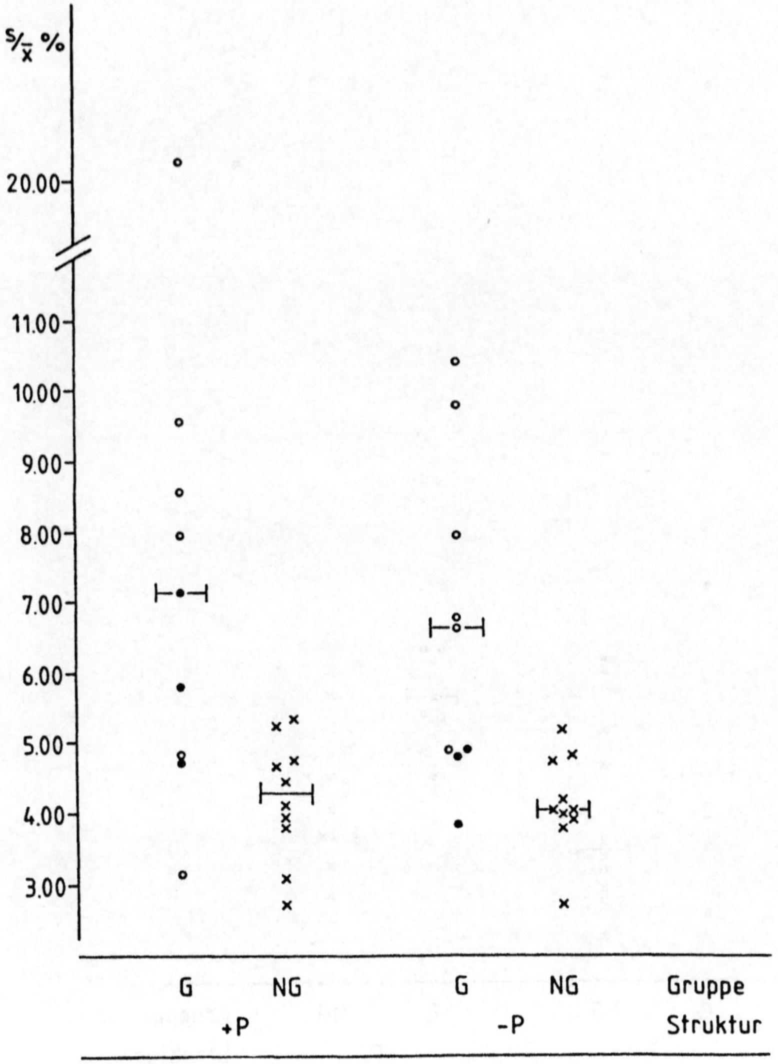

Abbildung 2: Individueller Variabilitätskoeffizient (VM2, $s/\bar{x} \cdot 100$) und Median der Gesamtäußerung (GS) in den Strukturen mit Präposition (+P) und ohne Präposition (-P), getrennt nach Gruppen (G, NG).
o sprachgestört 1 • sprachgestört 2 x sprachunauffällig (vgl. 2.2); weitere Erläuterungen im Text.

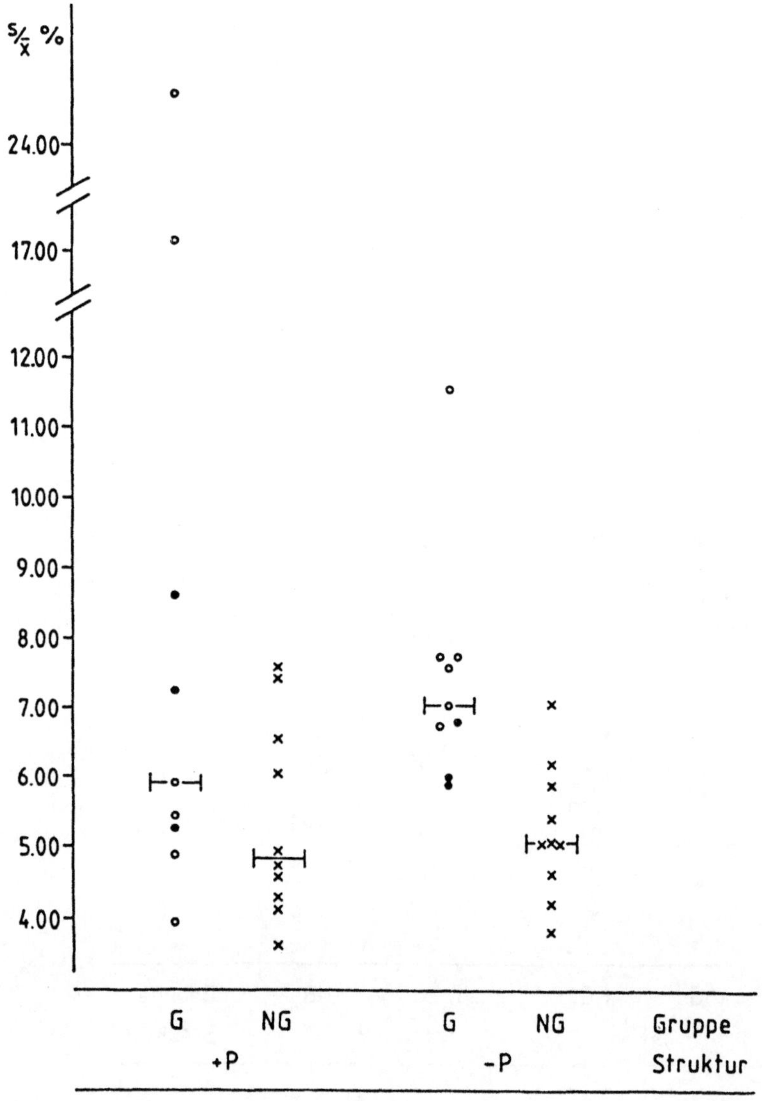

Abbildung 3: Individueller Variabilitätskoeffizient (VM2, $s/\bar{x} \cdot 100$) und Median des 1. Äußerungsteils (T1) in den Strukturen mit Präposition (+P) und ohne Präposition (-P), getrennt nach Gruppen (G, NG).
o sprachgestört 1 • sprachgestört 2 x sprachunauffällig (vgl. 2.2); weitere Erläuterungen im Text.

für VM2). Hierbei gilt es allerdings, die unterschiedliche Silbenzahl von T1 in den beiden Syntaxformen zu berücksichtigen (+P: 4; -P: 5).

- Dauer und Variabilität von Äußerungsteil 2 (T2): In T2 erreicht die Gruppe G sowohl in D als auch in den beiden Variabilitätsmaßen VM1 und VM2 signifikant höhere Werte (vgl. Tabelle 4). Wie Abbildung 4 und 5 zu entnehmen ist, finden sich auch hier deutliche Überlappungen der beiden Gruppen sowie eine deutlich geringere Homogenität der Gruppe G. Auch hier müssen wie bei T1 die Unterschiede in der Silbenzahl zwischen den Strukturen beachtet werden (+P: 4, -P: 3).

Zusammenfassung

- Nur in T2 finden sich signifikante Unterschiede zwischen den Gruppen bezüglich der Dauer; die Syntaxform spielte hierbei keine Rolle.
- Die intraindividuelle Variabilität ist bei Gruppe G mit einer Ausnahme (T1 in +P) erhöht; Syntaxeffekte sind auch hier kaum nachweisbar.

Gruppenvergleich II

Zur Überprüfung möglicher nicht syntaxspezifischer Einflüsse auf die Zeitstruktur der Nachsprechleistungen (z.B. artikulatorische Schwierigkeiten, etc.) wurden für jede Variante der beiden Strukturen getrennt Gruppenvergleiche vorgenommen.

Gleichzeitig sollte durch dieses Vorgehen überprüft werden, ob mit der Auswahl eines Satzes pro Syntaxform für Gruppenvergleich I für beide Syntaxformen repräsentative Stichproben erzielt werden konnten. Dabei gilt es vor allem nachzuweisen, daß das dargestellte Fehlen von syntaxspezifischen Gruppenunterschieden nicht durch die Auswahlmethode bedingt ist, sondern auch bei Betrachtung der einzelnen

Satzvarianten zu beobachten ist.

-Dauer und Variabilität der Gesamtäußerungen (GS): Während bei Gruppenvergleich I die beiden Gruppen in beiden Strukturen keine Unterschiede bezüglich der Dauer von GS aufweisen, zeigt Gruppe G in zwei von drei Varianten der Struktur +P und in einer Variante der Struktur -P signifikant höhere Werte (vgl. Tab.5). Die in Gruppenvergleich I festgestellten Unterschiede zur intraindividuellen Variabilität der GS (VM1, VM2) finden sich bei allen drei Varianten der Struktur +P sowie bei zwei Varianten der Struktur -P (G > NG; vgl. Tab.5).

-Dauer und Variabilität von Äußerungsteil 1 (T1): Ebenso wie in Gruppenvergleich I finden sich in zwei von drei Varianten der Struktur +P sowie in allen drei Varianten der Struktur -P keine Unterschiede bei D in T1 (vgl. Tab.5). In Gruppenvergleich I ergaben sich bei Struktur +P für beide Variabilitätsmaße keine Unterschiede zwischen den Gruppen. Auch der nach Varianten getrennte Gruppenvergleich ergab für die Struktur +P nur in einer Variante signifikante Unterschiede in VM1 und VM2 (G > NG). Der bei Gruppenvergleich I in Struktur -P auftretende Gruppenunterschied bei beiden Variabilitätsmaßen (G > NG) findet sich hier nur in einer Variante wieder, eine zweite Variante weist nur in VM2 signifikante Gruppenunterschiede auf (vgl. Tab.5).

-Dauer und Variabilität von Äußerungsteil 2 (T2): Die in Gruppenvergleich I in beiden Strukturen auftretenden signifikanten Unterschiede bei D, VM1 und VM2 finden sich hier auch in allen drei Varianten beider Strukturen wieder (G > NG; vgl. Tab.5).

Bei Betrachtung der Ergebnisse zu T1 und T2 ist - wie bereits erwähnt - zu beachten, daß die beiden Satzteile in den beiden Syntaxformen unterschiedliche Silbenzahlen aufweisen (vgl. 2.6.3).

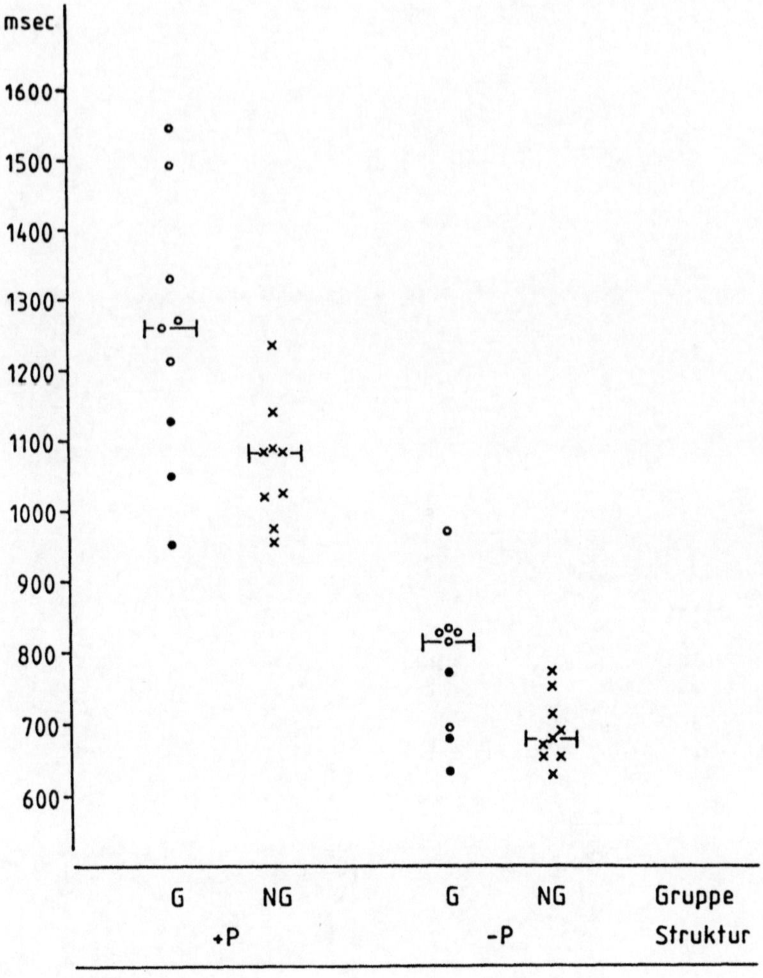

Abbildung 4: Individuelle Dauer (D) und Median des 2. Äußerungsteils (T2) in den Strukturen mit Präposition (+P) und ohne Präposition (-P), getrennt nach Gruppen (G, NG).
o sprachgestört 1 • sprachgestört 2 x sprachunauffällig (vgl. 2.2); weitere Erläuterungen im Text

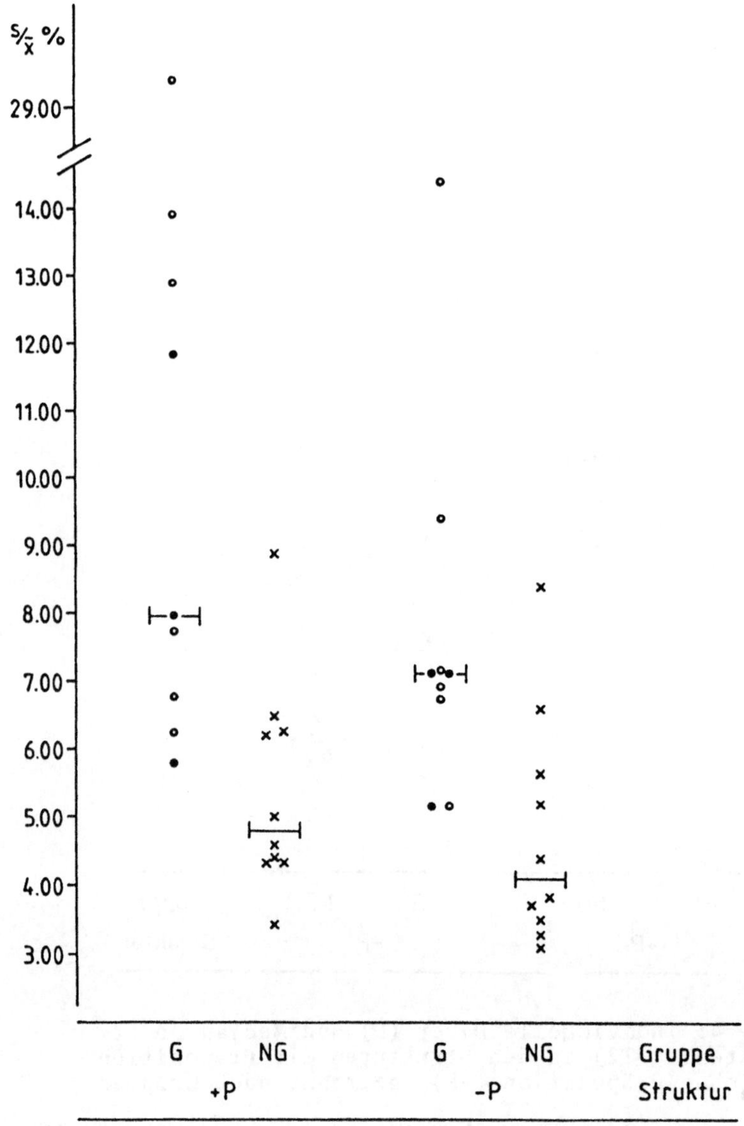

Abbildung 5: Individueller Variabilitätskoeffizient (VM2, $s/\bar{x}\cdot 100$) und Median des 2. Äußerungsteils (T2) in den Strukturen mit Präposition (+P) und ohne Präposition (-P), getrennt nach Gruppen (G, NG).
o sprachgestört 1 ● sprachgestört 2 x sprachunauffällig (vgl. 2.2); weitere Erläuterungen im Text.

Äußerungsteil	Parameter	Syntaxform +P			Syntaxform -P		
		Varianten 1	2	3	1	2	3
GS	D	.05	n.s.	.05	n.s.	.05	n.s.
	VM1	.01	.01	.01	n.s.	.05	.01
	VM2	.01	.05	.01	n.s.	.05	.01
T1	D	n.s.	n.s.	.05	n.s.	n.s.	n.s.
	VM1	.05	n.s.	n.s.	n.s.	n.s.	.01
	VM2	.05	n.s.	n.s.	n.s.	.05	.01
T2	D	.05	.05	.05	.05	.01	.01
	VM1	.01	.01	.01	.01	.01	.05
	VM2	.01	.01	.05	.05	.01	.05

Tab. 5: Übersicht über signifikante Gruppenunterschiede mit Niveauangabe getrennt nach Syntaxformen (+P, -P) und Varianten der Syntaxformen (1 - 3) in den Äußerungsteilen GS, T1, T2 und Parametern der Nachsprechleistung D, VM1, VM2; Gruppenvergleich II, siehe 3.3.1

Zusammenfassung

- Die Ergebnisse von Gruppenvergleich I werden durch Gruppenvergleich II weitgehend bestätigt.
- Systematische Gruppenunterschiede (G > NG) bezüglich der Dauer finden sich nur in T2.
- Die intraindividuelle Variabilität der Gruppe G ist in GS und T2 systematisch erhöht.
- Hinweise für syntaxspezifische Gruppeneffekte auf die Dauer und Variabilität finden sich kaum.

Das methodische Vorgehen bei Gruppenvergleich I erscheint also als gerechtfertigt. Beide Gruppenvergleiche legen nahe, daß die gefundenen Unterschiede überwiegend nicht durch die Syntax, sondern durch andere Einflußgrößen bedingt werden.

Lediglich vereinzelt auftretende Gruppenunterschiede bei

D, VM1 und VM2, die weder innerhalb einer Struktur, noch über die Strukturen hinweg weitere Bestätigung finden, lassen auf modellsatz-spezifische Einflußgrößen schließen.

3.3.2 Vergleich der beiden Syntaxformen

Zur Überprüfung der Effekte der beiden Syntaxformen auf Dauer (D) und Variabilität (VM1, VM2) der Nachsprechleistungen wurden - wie bereits unter 3.3.1 beschrieben - für jedes Kind die drei Varianten jeder Struktur zusammengefaßt und der Median ausgewählt. Nach der Differenzbildung zwischen den Medianwerten beider Strukturen wurde die Häufigkeitsverteilung der so gewonnenen Vorzeichen auf signifikante Unterschiede überprüft (zur Methode vgl. LIENERT 1978). Um gruppenspezifische Syntaxunterschiede erfassen zu können, wurde die statistische Bewertung für beide Gruppen getrennt durchgeführt. In die Auswertung gingen die Parameter D, VM1, VM2 in GS,T1 und T2 ein.

- Dauer und Variabilität der Gesamtäußerung (GS): Wie aus Tab.6 ersichtlich, zeigen sich signifikante Effekte der Syntaxform bei beiden Gruppen auf die Dauer (D) in GS (+P > -P). Zwar überlappen sich die für beide Strukturen erhobenen Werte von D bei beiden Gruppen. Doch hat in Gruppe G jedes Kind in Struktur +P einen höheren Wert als in Struktur -P (vgl. Abbildung 6). Gleichzeitig fällt bei Gruppe G erneut der große Streubereich auf. Weder bei Gruppe G noch bei Gruppe NG weist die Variabilität (VM1, VM2) der Nachsprechleistungen Unterschiede zwischen den beiden Strukturen auf. Da sich die Silbenzahl der Satzteile in den beiden Strukturen unterscheiden (+P: T1 = 4,T2 = 4; -P: T1 = 5, T2 = 3; vgl. 2.6.3), somit ein direkter Vergleich der beiden Strukturen in T1 und T2 nicht sinnvoll erscheint, wird hier auf die Darstellung der Ergebnisse verzichtet.

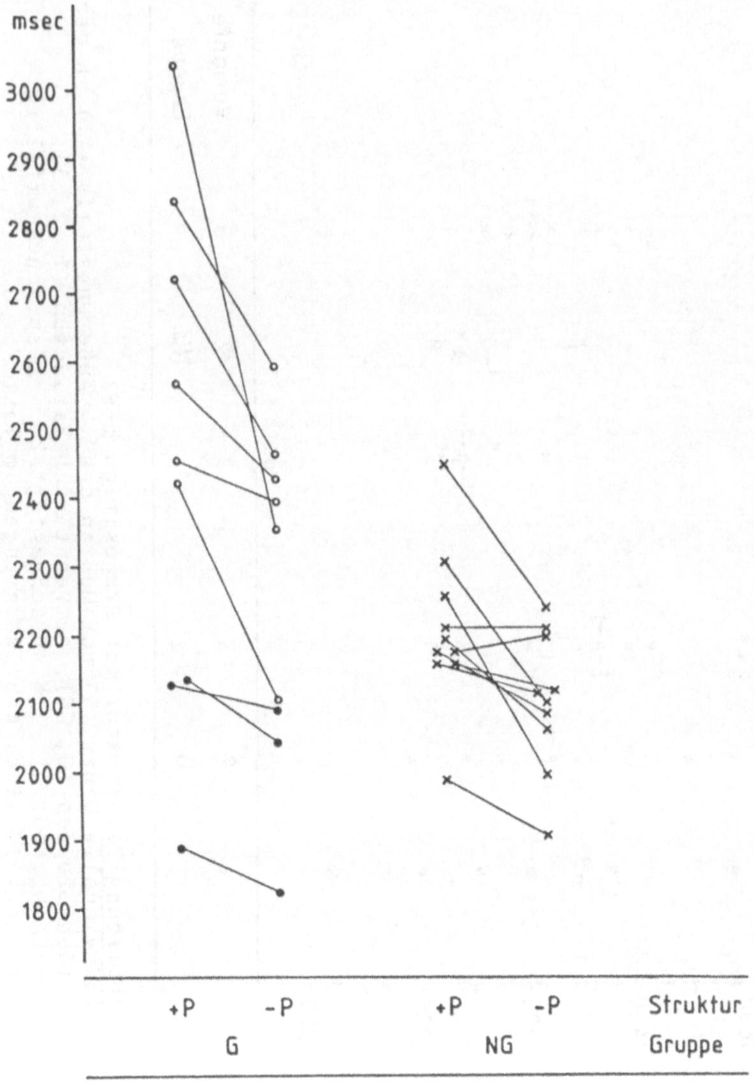

Abbildung 6: Individuelle Dauer (D) der Gesamtäußerung (GS) in den beiden Gruppen (G, NG), getrennt nach Struktur mit Präposition (+P) und ohne Präposition (-P)
o sprachgestört 1 • sprachgestört 2 x sprachunauffällig (vgl. 2.2); die Werte jeder Vp in beiden Strukturen sind durch durchgezogene Linien verbunden; weitere Erläuterungen im Text

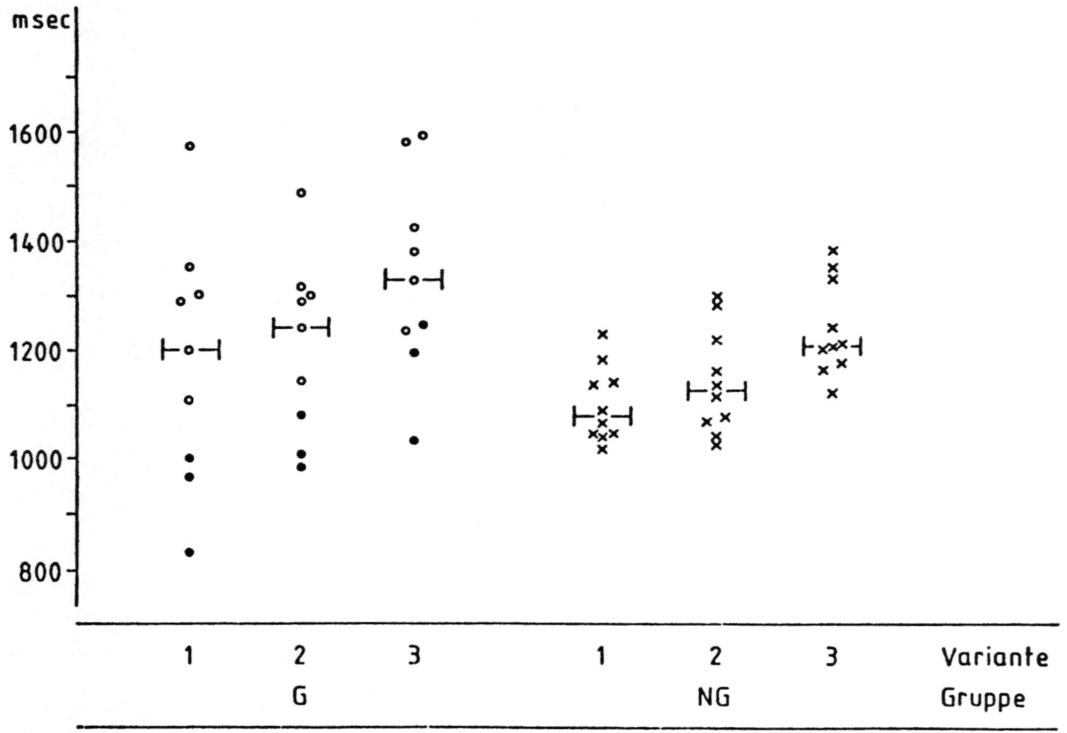

Abbildung 7: Struktur mit Präposition (+P)
Individuelle Dauer (D) und Median des 1. Äußerungsteils (T1) in den beiden Gruppen (G, NG), getrennt nach Varianten (1, 2, 3).
o sprachgestört 1 ● sprachgestört 2 x sprachunauffällig
(vgl. 2.2); wietere Erläuterungen im Text

Äußerungsteil	Parameter	Gruppe G	Gruppe NG
GS	D	.01	.05
	VM1	n.s.	n.s.
	VM2	n.s.	n.s.

Tab.6: Übersicht über signifikante Unterschiede zwischen den beiden Syntaxformen mit Niveauangabe getrennt nach Gruppen (G, NG) in den Parametern der Nachsprechleistung D, VM1, VM2 der Gesamtäußerung (GS); siehe 3.3.2

3.3.3 Vergleich der Varianten innerhalb jeder Syntaxform (Homogenitätsprüfung)

Unter der Voraussetzung,daß die drei Varianten jeder Struktur gleichartige Realisationen der Faktorausprägungen +P bzw. -P sind, sollten sie sich bezüglich der Maße D, VM1 und VM2 in GS, T1 und T2 nicht unterscheiden. Zur Überprüfung der Strukturhomogenität wurden die drei Varianten jeder Struktur mittels Friedmann-Test auf etwaige Unterschiede untersucht.

Vergleich der Varianten der Struktur +P

In bezug auf die drei Kenngrößen D, VM1, VM2 für den Gesamtsatz (GS) weist der Vergleich der drei Varianten der Struktur +P für beide Gruppen keine Unterschiede auf (vgl. Tab.7).

Dagegen unterscheiden sich die drei Varianten dieser Struktur bei beiden Gruppen in der Dauer von T1 (vgl. Abb.7). Die beiden Variabilitätsmaße ergeben für beide Gruppen keine Unterschiede zwischen den Varianten in T1 (vgl. Tab.7).

Beim Variantenvergleich von D in T2 weist nur Gruppe NG

Unterschiede auf. Die beiden Variabilitätsmaße ergeben wiederum für beide Gruppen keine Unterschiede zwischen den Varianten von +P (vgl. Tab.7)

Äußerungsteil	Parameter	Syntaxform +P		-P	
		Gruppe G	NG	G	NG
GS	D	n.s.	n.s.	.01	.01
	VM1	n.s.	n.s.	n.s.	n.s.
	VM2	n.s.	n.s.	n.s.	.05
T1	D	.01	.01	.01	.01
	VM1	n.s.	n.s.	n.s.	n.s.
	VM2	n.s.	n.s.	.01	n.s.
T2	D	n.s.	.01	n.s.	n.s.
	VM1	n.s.	n.s.	n.s.	n.s.
	VM2	n.s.	n.s.	n.s.	n.s.

Tab. 7: Übersicht über signifikante Unterschiede zwischen den Varianten der Syntaxformen mit Niveauangabe getrennt nach Syntaxformen (+P, -P) und Gruppen (G, NG) in den Äußerungsteilen GS, T1, T2 und Parametern der Nachsprechleistung D, VM1, VM2; siehe 3.3.3

Vergleich der Varianten der Struktur -P

Die Dauer der Gesamtäußerungen der drei Varianten der Struktur -P weist bei beiden Gruppen signifikante Unterschiede auf. Beide Gruppen weisen bei Variante 1 die niedrigsten, bei Variante 2 die höchsten Werte auf (vgl. Abb.8).

Während sich für das Variabilitätsmaß VM1 bei beiden Gruppen keine Varianten-Unterschiede ergeben, findet sich bei Gruppe NG ein Unterschied im normierten Variabilitäts-

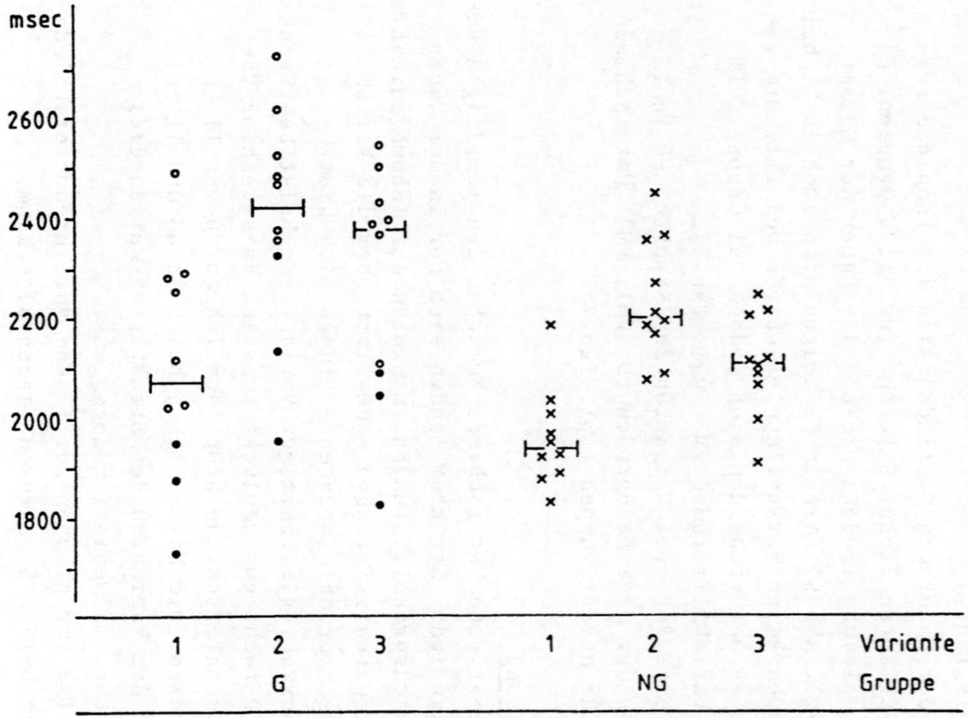

<u>Abbildung 8:</u> Struktur ohne Präposition (-P)
<u>Individuelle</u> Dauer (D) und Median der Gesamtäußerung (GS) in den beiden Gruppen (G, NG), getrennt nach Varianten (1, 2, 3).
o sprachgestört 1 ● sprachgestört 2 x sprachunauffällig (vgl. 2.2); weitere Erläuterungen im Text

maß VM2 (vgl. Tab.7).

Auch bei der Dauer von T1 finden sich Unterschiede zwischen den Varianten dieser Struktur für beide Gruppen. Es besteht die gleiche Tendenz wie bei der Dauer der Gesamtäußerung (vgl. Abb.9). Wie in GS zeigen sich auch in T1 bei beiden Gruppen keine Variantenunterschiede bei VM1. Die Varianten von -P unterscheiden sich jedoch bei Gruppe G im normierten Variabilitätsmaß VM2 (vgl. Tab.7).

Der Vergleich der drei Varianten der Struktur -P in T2 ergibt für keine der drei Kenngrößen (D, VM1, VM2) Unterschiede. Dies gilt für beide Gruppen (vgl. Tab.7).

Zusammenfassung

- Systematische Unterschiede zwischen den jeweiligen Varianten jeder Struktur finden sich nur in der Dauer der Nachsprechleistungen. Hinweise auf Inhomogenität der Strukturrealisierungen - bestimmt über die Variabilität der Nachsprechleistungen - finden sich kaum.
- Die Auswahl gleichartiger Varianten scheint bei Struktur +P recht gut geglückt zu sein, da sich hier Variantenunterschiede hauptsächlich auf D von T1 beschränken. Die Unterschiede bei D in GS und T1 zwischen den Varianten der Struktur -P weisen diese Struktur als weniger homogen aus.
- Hinweise für gruppenspezifische Variantenunterschiede in den beiden Strukturen finden sich kaum.

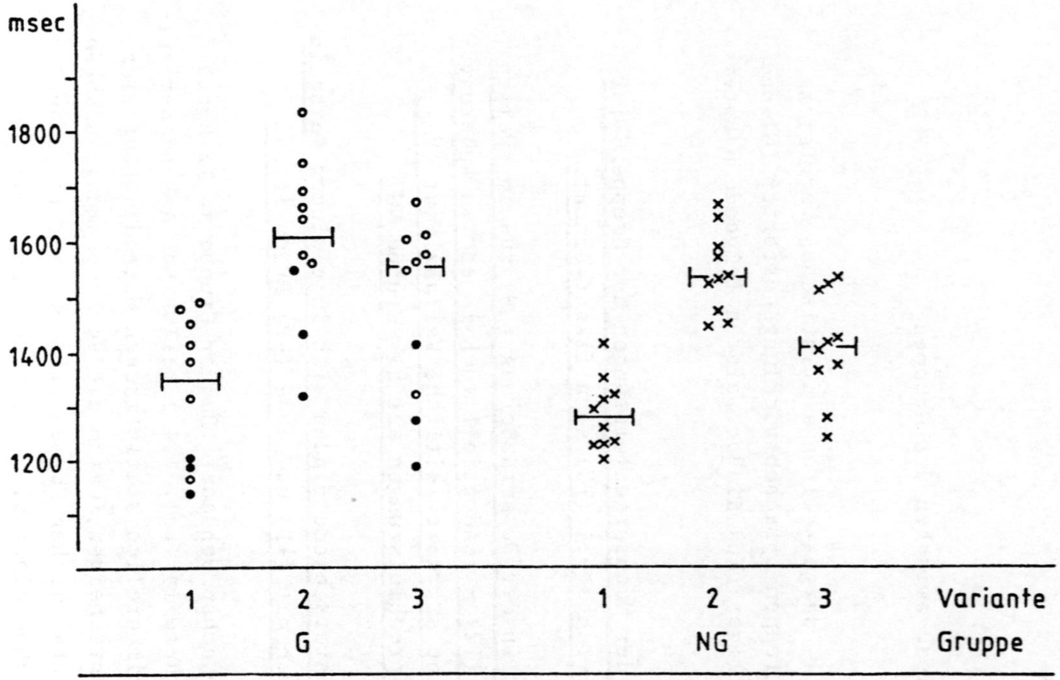

Abbildung 9: Struktur ohne Präposition (-P)
Individuelle Dauer (D) und Median des 1. Äußerungsteils (T1) in den beiden Gruppen (G, NG) getrennt nach Varianten (1, 2, 3).
o sprachgestört 1 • sprachgestört 2 x sprachunauffällig (vgl. 2.2); weitere Erläuterungen im Text

4. DISKUSSION

4.1 Unterschiede zwischen den Gruppen

Die unter 3.3.1 dargestellten statistischen Vergleiche zwischen den Gruppen sprachentwicklungsgestörter (G) und sprachunauffälliger (NG) Kinder zeigten folgende Hauptergebnisse:

Die Dauer (D) der Nachsprechleistungen der Gruppe G ist im zweiten Äußerungsteil (T2) signifikant erhöht.

Gruppe G weist in der Gesamtäußerung (GS) und im zweiten Äußerungsteil (T2) - tendenziell auch im ersten Äußerungsteil (T2) - eine stärkere zeitliche Variabilität (VM1, VM2) der Nachsprechleistungen auf als Gruppe NG.

Beide Gruppenunterschiede finden sich in gleicher Weise in den Syntaxformen mit (+P) und ohne (-P) Präposition.

Die größere Nachsprechdauer (D) der Gruppe in T2 bestätigt die Hypothese Ia (vgl. 1.4) teilweise. Anhand der verwendeten experimentellen statistischen Methoden läßt sich jedoch nicht entscheiden, warum die Verlangsamung, unabhängig von den syntaktischen Formen (+P, -P) nur in T2 auftritt. Die Annahme einer allgemeinen Verlangsamung, die nicht zwischen einzelnen Äußerungskomponenten unterscheidet, wird hierdurch jedoch in Frage gestellt. Als Ursache für die größere Dauer in T2 kommen syntaktische Einflußgrößen in Betracht, die beide verwendeten Strukturen betreffen. Auch nicht-linguistische Einflußgrößen - wie z.B. Unterschiede in der Atmung, der Sprechmotorik und in Gedächtnisleistungen - sind für die Verursachung der gruppenspezifischen Effekte nicht auszuschließen.

Die Hypothese Ib (vgl. 1.4), die eine erhöhte zeitliche Variabilität der Nachsprechleistungen bei Gruppe G postuliert, wurde weitgehend bestätigt; Ausnahmen finden sich in T1 beider Syntaxformen. Daß es sich hierbei nicht nur um eine Erhöhung der zeitlichen Variabilität in Abhängigkeit einer erhöhten Dauer der Nachsprechleistungen handelt, konnte durch die Einführung eines weiteren Variabilitätsmaßes (VM2) demonstriert werden, das die individuelle Variabilität auf die individuelle Dauer bezieht (vgl. 3.1). Dieses Ergebnis steht im Einklang mit einer Reihe von Berichten, die eine erhöhte zeitliche Instabilität in den Sprachproduktionen sprachentwicklungsgestörter Kinder hervorheben. Wie unter 1.2 bereits angeführt, werden hierfür kognitive Defizite, mangelhafte linguistische Kompetenz und insbesondere artikulatorische Störungen verantwortlich gemacht.

Da die beobachteten Gruppenunterschiede in fast gleicher Weise in beiden Syntaxformen auftreten, muß die Hypothese Ic, die für Dauer und Variabilität der Nachsprechleistungen syntaxspezifische Gruppenunterschiede behauptet (vgl. 1.4), als widerlegt angesehen werden. Ohne diesen Schluß wieder aufheben zu wollen, müssen jedoch bestimmte Methodenmerkmale dieser Untersuchung erwähnt werden, die die Bestätigung der Hypothese Ic erschweren.

Der Einsatz non-parametrischer Auswertungsverfahren, die aufgrund bestimmter Datencharakteristika ausgewählt wurden (vgl. 3.1), erlaubt zwar den Nachweis von Gruppenunterschieden, nicht jedoch die Bestimmung von deren Größe. Ob die gefundenen Gruppenunterschiede in ihrer Größe also von den Syntaxformen +P und -P abhängig waren, konnte daher statistisch nicht überprüft werden. Auf einen solchen Zusammenhang verweisen einige nicht getestete Beobachtungen, die nahelegen, daß der Abstand zwischen den Gruppen G und NG zumindest bei bestimmten Äußerungsteilen und Parametern in +P größer ist als in -P (vgl. Abb. 4;5).

Die Aussonderung fehlerhafter Reproduktionen aus der Auswertung war notwendig, um vergleichbare Nachsprechleistungen in ihrer Zeitstruktur analysieren zu können (vgl. 2.3). Dieses Vorgehen hatte jedoch gruppen- und syntaxspezifische Konsequenzen, da bei Gruppe G fehlerhafte Reproduktionen in der Syntaxform +P weitaus häufiger auftraten als in -P, und die Gruppe NG fast keine Fehler beim Nachsprechen machte. Hierdurch konnten Verzerrungen im Datenmaterial der Gruppe G - insbesondere bei +P - entstanden sein mit der Tendenz, durch Ausschluß mißlungener Rekonstruktionen die damit verbundenen Störungen der Zeitstruktur systematisch aus der Untersuchung auszuschließen. Eine Unterschätzung der tatsächlichen Störung der Zeitstruktur in den Nachsprechleistungen sprachentwicklungsgestörter Kinder wäre - gerade bei schwierigen syntaktischen Formen - die Folge.

Wenn dieses methodische Dilemma zwischen Vergleichbarkeit und gruppen- sowie syntaxspezifischem Eingriff in das Datenmaterial gelöst werden kann, könnte eine erneute Überprüfung der Hypothese Ic erfolgversprechend sein. Die Auswahl statistischer Verfahren, die syntaxabhängig die Größe der Gruppenunterschiede abbilden, stellt hierbei kein prinzipielles Problem dar.

Die Bedeutung der diskutierten Gruppenvergleiche für den Einzelfall wird durch die großen Streuungen innerhalb der Gruppen sowie deren Verteilungsüberlappungen relativiert (vgl. Abb. 2, 4, 5, 6). Hinweise auf die Gründe der mangelhaften Gruppenhomogenität liefert die kritische Betrachtung der verwendeten Selektionskriterien für die Gruppenzuweisung, die sich lediglich auf das Expertenurteil (G: Therapeuten, NG: Lehrer/innen) stützt.

Neben den bereits unter 1.2 dargestellten Unterschieden in der Diagnostik sprachentwicklungsgestörter Kinder war ein weiterer Grund für die Inhomogenität der Gruppe G deren Rekrutierung aus zwei Stichproben mit gleicher diagnostischer Etikettierung.

Die drei Kinder der Stichprobe 2 (MPI) erhielten zum Zeitpunkt der Untersuchung eine intensive sprachtherapeutische Einzelförderung, die sich fast ausschließlich auf gesprochene Sprache bezieht; auch der Einsatz hochfrequenter Präpositionen wird hier systematisch geübt.

Die Förderung der Kinder aus der 1. Stichprobe (Sprachbehinderten-Schule) bestand dagegen hauptsächlich in schulischem Gruppenunterricht. Die gezielte Therapie der gesprochenen Sprache fand nur zweimal wöchentlich in Kleingruppen statt.

Diese Unterschiede in Therapieart und -intensität könnten dafür verantwortlich sein, daß die Kinder der 2. Stichprobe (MPI) als einzige der Gruppe G als nur leicht dysgrammatisch eingestuft wurden (Sulser-Sprachtest), beim Nachsprechen keine Fehler und Mehrfachansätze produzierten und in der Variabilität sowie insbesondere der Dauer der Nachsprechleistungen überwiegend im Bereich der Kontrollpersonen lagen (vgl. Abb.2 bis 9). Diese Beobachtungen machen ein allgemeines Problem bei der Rekrutierung klinischer Stichproben deutlich: Neben der Diagnose müßte stets eine Reihe anderer Personenvariablen - insbesondere die bereits eingeleiteten therapeutischen Maßnahmen - berücksichtigt werden.

Auch die Einstufung der Gruppe NG als Kontrollgruppe sprachunauffälliger Kinder wird durch einige Beobachtungen in Frage gestellt. Der Sulser-Sprachtest wies die sprechsprachlichen Leistungen dieser Kinder insgesamt als durchschnittlich bis unterdurchschnittlich aus; einige Kinder mußten in Untertests sogar als deutlich auffällig eingestuft werden. Diese Diskrepanz zwischen Expertenurteil und Sprachtestergebnis wird vermutlich durch Unterschiede in den Kategorisierungskriterien bedingt. So dürften im Rahmen des normalen Schulunterrichts schriftsprachliche Defizite das Lehrer(innen)urteil stärker beeinflussen als sprechsprachliche, was in sprachheilpädagogischen Institutionen nicht zu erwarten ist.

Aus den genannten Gründen für die inhomogene Zusammensetzung der Gruppen G und NG sollten für weitere Untersuchungen Konsequenzen gezogen werden. So sollte die klinische Einstufung der Versuchspersonen durch Experten aus unterschiedlichen Arbeits- und Qualifikationsbereichen nur der Vorselektion dienen. Für die endgültige Gruppenzuteilung sind der jeweiligen Fragestellung angepaßte, einheitliche Entscheidungskriterien notwendig.

4.2 Unterschiede zwischen den beiden Syntaxformen

Die folgenden Aussagen beziehen sich nur auf die Gesamtäußerung (GS), da die Äußerungsteile 1 und 2 (T1, T2) in den Syntaxformen +P und -P unterschiedliche Silbenzahlen aufweisen und dadurch keinen sinnvollen Vergleich erlauben (vgl. zur Begründung 2.6.3 und 3.3.2). Die Hauptergebnisse des Vergleichs der beiden Syntaxformen sind:

<u>Die Dauer (D) der Nachsprechleistungen ist bei beiden Gruppen (G, NG) in der Syntaxform +P erhöht.</u>

<u>Die zeitliche Variabilität (VM1, VM2) der Nachsprechleistungen weist bei beiden Gruppen keine Unterschiede zwischen den Syntaxformen auf.</u>

Nachdem in den Hypothesen IIa und IIb (vgl. 1.4) gruppenspezifische Unterschiede zwischen den Syntaxformen sowohl für D wie auch für VM1 und VM2 postuliert werden, müssen die Hypothesen in dieser Form als widerlegt angesehen werden. Hierbei muß jedoch zwischen Dauer und Variabilität unterschieden werden.

Das Fehlen von Variabilitätsunterschieden zwischen den Syntaxformen bei beiden Gruppen wird durch keine über die statistischen Auswertungen hinausgehenden Beobachtungen relativiert. Da jedoch Variabilitätsunterschiede zwischen den Gruppen in beiden Syntaxformen bestehen, kann daraus der Schluß gezogen werden, daß unter Verwendung relativ einfacher Modellsätze mit und ohne Präposition die zeitliche Variabilität der Nachsprechleistungen hauptsächlich ein Sprechermerkmal ist. Wechselwirkungen mit der Syntax können möglicherweise bei schwierigeren Modellsatzkonstruktionen nachgewiesen werden.

Anders verhält es sich mit den Dauerunterschieden zwischen +P und -P in beiden Gruppen. Berücksichtigt man die Größe der Unterschiede in D, so wird deutlich, daß zumindest bei einigen Kindern der Gruppe G der Abstand zwischen den beiden Syntaxformen größer ausfällt als bei Gruppe NG (vgl. Abb.6). Interessanterweise gehören diese Kinder ausschließlich der 1. Stichprobe der Gruppe G (Sprachbehinderten-Schule) an, die bereits im Gruppenvergleich die stärksten Auffälligkeiten aufgewiesen hat (vgl. 4.1). Der Unempfindlichkeit nonparametrischer Tests gegenüber Absolutunterschieden ist es wahrscheinlich zuzuschreiben, daß sich dieses Phänomen statistisch nicht abbilden ließ (vgl. 4.1). Nimmt man diese Argumente zusammen, kann gefolgert werden:

- daß auch bei relativ einfacher Syntax Modellsätze mit Präposition die Nachsprechleistungen verlangsamen.
- daß zumindest bei einer Untergruppe der sprachentwicklungsgestörten Kinder (zu den diagnostischen und therapeutischen Besonderheiten dieser Gruppe vgl.4.1) dieser Effekt deutlicher ausfällt, sich also gruppenspezifische Syntaxunterschiede bei Sätzen mit und ohne Präposition in der Dauer zeigen.

4.3 Unterschiede zwischen den Varianten innerhalb jeder Syntaxform (Homogenitätsprüfung)

Da diesem Vergleich keine experimentelle Hypothese zugrundeliegt und hierdurch nur eine Bewertung des methodischen Vorgehens geleistet werden soll (zur detaillierten Beschreibung vgl. 3.3.3) soll dieser Punkt nur kurz angesprochen werden.

Während die Überprüfung der zeitlichen Variabilität der Nachsprechleistungen die Varianten (V1-3) in jeder der beiden Syntaxformen als nahezu gleichwertig ausweist, unterscheidet sich die Dauer der individuellen Nachsprechleistungen teilweise innerhalb einer Syntaxform. Letzterer Effekt ist in der Syntaxform ohne Präposition deutlicher ausgeprägt. Dies verweist auf die Schwierigkeit bei der Konstruktion gleichwertiger Modellsätze für eine Syntaxform. Hierbei gilt es eine Vielzahl von Variablen - wie artikulatorische Schwierigkeit, Wortvertrautheit, Satzlänge, etc. - gleichzeitig zu kontrollieren, was bei den individuellen und gruppenspezifischen Unterschieden zwischen Sprechern nur schwer möglich ist. Die einfachste methodische Lösung dieses Problems stellt die Konstruktion mehrerer Modellsätze pro Syntaxform dar, um die genannten unsystematischen, nicht syntaxspezifischen Einflüsse auf das Nachsprechen weitgehend auszuschalten. Dies wurde in der vorliegenden Arbeit versucht. Eine weitere Erhöhung der Anzahl von Modellsätzen pro Syntaxform nach einer theoriegeleiteten Auswahl könnte die Wirksamkeit dieser Kontrollmaßnahme noch verbessern.

5. ZUSAMMENFASSUNG

Ausgehend von klinischen und experimentellen Beobachtungen wurde in dieser Arbeit der Einfluß unterschiedlicher Syntaxformen (NP + V + PP bzw. NP1 + V + NP2) auf die Nachsprechleistungen sprachentwicklungsgestörter und sprachunauffälliger Kinder untersucht. Als abhängige Variablen wurden die Dauer und die zeitliche Variabilität der Nachsprechleistungen für die Gesamtäußerung und zwei Äußerungsteile bestimmt (NP1 + V sowie PP bzw. NP2). Die Gruppenzuteilung, die sich ausschließlich auf das Urteil der Lehrer(innen)/ Therapeuten stützte, erwies sich nachträglich als problematisch. Um vergleichbare Sprechproduktionen zu erhalten, wurde die Methode des Nachsprechens gewählt. Die fehlerarme Bestimmung der Zeitsegmente wurde durch ein digitales Segmentierprogramm mit hoher Zeitauflösung ermöglicht.

Die zeitliche Variabilität der Nachsprechleistungen war bei den sprachentwicklungsgestörten Kindern mit wenigen Ausnahmen erhöht. Größere Dauer trat jedoch nur im zweiten Äußerungsteil auf. Die Gruppenunterschiede waren von den beiden Syntaxformen unabhängig. In beiden Gruppen führte die Syntaxform mit Präposition zu erhöhter Dauer der Nachsprechleistungen, während sich die zeitliche Variabilität als nicht syntaxabhängig erwies.

Neben den bereits in der Diskussion angesprochenen methodischen Verbesserungsvorschlägen wäre bei einer Weiterentwicklung dieser Untersuchung vor allem die gleichzeitige Berücksichtigung von Makro- und Mikrosegmenten wünschenswert, um die wechselseitige Abhängigkeit dieser Ebenen analysieren zu können.

A N H A N G

1. Kurzinstruktion vom Tonband

2. Beschreibung und Auftretenshäufigkeit fehlerhafter Reproduktionen

<u>Kurzinstruktion vom Tonband</u>

Du wirst gleich eine Reihe von Sätzen hören, die du nachsprechen sollst.

Bitte sprich jeden Satz, den du hörst,deutlich nach. Wenn du damit fertig bist, hörst du den nächsten Satz.

Hier ist der erste Satz:

Struktur +P, Variante 1

Modellsatz: Das Auto rollt auf die Straße

Fehlerhafte Reproduktionen:	Häufigkeit	Anzahl der Vpn in Gruppe G	NG
Das A- / Au- / ha- Auto rollt auf die Straße	4	3	
Das Auto rollt über die Straße	9	3	1
Das Auto rollt durch - äh - auf - das - auf die Straße	1	1	
Das Auto rollt hin - auf die Straße	1	1	
Das Auto rollt - f - auf die Straße	1	1	
Das Auto rollt auf die Sch - Straße	1	1	

Fehlerhafte Reproduktionen gesamt: 17
Gruppe G: 16 Gruppe NG: 1

Struktur +P, Variante 2

Modellsatz: Das Fahrrad steht hinter dem Haus

Fehlerhafte Reproduktionen:	Häufigkeit	Anzahl der Vpn in Gruppe G	NG
__ Fahrrad steht hinter dem Haus	1	1	
Das Ha - das Radl steht hinter dem Haus	1	1	
Das Fahrrad steht hinterer dem Haus	1		1
Das Fahrrad steht hinterem - hinter dem Haus	1	1	
Das Fahrrad steht hinter dem au - Haus	1	1	

Fehlerhafte Reproduktionen gesamt: 5

Gruppe G: 4 Gruppe NG: 1

Struktur +P, Variante 3

Modellsatz: Der Fahrer bremst vor der Kurve

Fehlerhafte Reproduktionen:	Häufigkeit	Anzahl der Vpn in Gruppe G	NG
____ Fahrer bremst vor der Kurve	2	1	
Der Fahr___ bremst vor der Kurve	1	1	
Der Fahrara bremst vor der Kurve	1	1	
Der Fahrer kämp - bremst vor der Kurve	1		1
Der Fahrer kä - bremst vor der Kurve	1		1
Der Fahrer bremf - bremst vor der Kurve	1	1	
Der Fahrer bremst über die Ku-Kurve	1	1	
Der Fahrer bremst über die Straße	1	1	
Der Fahrer bremst du - über die Kurve	1	1	
Der Fahrer bremst vor - vor die - Straße	1	1	
Der Fahrer bremst vor der gu - Kurve	1	1	
Der Fahrer bremst vor der Türe	2	1	

Fehlerhafte Reproduktionen gesamt: 14

Gruppe G: 12 Gruppe NG: 2

Struktur -P, Variante 1

Modellsatz: Der Opa findet die Hose

Fehlerhafte Reproduktionen:	Häufigkeit	Anzahl der Vpn in Gruppe G	NG
Der Ho - der Opa findet die Ho-ose	1		1
Der Opa findet de - die Hose	1	1	
Der Opa findet der - die Hose	1	1	
Der Opa findet die Hos - Hose	1	1	

Fehlerhafte Reproduktionen gesamt: 4
Gruppe G: 3 Gruppe NG: 1

Struktur -P, Variante 2

Modellsatz: Das Mädchen streichelt die Katze

Fehlerhafte Reproduktionen:	Häufigkeit	Anzahl der Vpn in Gruppe G	NG
Das Mädchen schreich - streichelt das - die Katze	1	1	

Struktur -P, Variante 3

Modellsatz: Der Polizist sucht den Räuber

Fehlerhafte Reproduktionen:	Häufigkeit	Anzahl der Vpn in Gruppe G	NG
___ Polizist sucht den Räuber	2	1	
Der Polizist fs - sucht den Räuber	1		1
Der Polizist sicht - sicht - sucht den Räuber	1	1	
Der Polizist zi - sucht den Räuber	1	1	
Der Polizist sucht der - den Räuber	2	2	

Fehlerhafte Reproduktionen gesamt: 7
Gruppe G: 6 Gruppe NG: 1

Literatur

AMOROSA, H. (1982): The timing of speech and hand motor coordination in language delayed children. Journal of the Acoustical Society of America, Suppl. 1, 74.

AMOROSA, H. (1983): Motorische Aspekte des Lauterwerbs. Vortrag (Instituts-Symposium des Max-Planck-Instituts für Psychiatrie, München).

ARNOLD, G.E. (1970): Verzögerte Sprachentwicklung: Prolongierte Alalie. In: LUCHSINGER, R./ARNOLD, G.E. (eds); Handbuch der Stimm- und Sprachheilkunde, Berlin, 3. Auflage.

BAIRD, R. (1973): Structural characteristics of clause-containing sentences and imitation by children and adults. Journal of Psycholinguistic Research, 2, 115-127.

BECKER, K.-P./SOVAK, M. (1979): Lehrbuch der Logopädie. Meisenheim.

BENDA von, U. (1984): Untersuchungen zur Intonation autistischer, sprachentwicklungsgestörter und sprachunauffälliger Kinder. Forschungsberichte des Instituts für Phonetik und Sprachliche Kommunikation der Universität München, 20, 1-232.

BERRY-LUTERMAN, L. (1971): The diagnostic significance of sentences repetition for language-impaired children. Journal of Speech and Hearing Disorders, 26, 29-39.

BIESALSKI, P./FRANK, F. (1982): Phoniatrie - Pädaudiologie. Stuttgart.

BOND, Z.S./WILSON, H.F. (1980): Acquisition of the voicing contrast by language-delayed and normal-speaking children. Journal of Speech and Hearing Research, 23, 152-161.

BOOMER, D.S. (1965): Hesitation and grammatical encoding. Language & Speech, 8, 148-158.

CATTS, H.W./JENSEN, P.J. (1983): Speech timing of phonologically disordered children: Voicing contrast of initial and final stop consonants. Journal of Speech and Hearing Research, 26, 501-510.

CLARK, H.H. (1973): Space, time semantics, and the child. In: MOORE, T.E. (ed). Cognitive Development and the Acquisition of Language, 27-63. New York.

CROMER, R.F. (1978): The basis of childhood dysphasia: A linguistic approach. In: WYKE, M.A. (ed). Developmental Dysphasia, 85-134. London.

CROMER, R.F. (1981): Developmental language disorders: cognitive processes, semantics, pragmatics, phonology, and syntax. Journal of Autism and Developmental Disorders, 11, 57-74.

CRYSTAL, D./FLETCHER, P./GARMAN, M. (1976): The Grammatical Analysis of Language Disability. London.

DALTON, P./HARDCASTLE, W.J. (1977): Disorders of fluency and their effects on communication, 1-157. London.

DANNENBAUER, F.M. (1983): Der Entwicklungsdysgrammatismus als spezifische Ausprägungsform der Entwicklungsdysphasie. Birkach.

DUKES, P./PANAGOS, J.M. (1973): Repetition of comprehensible sentences, by children with deviant speech. British Journal of Disorders of Communication, 8, 139-145.

FRASER, C./BELLUGI, U./BROWN, R. (1963): Control of grammar in imitation, comprehension, and production. Journal of Verbal Learning and Verbal Behavior, 2, 121-135.

GOLDMAN-EISLER, F. (1961): The distribution of pause durations in speech. Language & Speech, 4, 232-237.

GOLDMAN-EISLER, F. (1967):Sequential temporal patterns and cognitive processes in speech. Language & Speech, 10, 122-132.

GRAICHEN, J. (1973): Teilleistungsschwächen, dargestellt an Beispielen aus dem Bereich der Sprachbenützung. Zeitschrift für Kinder- und Jugendpsychiatrie, 1, 113-143.

GRIMM, H. (1975): On the childs's acquisition of semantic structure underlying the wordfield of prepositions. Language & Speech, 18, 97-119.

GRIMM, H./KALTENBACHER, E. (1981): Die Dysphasie als noch wenig verstandene Sprachentwicklungsstörung: Überlegungen und erste empirische Ergebnisse. Vortrag gehalten auf dem 11. Kongreß für Angewandte Psychologie: Psychologische Hilfen für Behinderte, Heidelberg, 1-21.

GROHNFELDT, M. (1982): Längsschnittstudie zum sprachlichen Entwicklungsverlauf von Drei- bis Vierjährigen. Die Sprachheilarbeit, 27, 259-270.

GÜNTHER, H. (1981a): Fehlerlinguistik und Sprachstörungen - Zu einem Beitrag von Dieter Cherubim. Forschungsberichte des Instituts für Phonetik und Sprachliche Kommunikation der Universität München, 13, 19-26.

GÜNTHER, H. (1981b): Untersuchungen zum Sprachverhalten agrammatischer Kinder mit Ziel- und Modellsatzmethode. Forschungsberichte des Instituts für Phonetik und Sprachliche Kommunikation der Universität München, 13, 35-60.

HALL, P.K. (1977): The occurrence of disfluencies in language-disordered school-age children. Journal of Speech and Hearing Disorders, 42, 364-369.

HAWKINS, S. (1973): Temporal coordination of consonants in the speech of children: preliminary data. Journal of Phonetics, 1, 181-217.

HAY, G. (1983): Präpositionalphrasen in der Dysgrammatismus-Diagnose. Magisterarbeit, Ludwig-Maximilians-Universität München, 1-63.

HAYNES, W.O./HOOD, S.B. (1978): Disfluency changes in children as a function of the systematic modification of linguistic complexity. Journal of Communication Disorders, 11, 79-93.

INGRAM, T.T.S. (1972): The classification of speech and language disorders in young children. In: RUTTER, M./ MARTIN, J.A.M. (eds). The Child with Delayed Speech, Clinics in Dev. Med., 43. London.

JORDAN, C.M./ROBINSON, W.P (1972): The grammar of working and middle class children using elicited imitations. Language & Speech, 15, 122-140.

KEGEL, G. (1981): Zum Einfluß von Syntax und Semantik auf die Nachsprechleistungen agrammatischer Kinder. Forschungsberichte des Instituts für Phonetik und Sprachliche Kommunkation der Universität München, 13, 61-80.

KENT, R.D. (1983): The segmental organization of speech. In: MACNEILAGE, P.F. (ed). The Production of Speech, 57-89. New York.

KENT, R.D./FORNER, L.L. (1980). Speech segment durations in sentence recitations by children and adults. Journal of Phonetics, 8, 157-168.

LEE, L.L. (1974): Linguistic approaches to developmental language disorders. Folia Phoniatrica, 26, 33-67.

LEHISTE, I. (1970): Suprasegmentals. Cambridge/Mass.

LEHISTE, I. (1980): Interaction between test word duration and length of utterance. In: WANGH, L.R./VAN SCHOONEVELD, C.H. (eds). The Melody of Language. 169-179. Baltimore.

LEVIN, H./SILVERMAN, I./FORD, B.L. (1967): Hesitations in children's speech during explanation and description. Journal of Verbal Learning and Verbal Behavior, 6, 560-564.

LIENERT, G.A. (1978): Verteilungsfreie Methoden in der Biostatistik. Meisenheim.

LINCK, H.A./HABERKAMP, H. (1976): Sprachentwicklungsbehinderung - Sprachentwicklungsverzögerung. Versuch einer Abgrenzung. Folia Phoniatrica, 28, 141-160.

LINDBLOM, B./LYBERG, B./HOLMGREN, K. (1981): Durational patterns of swedish phonology: Do they reflect short-term motor memory processes? Indiana University Linguistics Club, 1-85. Bloomington/Indiana.

MCCROSKEY, R.L. (1984): Auditory timing: Its role in speech-language pathology. In: LASS, N.J. (ed). Speech and Language: Advances in Basic Research and Practice, 10, 141-183.

MENYUK, P. (1978): Lingustic problems in children with developmental dysphasia. In: WYKE, M.O. (ed): Developmental Dysphasia, London, 135-158.

MILLER, J.F. (1973): Sentence imitation in pre-school children. Language & Speech, 16, 1-14.

MONTGOMERY, M.M./MONTGOMERY, A.A./STEPHENS, M.I. (1978): Sentence repetition in preschoolers: Effects of length, complexity, and word familiarity. Journal of Psycholinguistic Research, 7, 435-454.

OLLER, D.K./MACNEILAGE; P.F. (1983): Development of speech production: Perspectives from natural and perturbed speech. In: MACNEILAGE, P.F. (ed). The Production of Speech, 91-107. New York.

ROCHESTER; S.R. (1973): The significance of pauses in spontaneous speech. Journal of Psycholinguistic Research, 2, 51-81.

RUDER, K.F./JENSEN, P.J. (1972): Fluent and hesitation pauses as a function of syntactic complexity. Journal of Speech and Hearing Research, 15, 49-60.

SAXMAN, J.H./MILLER, J.F. (1973): Short-term-memory and language skills in articulation-deficient children. Journal of Speech and Hearing Research, 16, 721-730.

SCHMAUCH, V.A./PANAGOS, J.M./KLICH, R.J. (1978): syntax influences the accuracy of consonant production in language-disordered children. Journal of Communication Disorders, 11, 315-323.

SCHOLZ, H.-J. (1974): Normbegriffe und Begriffsnormierung in der Sprachbehindertenpädagogik. In: LOTZMANN, G. (Hrsg). Sprach- und Sprechnormen, 43-52. Heidelberg.

SLOBIN, D.I./WELSH, C.A. (1973): Elicited imitation as a research tool in developmental psycholinguistics. In: FERGUSON, C.A./SLOBIN, D.I. (eds). Studies of Child Language Development, 485-497. New York.

SMIT, A.B./BERNTHAL, J.E. (1983): Voicing contrasts and their phonological implications in the speech of articulation-disordered children. Journal of Speech and Hearing Research, 26, 486-501.

SMITH, B.L. (1978): Temporal aspects of english speech production: A developmental perspective. Journal of Phonetics, 6, 37-67.

STARK, J./POPPEN, R. (1967): Effects of alterations of prosodic features on the sequencing performance of aphasic children. Journal of Speech and Hearing Research, 10, 849-855.

STARK, R.E./TALLAL, P. (1979): Analysis of stop consonant production errors in developmentally dysphasic children. Journal of the Acoustical Society of America, 66, 1703-1712.

SULSER, H. Sulser-Sprachtest II. Richadingen.

TALLAL, P. (1980): Auditory processing disorders in children In: LEONISON, P./SLOAN, C. (eds). Auditory Processing and Language, 81-100. New York.

TALLAL, P./PIERCY, M. (1978): Defects of auditory perception in children with developmental dysphasia. In: WYKE, M.O. (ed). Developmental Dysphasia, 63-84. London.

TALLAL, P./STARK, R.E. (1976): Relation between speech perception and speech production impairment in children with developmental dysphasia. Brain and Language, 3, 305-317.

TINGLEY, B.M./ALLEN, G.D. (1975): Development of speech timing control in children. Child Development, 46, 186-194.

WENDLER, J./SEIDNER, W. (1977): Lehrbuch der Phoniatrie. Leipzig.

WOLFUS, B./MOSCOVITCH, M./KINSBOURNE, M. (1980): Subgroups of developmental language impairment. Brain and Language, 10, 152-171.

SABINE VEIT

DAS VESTÄNDNIS VON PLURAL- UND KOMPARATIVFORMEN BEI (ENTWICKLUNGS)DYSGRAMMATISCHEN KINDERN IM VORSCHULALTER *)

Es werden 8 entwicklungsdysgrammatische und 8 gesunde Kinder im Vorschulalter hinsichtlich ihrer Sprachproduktionsleistung (Sätzeergänzungsverfahren) und Sprachverständnisleistung (nonverbal) von 30 Plural- und 12 Komparativformen untersucht. Neben den erwarteten geringen Leistungen im Sprachproduktionstest zeigen die entwicklungsdysgrammatischen Kinder ebenfalls deutlich reduzierte Leistungen im Bereich des Sprachverständnisses, wobei kein Zusammenhang mit der morphologischen Komplexität der überprüften Formen festgestellt werden kann. Die Ergebnisse deuten darauf hin, daß die (kognitiven) Konzepte, die den Formen zugrundeliegen, nicht vollständig internalisiert wurden. Darüber hinaus kann bei den entwicklungsdysgrammatischen Kindern ein vergleichsweise stereotyper Sprachgebrauch beobachtet werden, sowie Defizite im semantischen Bereich der Sprache. Diese werden teilweise durch kompensatorische Strategien ausgeglichen.

This study reports experiments concerning the comprehension and production of 30 plural and 12 comparative forms. The 8 children investigated have been diagnosed as developmental dysphasics, and are contrasted with 8 children without language disorders (all pre-school age). In the comprehension task, the children had to select one picture out of four; in the production task they had to complete short sentences. Beside the expected low level of achievement in the production test, the dysphasic children also clearly showed less success in the comprehension test, although no connection with the morphological complexity of tested forms can be established. The results indicate a cognitive deficit in the concepts underlying the rested forms. Furthermore, the verbal productions of the dysphasic children are fairly stereotypic,and semantic disabilities can be found but they are compensated for, at least to some extent.

---

*) Die Untersuchung wurde an der Kinderpoliklinik der Universität München (Direktor: Prof. Dr. H. Spiess) gefördert. Ich danke insbesondere Herrn Prof. Dr. R. Castell für die großzügig gewährte Unterstützung.

0. FRAGESTELLUNG UND HYPOTHESE

Die klassischen Definitionen des Entwicklungsdysgrammatismus betonen die Störung der Sprachproduktion. Die folgende Untersuchung wird durch die Frage bestimmt, ob entwicklungsdysgrammatische Kinder auch Störungen des Sprachverständnisses aufweisen. Eine Klärung dieser Frage läßt uns den Entwicklungsdysgrammatismus besser verstehen, sie dürfte sich bei Bejahung auf die Diagnose und Therapie der Störung auswirken. Die Fragestellung wird eingeschränkt auf entwicklungsdysgrammatische Kinder im Vorschulalter. Überprüft wird sie an Leistungen im Bereich der Plural- und Komparativbildungen.

Die experimentelle Hypothese lautet: Die entwicklungsdysgrammatischen Kinder zeigen neben der erwarteten reduzierten Sprachproduktionsleistung auch eine verminderte Sprachverständnisleistung, bezogen auf die untersuchten grammatischen Strukturen Plural und Komparativ.

1. VERSUCHSBESCHREIBUNG

1.1 Planung der Untersuchung

1.1.1 Die Versuchspersonen

Auswahlkriterien

Die Untersuchung der Sprachverständnis- und Sprachproduktionsleistung von Plural- und Komparativformen wird mit 8 als entwicklungsdysgrammatisch diagnostizierten Kindern und mit 8 Kindern, die eine ihrem Alter entsprechende Grammatikleistung erbringen, durchgeführt. Alle Kinder besuchen Vorschule und/oder Kindergarten.

Die Kinder, die an der Untersuchung teilnehmen, müssen - neben der Voraussetzung, daß Deutsch ihre Muttersprache ist - die in Tab.1 festgehaltenen Bedingungen erfüllen.

Gruppe	Entwicklungsdysgr. Kinder	Kontrollkinder
Grammatiktest	unterhalb des Normbereichs	Normbereich
Wortschatztest	Normbereich	
sprechfreier Intelligenztest	Normbereich	

Tab. 1: Voraussetzungen, die die Versuchskinder erfüllen.

Der Anspruch, der hinter dieser Kategorisierung der Kinder in "Normbereich" und "Nicht-Normbereich" steht, kann nicht der sein, daß diese sich nur hinsichtlich ihrer grammatikalischen Leistung unterscheiden - dies würde sowohl der Variabilität der gesunden Kinder wie der entwicklungsdysgrammatischen Kinder nicht gerecht werden. Durch die angewandten Testverfahren soll aber zumindest dokumentiert werden, daß die Kinder bezüglich ihrer sprechfreien Intelligenz und ihrer Leistung im Wortschatztest eine relativ homogene Gruppe darstellen, so daß ausgeschlossen werden kann, daß unterdurchschnittliche Leistungen in diesen Bereichen das Testergebnis negativ beeinflussen.

Zur Feststellung der Leistung in den einzelnen Bereichen werden folgende Testverfahren durchgeführt:

- Grammatik-Test des Psycholinguistischen Entwicklungstests (PET) (ANGERMAIER 1974)
- Subtest "Bilder-Wortschatz" aus dem French-Bilder-Intelligenztest (FBIT) (HEBBEL/HORN 1976)
- Columbia Mental Maturity Scale (CMM) (BURGMEISTER/BLUM/LORGE 1954) zur Erfassung der sprechfreien Intelligenz

Die Auswahl der Tests erfolgte nicht zuletzt auch unter dem Gesichtspunkt deren Länge, um eine Überbelastung der Kinder zu vermeiden. Die Durchführungsdauer der drei Vortests beträgt insgesamt ca. 30 Minuten. Die Leistungen, die die Kinder in den Vortests erbringen, finden sich in Tab. 2 und 3.

Ein Vergleich der Gruppen entwicklungsdysgrammatische Kinder und Kontrollkinder mit dem Mediantest (nach FISHER) ergab - wie zu erwarten war - einen signifikanten Wert ($p < 0.005$) für die Leistung im Grammatiktest. Die Leistungen im sprechfreien Intelligenztest und im Wortschatztest unterscheiden sich nicht signifikant.

Kind	Alter	Grammatik-test (PET)		sprachfreier Intelligenztest (CMM)		Wortschatz-test (FBIT)	
		T	PR	T	PR	T	PR
A	6;7	23	0,4	62	88	46	33
B	6;9	23	0,4	40	16	43	23
C	6;5	20	0,13	49	46	49	44
D	7;1	23	0,4	42	21	44	26
E	7;2	30	2,3	48	42	47	40
F	5;2	34	5	45	31	43	24
G	6;3	34	5	51	54	61	87
H	5;7	35	7	52	59	49	45
	$\bar{x}$=6;4	$\bar{x}$=28		$\bar{x}$= 49		$\bar{x}$=48	

Tab.2: Vortestergebnisse und Alter der entwicklungsdysgrammatischen Kinder

Kind	Alter	Grammatik-test (PET)		sprachfreier Intelligenztest (CMM)		Wortschatz test (FBIT)	
		T	PR	T	PR	T	PR
K	6;0	45	31	41	18	50	50
L	6;5	59	82	50	50	49	44
M	6;4	48	42	47	38	49	44
N	5;1	48	42	54	66	54	65
O	5;5	54	66	65	93	50	50
P	5;1	45	31	58	79	49	45
R	5;0	47	38	55	69	49	45
S	5;1	69	97	63	90	49	45
	$\bar{x}$=5;7	$\bar{x}$=52		$\bar{x}$= 54		$\bar{x}$=50	

Tab. 3: Vortestergebnisse und Alter der Kontrollkinder

Die entwicklungsdysgrammatischen Kinder

Alle 8 entwicklungsdysgrammatischen Kinder (5 Buben, 3 Mädchen), die an der Untersuchung teilnehmen, besuchen die Schulvorbereitende Einrichtung (SVE) der Sprachheilschule an der Blumenstr. 8, 8000 München 2. Bis auf ein Mädchen, das bereits das 3. Jahr die SVE besucht, sind die Kinder zum Schuljahr 1984/85 dort eingeschult worden. Das Alter der Kinder findet sich in Tabelle 2.

In einer entwicklungspsychologischen Untersuchung im Rahmen der Ambulanz der Kinderpoliklinik München wird bei diesen 8 Kindern (von 24 Kindern einer Jahrgangsstufe) die Diagnose einer Störung der expressiven Sprachentwicklung (Dysgrammatismus) gestellt. Darüber hinaus werden die Kinder hinsichtlich körperlicher Entwicklung, Körperkoordination, Feinmotorik und Artikulationsleistung untersucht. Parallel dazu erfolgt eine Einschätzung der sprachlichen Leistungen der Kinder durch die betreuenden Sprachheilpädagoginnen. Diese machen auch eine Aussage über normales, bzw. auffälliges Sozialverhalten der Kinder in der Gruppe. Eine Einteilung der Kinder nach dem Ausmaß der Sprachstörung erfolgt nicht. Bei vier der acht Kinder zeigen sich neben der Sprachstörung noch weitere Auffälligkeiten (vgl. Tab.4).

Verwendet man das Schichtmodell von KLEINING/MOORE (1968), das eine Gliederung der Bevölkerung in sieben, bzw. in einer zusammengefaßten Version, in fünf Schichten vornimmt, so kommt man zu dem Bild in Tabelle 5.

Zwei Kinder können keiner Schicht zugeordnet werden, da sie seit einigen Jahren im Kinderheim leben und der Beruf des Vaters nicht in Erfahrung zu bringen war.

Kind	Geschlecht	weitere Auffälligkeiten
A	m	- auffälliges Sozialverhalten
B	m	- auffälliges Sozialverhalten - Artikulationsleistung: <3. Perzentile
G	m	- auffälliges Sozialverhalten - auffällige motorische Entwicklung (ca. 1 1/2 Jahre zurück)
H	m	- auffälliges Sozialverhalten - starke Kurzsichtigkeit

Tab. 4: Weitere Auffälligkeiten der entwicklungsdysgrammatischen Kinder

Schicht	Anzahl der Kinder
Obere Schichten	1
Mittlere Mittelschicht	1
Untere Mittelschicht	/
Obere Unterschicht	2
Untere Schichten	2
	6

Tab. 5: Schichtzugehörigkeit der entwicklungsdysgrammatischen Kinder

Die Kontrollgruppe

Von den 8 Kontrollkindern (4 Buben, 4 Mädchen) besuchen drei ebenfalls die SVE; von einem Kind abgesehen, welches eine Artikulationsstörung aufweist, zeigen diese keine Störungen im Bereich der expressiven Sprachentwicklung. Die bei zwei Kindern festgestellten Auffälligkeiten sind in Tabelle 6 aufgeführt.

Kind	Geschlecht	Auffälligkeiten
L	m	- auffällige motorische Entwicklung (ca. 1 Jahr zurück) - Artikulationsleistung: 3. Perzentile
M	m	- auffälliges Sozialverhalten

Tab. 6: Auffälligkeiten der Kontrollkinder

Die weiteren 5 Kinder, die alle den Kindergarten besuchen, zeigen keine nennenswerten Auffälligkeiten; sie werden unter dem Gesichtspunkt des geeigneten Alters in der Nachbarschaft ausgesucht. Nach der Durchführung der Vortests wird entschieden, ob sie die geforderten Voraussetzungen erfüllen und an der Untersuchung teilnehmen können.

Da sich herausstellt, daß gut 6-jährige Kinder (Durchschnittsalter der entwicklungsdysgrammatischen Kinder), die einen normalen Stand der Sprachentwicklung aufweisen, mit dem für die entwicklungsdysgrammatischen Kinder konzipierten Testmaterial etwas unterfordert sind, werden Kinder, die einige Monate jünger sind, ausgewählt (vgl. Tab.3).

Nach dem Schichtmodell von KLEINING/MOORE ergibt sich das Bild in Tabelle 7.

Schicht	Anzahl der Kinder
Obere Schichten	1
Mittlere Mittelschicht	5
Untere Mittelschicht	2
Obere Unterschicht	/
Untere Schichten	/
	8

Tab. 7: Schichtzugehörigkeit der Kontrollkinder

Im Gegensatz zur Gruppe der entwicklungsdysgrammatischen Kinder sind unter den Kontrollkindern keine Vertreter der oberen und unteren Unterschicht, die bei den entwicklungsdysgrammatischen Kindern 50% der Gruppe ausmachen.

1.1.2 Die Testitems

Warum Plural und Komparativ ?

In der Spracherwerbsforschung gehören Pluralbildung und Komparation von Adjektiven zu den am häufigsten untersuchten morphologischen Strukturen (vgl. KEGEL 1974, S.122). Die Bedeutung, die diesen Formen bereits zu Beginn der Sprachentwicklung zukommt, hat wohl u.a. ihre Ursache darin, daß durch sie Inhalte sehr elementarer Natur versprachlicht werden: bei der Pluralbildung die Wahrnehmung, daß von etwas "mehr als eins" vorhanden ist, bei der Komparation der Vergleich zweier Objekte oder Ereignisse.

In der vorliegenden Untersuchung sind es jedoch nicht zuletzt methodische Aspekte, die zur Auswahl der Formen führen.

Beide Formen ermöglichen eindeutige und kindgerechte bildliche Darstellungen; darüber hinaus ist die Satzkomplexität, die diese bei der Konstruktion der Sätze fordern, die begleitend zum Vorlegen jeder Testkarte gesprochen werden, relativ gering. Beide Strukturen gewährleisten auch, daß sie in den begleitenden Sätzen, sowohl zur Sprachproduktion wie zum Sprachverständnis, in identischer Form (das bedeutet für den Plural gleicher Kasus und für den Komparativ nur prädikative Verwendung der Adjektive) dargeboten werden können.

Die Pluralitems

Es werden alle 9 im Deutschen möglichen Arten der Pluralbildung ausgeschöpft. Jede ist mit 3 Wörtern (Ausnahme: bei "Umlaut + e" sind es 6) repräsentiert; es werden kindgerechte Substantive, für die eine eindeutige bildliche Darstellung möglich ist, ausgewählt. So ergeben sich für die Sprachproduktion 30 Items, für das Sprachverständnis nur 27, da die 3 Substantive, die im Plural keine Markierung aufweisen, nicht überprüft werden können. Zur Einstimmung der Kinder auf die Aufgabenstellung werden bei der Sprachproduktion 3 Beispielitems, beim Sprachverständnis 2 (da eines ohne Pluralmarkierung ist) verwendet (vgl. Tab.8).

Die Komparativitems

Da eine annähernd objektive bildliche Darstellung von Komparativen am besten bei Wörtern zu verwirklichen ist, die etwas quantitatives (im Sinne von Menge, flächenhafter sowie räumlicher Ausdehnung) bezeichnen, werden nur solche Adjektive verwendet. Die 12 Adjektive, von denen 6 regelmäßig und 6 unregelmäßig gesteigert werden, werden nach ihrer Auftretenshäufigkeit (MEIER 1978) ausgewählt; diese

Art der Puralbildung		Wort
1. - e:		1. Schuh 2. Pferd 3. Schiff
2. - en:		4. Uhr 5. Elefant 6. Tür
3. - n:		7. Katze 8. Löwe 9. Kerze
4. - er:		10. Ei 11. Kleid 12. Kind
5. - s:		13. Auto 14. Baby 15. Pulli
6. Umlaut:		16. Vogel 17. Nagel 18. Apfel
7. Umlaut + e:	(Inlaut) a) (Diphtong) b) (Anlaut) c)	19. Ball 20. Hut 21. Maus 22. Baum 23. Ast 24. Arzt
8. Umlaut + er:		25. Glas 26. Rad 27. Haus
9. unverändert:		28. Messer 29. Angler 30. Indianer
10. Beispielitems:		31. Blume 32. Knochen 33. Mann

Tab.8: Pluralitems

Häufigkeitsangaben beziehen sich zwar auf die Erwachsenensprache, man kann demzufolge aber annehmen, daß die Kinder mit diesen Wörtern häufiger als mit anderen konfrontiert werden und so die Wahrscheinlichkeit größer ist (als bei anderen Wörtern), daß sie über diese verfügen. Ein Vortest mit einem normal entwickelten Mädchen (Alter: 5;10) zeigt, daß dieses alle Adjektive, sowie deren Steigerung und alle Substantive im Singular und im Plural beherrscht.

Art der Komparativbildung	Wort
1. regelmäßig:	1. klein 2. weit 3. breit 4. tief 5. niedrig 6. wenige
2. unregelmäßig:	7. hoch 8. nah 9. lang 10. kurz 11. groß 12. viele
3. Beispielitem:	13. dick

Tab. 9: Komparativitems

1.1.3 Das Testmaterial

Das Testmaterial umfaßt 88 Testkarten (davon 7 als Übungsmaterial) aus festem Karton im DIN A4 Format (29.5 cm x 20.8 cm). Die verwendeten Zeichnungen stammen aus unterschiedlichen Quellen; als Vorlagen dienen: Der Psycholinguistische Entwicklungstest (ANGERMAIER 1974), der French-Bilder-Intelligenztest (HEBBEL/HORN 1976), die Columbia Mental Maturity Scale (BURGMEISTER/BLUM/LORGE 1954), der Peabody Picture Vocabulary Test (DUNN 1959) und das Bildwörterbuch der deutschen Sprache von DUDEN (1977). Durch Vergrößerung bzw. Verkleinerung werden die (insgesamt ca. 300) Einzelzeichnungen auf die für das DIN A4 Format der Testkarten geeignete Größe gebracht. Im Folgenden wird exemplarisch für jeden Subtest eine verkleinerte Testkarte vorgestellt. Dazu werden die Gesichtspunkte, die für die Zusammenstellung der Bilder von Bedeutung waren, erläutert.

Sprachverständnis - Plural (SV - Pl):

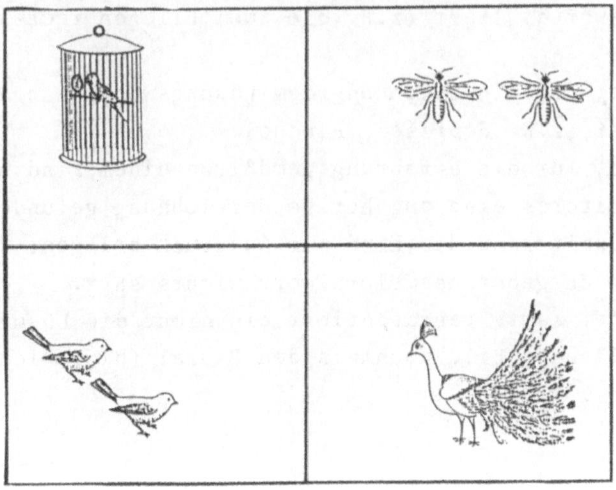

Abb. 1: "Zeig mir Vögel"

Wie in Abbildung 1 haben die Kinder vier Bilder zur Auswahl, was ihrem Konzentrationsvermögen angemessen zu sein scheint. Damit ist eine Zufallstrefferwahrscheinlichkeit von 25% verbunden. Die Position der Lösung (= der Plural des erfragten Wortes) wird für alle Karten ausgelost. Die vier Bilder stellen auf jeder Karte dar:

1. Die Lösung in Form des Plurals des zu überprüfenden Wortes (hier links unten). Dieses Bild erscheint an keiner anderen Stelle im Test, um ein richtiges Deuten aufgrund eines Wiedererkennungseffektes zu vermeiden.
2. Die Singularform des zu überprüfenden Wortes (hier links oben). Dabei wird immer eine andere Zeichnung als für die Pluralform verwendet.
3. + 4. Bei den zwei verbleibenden Zeichnungen werden unterschiedliche Auswahlkriterien angelegt, um zu vermeiden, daß den Kindern eine bestimmte Strategie des Falschzeigens unterstellt wird. Es werden verwendet:
   - Objekte, deren Bezeichnung im semantischen Feld des Lösungswortes liegt (z.B. die zwei Fliegen rechts oben).
   - Objekte, deren Bezeichnung dem Lösungswort klangähnlich ist (z.B. Schiffe - Fische).
   - Objekte, für die erfahrungsgemäß von einem Kind nicht ohne weiteres eine zugehörige Bezeichnung gefunden wird; damit kann das Kind zum Ausdruck bringen, daß ihm ein dargebotenes Pluralwort nichts sagt.
   - Auf jeder Karte repräsentiert ein nicht die Lösung darstellendes Bild nochmals den Plural (hier die zwei Fliegen).

Sprachverständnis - Komparativ (SV - Komp)
bei unregelmäßiger Komparativbildung:

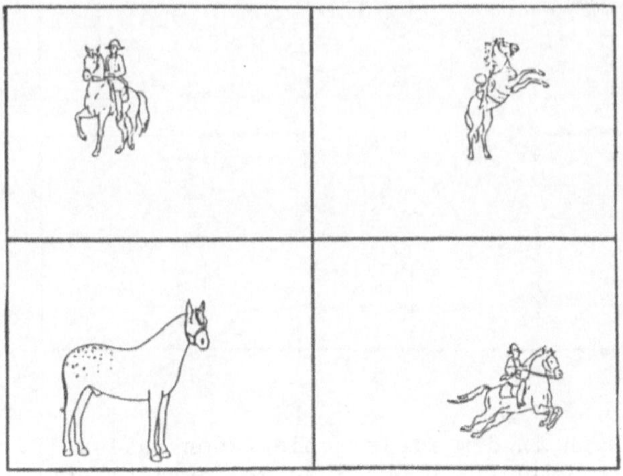

Abb. 2: "Welches Pferd ist größer ?"

Neben der Lösung, also dem Bild, das in Abbildung 2 den Komparativ darstellt ("größer": links unten), werden drei Bilder dargeboten, die bezüglich der erfragten Eigenschaft gleich sind (hier die Größe der Pferde), jedoch hinsichtlich ihrer anderen Merkmale nicht identisch sind (es sind also nicht drei gleiche Pferde abgebildet).

Sprachverständnis - Komparativ (SV - Komp) bei regelmäßiger Komparativbildung:

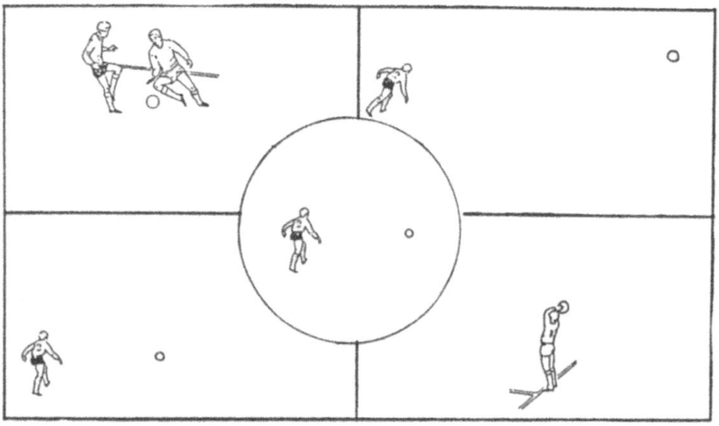

Abb. 3: "Der Mann in dem Kreis schießt den Ball weit. Welcher Mann (von den anderen) schießt den Ball weiter?"

Wie in Abbildung 3 gezeigt, wird der Positiv im Zentrum der Bildkarte vorgegeben. Das ist bei der regelmäßigen Komparativbildung erforderlich, um das tatsächliche Erfassen des Komparativs zu gewährleisten. Die vier Bilder stellen dar:

1. die Lösung, d.h. der Komparativ des verwendeten Adjektivs (rechts oben).
2. Die Wiederholung des Positivs (links unten).
3. + 4. Darstellungen aus dem gleichen Themenkreis, auf die jedoch der erfragte Komparativ nicht zutrifft.

Sprachproduktion - Plural:

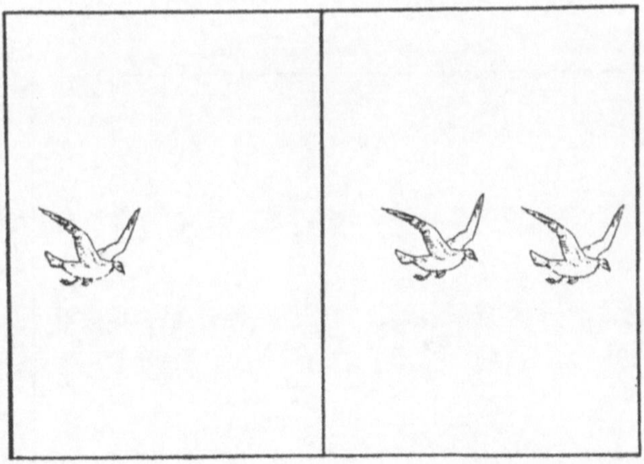

Abb. 4: "Das ist ein Vogel" "Das sind zwei (Vögel)"

Wie schon Abbildung 4 zeigt, werden bei der Sprachproduktion dieselben Wörter wie beim Sprachverständnis überprüft; die bildliche Darstellung ist aber immer eine andere als die Lösung beim Subtest SV-Pl.

Sprachproduktion - Komparativ:

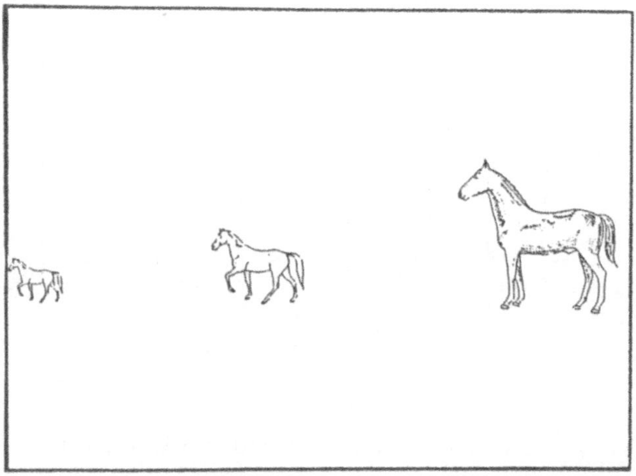

Abb. 5: "Dieses Pferd ist nicht groß." "Aber dieses Pferd ist groß" "Und dieses Pferd ist noch ..(größer)"

Das in den Komparativ zu setzende Adjektiv wird dem Kind durch drei Abbildungen nahegebracht. Die Anordnung der Bilder ist z.T. nebeneinander (vgl. Abb.5), z.T. untereinander, da sich dies bei den Adjektiven weit, nah, lang, kurz als wesentlich anschaulicher herausstellt.
Wie auch bei SP - PL werden andere Darstellungen verwendet als die Lösung beim Subtest SV - Komp.

1.2 Durchführung

1.2.1 Zeitplan

Die Vortests, die zur Auswahl der Kinder führen, werden bei den entwicklungsdysgrammatischen Kindern ca. 1 1/2 Monate vor Beginn der Hauptuntersuchung durchgeführt, bei den Kontrollkindern unmittelbar davor. Zwischen dem 1. und 2. Durchgang der Hauptuntersuchung, die in den Monaten März mit Juni 1985 durchgeführt wurde, liegen ca. 5 Wochen.

1.2.2 Ablauf der Untersuchung

Testsituation:

Die Kinder, die die SVE besuchen, werden dort im ihnen vertrauten Therapiezimmer getestet. Die Kinder sind mir (der Versuchsleiterin: VL) alle seit dem Schuljahresbeginn bekannt, ich hatte bereits mehrmals mit ihnen gearbeitet. Alle nahmen interessiert an der Untersuchung teil. Bei der Durchführung sind das untersuchte Kind und die VL allein. Ein Kassettenrecorder dient zur Aufzeichnung. Die durchschnittliche Gesamtuntersuchungsdauer für die Durchführung der 4 Subtests bei jedem Kind beträgt ca. 18 1/2 Minuten, wobei es individuelle Unterschiede gibt, da manche Kinder eine Pause benötigen, andere hingegen nicht.

Die Kinder der Kontrollgruppe, die nicht die Vorschule besuchen, werden bei sich zuhause in einem ruhigen Raum getestet. Auch hier sind nur VL und untersuchtes Kind anwesend. Die Gesamttestdauer beträgt bei den Kontrollkindern 16 1/2 Minuten, also etwa 2 Minuten weniger als bei den entwicklungsdysgrammatischen Kindern.

Instruktionen:

Den Kindern wird sowohl beim 1. wie beim 2. Testdurchgang in wenigen Sätzen erklärt, was bei jedem der 4 Subtests zu tun sei. Anhand der Beispielitems wird überprüft, ob die Aufgabenstellung verstanden worden ist. Die Kinder werden nicht verbessert, jedoch bei richtigen Antworten gelobt; bei falschen wird nichts gesagt oder es erfolgt die Aufforderung, alle Bilder genau anzuschauen. Die Sätze, die begleitend zu der Darbietung der Testkarten gesprochen werden, werden wiederholt, wenn nicht zügig eine Reaktion erfolgt oder der Eindruck entsteht, der Satz sei nicht richtig verstanden worden.

Protokollierung:

Während der Untersuchung werden die Antworten bei den Sprachproduktionsaufgaben orthographisch protokolliert, eine breite Transkription ist nur in einigen wenigen Fällen notwendig. Bei den Sprachverständnisaufgaben wird das von dem Kind gezeigte Bild auf dem Protokollbogen markiert.

1.2.3 Bewertungssystem

Sowohl die Sprachproduktions- wie die Sprachverständnisaufgaben werden einer Richtig/Falsch-Bewertung unterzogen. Beim Sprachverständnis ist die Richtig/Falsch-Bewertung eindeutig, wobei spontane Verbesserungen des Kindes berücksichtigt werden. Bei der Sprachproduktion werden die (wenigen) Wörter, deren Einschätzung etwas problematisch erscheint, nach folgenden Kriterien beurteilt:

- Es wird in erster Linie auf die vorhandene Pluralmarkierung bzw. die richtige Komparativmarkierung geachtet. Ist ein Wort neben einer richtigen Pluralmarkierung etwas deformiert (z.B. "Efanten" statt "Elefanten" oder "Idianer" statt "Indianer"), so wird dies als richtig gewertet. Daraus folgt, daß leichte Artikulationsfehler nicht in die Bewertung miteingehen.
- Spontane Verbesserungen werden als richtig gewertet.
- Wenn ein Kind mehrere Formen eines Wortes zur Auswahl anbietet und sich trotz Nachfragens der VL letztlich für keines entscheidet, so wird dies als falsch gewertet, auch wenn die richtige Form unter den angebotenen Wörtern ist.
- Beim Komparativ werden richtige Bildungen mit einem anderen als dem erfragten Wort (z.B. "größer" statt "höher") nicht gewertet; das Kind darf dieselbe Aufgabe einmal wiederholen, wobei ihm vor der Wiederholung gesagt wird, es sólle das gleiche Wort wie die VL verwenden.

2. AUSWERTUNG, ERGEBNISSE UND DISKUSSION

2.1 Gruppenvergleich Entwicklungsdysgrammatiker/ Kontrollkinder

2.1.1 Vergleich hinsichtlich der absoluten Fehlerzahlen

Tabelle 11 zeigt die Fehler der Entwicklungsdysgrammatiker und der Kontrollkinder für alle 4 Subtests summiert über beide Testdurchgänge.

	SP - PL		SP - Komp		SV - PL		SV - Komp	
Gesamtzahl überprüfter items	480		192		432		192	
	E	K	E	K	E	K	E	K
Fehler (absolut)	215	56	103	15	249	34	79	18
Fehler (in Prozent)	45%	12%	54%	8%	58%	8%	41%	9%

Tab. 11: Gesamtfehlerzahlen der Entwicklungsdysgrammatiker (E) und der Kontrollkinder (K)

Durch diesen Vergleich der Gesamtfehlerzahlen treten die Leistungsunterschiede der beiden Gruppen sehr deutlich zutage: die Fehlerquote der entwicklungsdysgrammatischen Kinder liegt bei den 4 Subtests im Durchschnitt bei 50%, während sie bei den Kontrollkindern weniger als 10% beträgt. Eine Aufschlüsselung in 1. und 2. Testdurchgang bringt an

Rohdaten (Anzahl richtiger Antworten im 1. und 2. Testdurchgang)

	SPRACHPRODUKTION						SPRACHVERSTÄNDNIS					
	Plural (von 30)		Komp. (von 12)		Gesamt (von 42)		Plural (von 27)		Komp. (von 12)		Gesamt (von 39)	
Kind	1.	2.	1.	2.	1.	2.	1.	2.	1.	2.	1.	2.
A	14	18	5	5	19	23	8	3	7	6	15	9
B	16	20	6	7	22	27	12	7	7	10	19	17
C	21	18	4	8	25	26	8	9	6	8	14	17
D	14	21	6	6	20	27	3	16	11	8	14	24
E	10	7	3	1	13	8	14	18	7	6	21	24
F	14	17	6	6	20	23	16	16	5	5	21	21
G	19	16	7	9	26	25	11	7	4	6	15	13
H	18	22	5	5	23	27	17	18	8	9	25	27
Median Z	15	18	5.5	6	21	25.5	11.5	12.5	7	7	17	19

Tab. 12: Entwicklungsdysgrammatische Kinder

	SPRACHPRODUKTION						SPRACHVERSTÄNDNIS					
	Plural (von 30)		Komp. (von 12)		Gesamt (von 42)		Plural (von 27)		Komp. (von 12)		Gesamt (von 39)	
Kind	1.	2.	1.	2.	1.	2.	1.	2.	1.	2.	1.	2.
K	22	22	9	11	31	33	24	26	11	12	35	38
L	26	28	11	11	37	39	22	25	11	12	33	37
M	26	29	12	11	38	40	26	26	11	11	37	37
N	29	25	10	10	39	35	27	27	11	10	38	37
O	29	29	12	12	41	41	24	24	11	10	35	34
P	25	28	12	11	36	39	25	25	10	10	35	35
R	27	26	11	10	38	36	21	25	10	12	31	37
S	24	29	12	12	36	41	25	26	11	11	36	37
Median Z	26	28	11.5	11	37.5	39	24.5	25.5	11	11	35	37

Tab. 13: Kontrollkinder

dieser Stelle keine zusätzliche Information, da sich die Gesamtfehlerzahlen nur unwesentlich unterscheiden.

2.1.2 Vergleich hinsichtlich der Mittelwerte

Die Mittelwertsvergleiche basieren auf den Rohdaten, die die Anzahl richtiger Antworten der Kinder in den einzelnen Subtests angeben (vgl. Tab. 12 und 13). Da es sich bei den vorliegenden Daten um Ordinaldaten handelt, wird der Median als geeigneter Mittelwert ausgewählt. Tabelle 14 zeigt die Mittelwerte der Rohdaten für den ersten und zweiten Test.

	SPRACHPRODUKTION					
	Plural (von 30)		Komp. (von 12)		Gesamt (von 42)	
	1.	2.	1.	2.	1.	2.
Entw. dys.	15	18	5.5	6	21	25.5
Kontroll-kinder	26	28	11.5	11	37.5	39
	SPRACHVERSTÄNDNIS					
	Plural (von 27)		Komp. (von 12)		Gesamt (von 39)	
	1.	2.	1.	2.	1.	2.
Entw. dys.	11.5	12.5	7	7	17	19
Kontroll-kinder	24.5	25.5	11	11	35	37

Tab. 14: Mittelwerte der Rohdaten

Die Mittelwertsvergleiche ergeben:

- Der Mediantest (nach FISHER) (SIEGEL 1985) ergibt für

alle 4 Subtests sehr signifikante Mittelwertsunterschiede ($p < 0.005$).

- Der MANN-WHITNEY U-Test ergibt für alle Subtests hochsignifikante Unterschiede ($p = 0.000$).

Diese Ergebnisse bestätigen die oben aufgestellte Hypothese: Die entwicklungsdysgrammatischen Kinder zeigen neben der erwarteten reduzierten Sprachproduktionsleistung auch eine verminderte Sprachverständnisleistung - bezogen auf die untersuchten grammatischen Strukturformen Plural und Komparativ.

2.1.3 Diskussion der Ergebnisse

Man muß sich vergegenwärtigen, daß trotz der Bestätigung der Hypothese die Interpretationsmöglichkeiten eingeschränkt sind. Das Konzept der vorliegenden Untersuchung, der Vergleich entwicklungsdysgrammatischer und gleichaltriger Kontrollkinder, birgt nur in beschränktem Umfang die Möglichkeit in sich, Beobachtungen wie das hier festgestellte reduzierte Sprachverständnis als störungsspezifisch zu interpretieren - wenn man unter Störungsspezifität das Auftreten eines Phänomens versteht, das im normalverlaufenden Spracherwerb nicht oder in einer anderen Ausprägungsform in Erscheinung tritt. Es ist denkbar, daß jüngere Kinder, die in ihrer Sprachproduktionsleistung mit den entwicklungsdysgrammatischen Kindern vergleichbar sind, auch vergleichbare (niedrige) Sprachverständnisleistungen zeigen. Das könnte ein Indikator dafür sein, daß sich bei den sprachgestörten Kindern die Fähigkeit zum Verstehen grammatischer Strukturformen ab einem bestimmten Niveau nicht weiterentwickelt hat. Ebenso muß jedoch der umgekehrte Fall in Betracht gezogen werden. Könnte man feststellen, daß bei jüngeren Kindern die Sprachverständnisleistungen den Sprachproduktionsleistungen vorausgehen, so wäre dies ein Hinweis darauf, daß das reduzierte Sprachverständnis eine ganz spezifische Eigenheit der entwicklungsdysgrammatischen Kinder ist. Die Konzeption der vorliegenden Untersuchung läßt keine zuverlässige Aussage bezüglich dieser beiden Annahmen zu. Es wird sich jedoch im Folgenden zeigen, daß die Leistungsmuster der Kontrollkinder durchaus Hinweise auf mögliche charakteristische Eigenheiten des entwicklungsdysgrammatischen Störungsbildes geben können.

Eine weitere Einschränkung bei der Interpretation des festgestellten reduzierten Sprachverständnisses ergibt sich aus der Tatsche, daß nur das Verständnis zweier Formen überprüft wurde - dies läßt keinen Schluß auf das Gesamtsystem der Sprache zu (vgl. COCKING/MC HALE 1981). Berücksichtigt man all diese notwendigen Einschränkungen, so kann hier zunächst festgehalten werden, daß bei den untersuchten entwicklungsdysgrammatischen Kindern mit einer nicht altersgemäßen Sprachproduktionsleistung ein mangelhaftes Sprachverständnis - bezogen auf die überprüften Strukturformen - einhergeht.

2.1.4 Vergleich hinsichtlich der Leistungsstabilität im 1. und 2. Testdurchgang

Stabilität der Gruppen (Ergebnisse)

Summiert man die Fehler für jeden der 4 Subtests getrennt für den 1. und 2. Testdurchgang, so ergibt sich das in den Tabellen 15 und 16 festgehaltene Bild. Vergleicht man die Fehlerzahlen für die einzelnen Testdurchgänge mit den Gesamtfehlerzahlen (vgl. Tab.11), so zeigt sich, daß bei beiden Gruppen die Abweichung vom 1. zum 2. Test maximal ± 3% beträgt. Diese weitgehende Übereinstimmung legt zu-

	SP - PL		SP - Komp		SV - PL		SV - Komp	
Gesamtzahl überprüfter Items	240		96		216		96	
	1.	2.	1.	2.	1.	2.	1.	2.
Fehler (absolut)	114	101	54	49	127	122	41	38
Fehler (in Prozent)	48%	42%	56%	51%	59%	56%	43%	40%

Tab. 15: Fehlerzahlen für 1. und 2. Testdurchgang (Entwicklungsdysgrammatiker)

	SP - PL		SP - Komp		SV - PL		SV - Komp	
Gesamtzahl überprüfter Items	240		96		216		96	
	1.	2.	1.	2.	1.	2.	1.	2.
Fehler (absolut)	32	24	7	8	22	12	10	8
Fehler (in Prozent)	13%	10%	7%	8%	10%	5%	10%	8%

Tab. 16: Fehlerzahlen für 1. und 2. Testdurchgang (Kontrollkinder)

nächst die Vermutung nahe, daß sich die Kinder bei den beiden Testdurchgängen, die im Abstand von ca. 5 Wochen durchgeführt werden, auf einem vergleichbaren Leistungsniveau befinden. Eine Betrachtung der Leistungsschwankungen der einzelnen Kinder wird jedoch zeigen, daß die Annahme einer Leistungsstabilität nicht bestätigt werden kann.

Relative Instabilität bei den entwicklungsdysgrammatischen Kindern (Ergebnisse)

Mit dem WILCOXON-Test für zwei abhängige Stichproben (SIEGEL 1956) kann zwar nachgewiesen werden, daß die Unterschiede zwischen 1. und 2. Testdurchgang bei beiden Gruppen und allen Subtests nicht signifikant sind, ein Blick auf die Rohdaten (vgl. Tab. 12 und 13) zeigt jedoch, daß die Leistungen bei den entwicklungsdysgrammatischen Kindern vom 1. zum 2. Testdurchgang wesentlich stärker schwanken als die der Kontrollgruppe, so daß eine differenzierte Betrachtung angezeigt ist.

In Tabelle 17 werden die Veränderungen vom 1. zum 2. Test zunächst anhand der Mittelwertsunterschiede festgehalten.

	SPRACHPRODUKTION			SPRACHVERSTÄNDNIS		
	Plural	Komp.	Gesamt	Plural	Komp.	Gesamt
Entw.dysgram.	+ 20%	+ 9%	+ 21%	+ 9%	----	+ 12%
Kontrollkind.	+ 8%	- 4%	+ 4%	+ 0.5%	----	+ 6%

Tab. 17: Veränderung der Mittelwerte vom 1. zum 2. Test

Eine Betrachtung der Rohdaten zeigt, daß die Veränderungen - sowohl Verschlechterungen wie Verbesserungen - z.T. sehr groß sind, so daß die Information, die Tab. 17 gibt, nicht

Plural				Komparativ			
Entw.dys.		Kontrollk.		Entw.dys.		Kontrollk.	
Kind		Kind		Kind		Kind	
F	1%	L	0%	A	8%	L	4%
H	2%	M	4%	B	8%	M	4%
B	4%	P	4%	H	8%	N	4%
A	7%	K	6%	D	9%	P	4%
D	24%	O	8%	F	9%	O	5%
E	28%	R	11%	G	23%	R	5%
G	38%	S	12%	E	38%	S	5%
C	40%	N	19%	C	60%	K	22%
x =	18%	x =	8%	x =	20.4%	x =	6.6%

Tab. 18: Leistungsschwankungen zwischen 1. und 2. Testdurchgang (Sprachproduktion)

Plural				Komparativ			
Entw.dys.		Kontrollk.		Entw.dys.		Kontrollk.	
Kind		Kind		Kind		Kind	
C	2%	K	4%	F	0%	M	0%
H	4%	M	4%	E	14%	P	0%
F	11%	N	4%	A	14%	S	0%
E	22%	0	4%	H	15%	K	9%
G	40%	P	4%	C	28%	L	9%
A	46%	S	4%	G	29%	N	9%
B	48%	L	8%	D	43%	0	9%
D	102%	R	12%	B	43%	R	18%
x =	34.4%	x =	5.5%	x =	23.3%	x =	6.75%

Tab. 19: Leistungsschwankungen zwischen 1. und 2. Testdurchgang (Sprachverständnis)

zufriedenstellt. Es wird der Anschein erweckt, als ob die entwicklungsdysgrammatischen Kinder lediglich eine größere Verbesserungsrate aufweisen als die Kontrollkinder. Die Heterogenität der Gruppe geht durch die Mittelwertsbildung verloren. Auch Korrelationskoeffizient und Rangkorrelation erweisen sich aufgrund der Verteilung der Daten als nicht geeignet, um die geringeren Veränderungen, die die Kontrollkinder aufweisen, zu veranschaulichen. Die individuellen Abweichungen vom Mittelwert,die jedes Kind vom 1. zum 2. Test aufweist (vgl. Tab. 18 und 19), scheinen der Heterogenität der Daten am ehesten gerecht zu werden.

Die Leistungsschwankungen der Kontrollkinder reichen von 0% bis 22%,wobei von 32 berechneten Abweichungen (8 Kinder a 4 Subtests) 26 unter 10% liegen. Die Schwankungen der entwicklungsdysgrammatischen Kinder hingegen reichen von 0% bis 102%, wobei sich jedoch 2 der 8 Kinder im gleichen Schwankungsbereich wie die Kontrollkinder bewegen. Als deutlicher Unterschied zu den Kindern der Kontrollgruppe läßt sich festhalten, daß 6 von 8 entwicklungsdysgrammatischen Kindern in mindestens einem (meist aber mehreren) von 4 Subtests Leistungsschwankungen zwischen 40% und 100% aufweisen. Individuelle Unterschiede hinsichtlich dieser starken Schwankungen sind festzustellen.

Diskussion

Wie auch bei der Diskussion der Mittelwertsunterschiede kann man hinsichtlich der großen Leistungsschwankungen, die die Mehrzahl der entwicklungsdysgrammatischen Kinder aufweisen, zwei verschiedene Standpunkte einnehmen. Einerseits kann die Instabilität der Leistung eine Erscheinung sein, die auch im normalverlaufenden Spracherwerb auftritt und eine bestimmte Entwicklungsphase kennzeichnet; diese Phase könnte durch einen begrenzten Wissensumfang der Kinder, mit dem eine Instabilität der Verfügbarkeit der einzelnen Elemente einhergeht, charakterisiert sein. Geht man andererseits der Vermutung nach, daß das Aufweisen von starken Leistungsschwankungen eine spezifische Eigenschaft der Entwicklungsdysgrammatiker darstellt, so könnte man dieser Erscheinung die Annahme zugrundelegen, daß die Kinder Formen, über die sie potentiell verfügen, nicht gezielt einsetzen können; möglicherweise tragen für sie die Markierungen - in diesem Falle von Plural und Komparativ - nicht in gleicher Weise wie für gesunde Kinder ihre spezifischen Bedeutungen (beim Plural wäre dies "mehr als eins", beim Komparativ "Vergleich zweier Objekte oder Ereignisse").*)

Eine weitere mögliche Ursache für die beobachtete Instabilität, die man in Erwägung ziehen muß, ist eine schwankende Aufmerksamkeit der entwicklungsdysgrammatischen Kinder. Mit dieser Vermutung wäre auch die Tatsache, daß die Richtung der Veränderung vom 1. zum 2. Test nicht einheitlich ist - es gibt sowohl Verbesserungen wie Verschlechterungen -, in Einklang zu bringen. Dieser Argumentation entgegenzuhalten wäre die Überlegung, daß man Aufmerksamkeitsschwankungen, zumindest in gewissem Ausmaß, während der Testdurchführung feststellen können müßte. Es wurde jedoch sehr darauf geachtet, daß die Kinder auf die Aufgabenstellungen konzentriert eingingen; bei Ermüdung wurden Pausen eingelegt, nach unaufmerksamen Momenten wurde die letzte Frage wiederholt. Möglicherweise sind Aufmerksamkeitsstörungen, die der Beobachtung nicht unmittelbar zugänglich sind, mitverant-

---

*) ANISFELD/TUCKER (1973) beobachteten bei gesunden Kindern, die noch nicht über die Pluralmarkierungen verfügen, daß diese ein Zahlwort vor das entsprechende Substantiv setzen; dies wird - einleuchtend - interpretiert als Bemühung der Kinder, zum Ausdruck zu bringen, daß "mehr als eins" vorhanden ist. Eine analoge Untersuchung bei entwicklungsdysgrammatischen Kindern könnte zeigen, ob diese (vergleichbare) Ersatzstrategien entwickeln.

wortlich für die instabilen Leistungen der entwicklungsdysgrammatischen Kinder; die Hinweise reichen jedoch nicht aus, um diesem Faktor ausschlaggebende Bedeutung beizumessen.

Bei der Beurteilung der Beobachtung, daß nur 6 von 8 entwicklungsdysgrammatischen Kindern Schwankungen aufweisen, die mit Abstand größer sind als die der Kontrollkinder, ist angesichts der kleinen Stichprobe Vorsicht geboten: Einerseits könnte diese als Hinweis auf die Heterogenität des Störungsbildes gewertet werden, andererseits ist nicht auszuschließen, daß dieselbe Variabilität im normalverlaufenden Spracherwerb zu beobachten ist - ohne daß eine besonders auffällige Heterogenität festgestellt wird.

2.1.5 Vergleich hinsichtlich eines Zusammenhangs von Alter und Leistung

Bei der Berechnung des Rangkorrelationskoeffizienten R nach KRUEGER-SPEARMAN (CLAUSS/EBNER 1979) ergeben sich weder für die entwicklungsdysgrammatischen Kinder noch für die Kontrollkinder in den 4 Subtests auch nur annähernd signifikante Werte (vgl. Tab.20).

	SP - PL		SP - Komp		SV - PL		SV - Komp	
	1.	2.	1.	2.	1.	2.	1.	2.
Entw.dysg.	-0.45	0.08	0.29	0.29	0.46	0.03	0.38	0.16
Kontrollk.	0.14	0.04	0.05	0.38	0.02	0.05	----	0.3

Tab. 20: Korrelation Alter - Leistung für alle 4 Subtests

Der fehlende Zusammenhang überrascht für die Gruppe der entwicklungsdysgrammatischen Kinder nicht, da zu erwarten ist, daß durch die (nicht berücksichtigten) unterschiedlichen Schweregrade der Sprachstörung ein möglicher Zusammenhang zwischen Alter und Leistung überlagert wird. Bei den Kontrollkindern könnte dieses Ergebnis Hinweis auf eine relativ große Variationsbreite der Sprachentwicklung in dieser Altersstufe sein.

2.1.6 Intraindividuelle Vergleichbarkeit der Leistungen beider Gruppen

Mit dem Chi-Quadrat Test für unabhängige Stichproben (SIEGEL 1956) wird überprüft, ob sich die Leistungen in den einzelnen Subtests bei jedem Kind signifikant ($p < 0.05$) unterscheiden (Tab.21).

	SPRACHPRODUKTION	SPRACHVERSTÄNDNIS
	Es bestehen zw. Plural- und Komparativleistung:	
1. Test	keine sign. Unterschiede	sign. Unterschied bei Kind D ($p<0.001$)
2. Test	keine sign. Unterschiede	sign. Unterschied bei Kind A ($p<0.05$) und Kind B ($p<0.0$)

Tab. 21: Intraindividuelle Vergleichbarkeit der Plural- und Komparativleistungen

Faßt man die beiden Testdurchgänge zusammen, so ergibt sich, daß sich im Sprachproduktionstest die Leistungen von Plural- und Komparativbildung bei allen 16 Kindern (8 je Testdurchgang) entsprechen (d.h. es ergeben sich keine signifikanten Unterschiede), im Sprachverständnistest bei etwas mehr als 80% der Kinder. Bei den verbleibenden knappen 20% unterscheiden sich die Leistungen der beiden Subtests signifikant.

Eine eindeutige Stellungnahme dazu, ob die einzelnen Kinder in etwa die gleichen Leistungen in der Sprachproduktion wie im Sprachverständnis erbringen, ist anhand der vorliegenden Daten nicht möglich; die Tendenz könnte dahingehen, daß manche Kinder ein ausgewogeneres Leistungsprofil zeigen als andere, was bedeuten würde, daß bezüglich dieses Kriteriums keine für alle entwicklungsdysgrammatischen Kinder verallgemeinerbare Aussage möglich ist.

2.1.7 Zusammenfassende Wertung des Gruppenvergleiches

Ein Vergleich der beiden Gruppen hinsichtlich ihrer Gesamtleistungen in den 4 Subtests zeigt, daß die Mehrzahl der entwicklungsdysgrammatischen Kinder neben einem reduzierten Sprachverständnis für die untersuchten Strukturformen bei zwei Testdurchgängen, die mit einem Zeitabstand, in dem keine Entwicklung zu erwarten ist, durchgeführt werden, eine wesentlich größere Instabilität der Sprachproduktions- und Sprachverständnisleistungen aufweist als die Kinder der Kontrollgruppe. Bei beiden Gruppen ist eine vom Alter unabhängige Variabilität der Leistungen festzustellen, die sich sowohl in Form von Verbesserungen wie von Verschlechterungen äußert.

Bezieht man diese Ergebnisse auf die normalverlaufende Sprachentwicklung, so können sie als ein Zeichen für deren große Variationsbreite im Vorschulalter angesehen werden - eine Beobachtung, die auch für den Bereich der Artikulationsentwicklung gemacht wurde (CASTELL et al. 1980). Bezogen auf das Störungsbild des Entwicklungsdysgrammatismus sollen die Ergebnisse des Gruppenvergleichs als Hinweise auf zwei sehr allgemeine - im Folgenden näher zu beschreibende - Charakteristika gewertet werden: interindividuelle Heterogenität und intraindividuelle Instabilität.

2.2 Analyse der Sprachproduktionsleistungen

2.2.1 Die Pluralbildungen der entwicklungsdysgrammatischen Kinder

Fehleranalyse

Die Fehler der entwicklungsdysgrammatischen Kinder wie auch der Kontrollkinder lassen sich in zwei Gruppen unterteilen:

- Substantive, deren Singularform beibehalten wird;
- Substantive, die in einen nicht korrekten (d.h. nicht der Erwachsenensprache entsprechenden) Plural gesetzt werden.

Summiert man die Fehler über beide Testdurchgänge und spaltet sie in Singularformen und falsche Bildungen auf, so läßt sich bei den entwicklungsdysgrammatischen Kindern eine deutliche Tendenz zur Beibehaltung der Singularform feststellen (vgl. Tab.22).

	Fehler insgesamt	Singular	falsche Bildung
absolut	219	136	83
in Prozent %	100%	62%	38%

Tab. 22: Aufschlüsselung der Fehler der Entwicklungsdysgrammatiker

Aufgrund dieser Daten ist die Beobachtung festzuhalten, daß zwar die Mehrzahl der Fehler (fast zwei Drittel) Singularformen darstellt, daß jedoch auch ein nicht zu vernachlässigender Anteil (ein knappes Drittel) aus Falschbildungen besteht.

Wie bereits bei dem Gruppenvergleich können auch bei den Einzelbetrachtungen der Sprachproduktionsleistungen (Plural) als allgemeine Charakteristika festgehalten werden:

- Interindividuelle Heterogenität. Es ist bei den 8 untersuchten Kindern kein durchgängiges Konzept erkennbar, das allgemeine Aussagen darüber zuließe, wie entwicklungsdysgrammatische Kinder mit der Pluralbildung umgehen.
- Intraindividuelle Instabilität. Unter qualitativen Gesichtspunkten zeigt sich, daß ein Kind in einem Testdurchgang ein ausgesprochener 'Singulartyp' sein kann, was sich im 2. Testdurchgang wiederholen mag, aber nicht muß. Ebenso kann eine bestimmte Strategie bei der Pluralbildung entweder in beiden Testdurchgängen beobachtet werden oder nur in einem Durchgang auftreten. Quantitativ betrachtet zeigen die Kinder in den Testdurchgängen unterschiedliche Leistungen, wobei sowohl Abnahme (5 Kinder), als auch Zunahme (3 Kinder) der Fehlerzahl beobachtet wird.

Itemanalyse

Tabelle 23 enthält die Analyse der Sprachproduktions(fehl)leistungen unter dem Gesichtspunkt der Fehlerhäufigkeiten der einzelnen Substantive. Da sich unter den 30 Substantiven keines mit der Fehlerhäufigkeit 0, sowie keines mit maximaler Fehlerhäufigkeit (16) findet, kann man annehmen, daß die Kinder mit den Wörtern weder unter- noch überfordert sind.

Fehlerhäufigkeit (von max.16)	Anzahl der Substantive	Substantive
2	3	Kind, Ball, Messer
4	3	Schiff, Ei, Kleid
6	4	Angler, Baum, Hut, Pferd
7	6	Baby, Apfel, Maus, Glas, Haus, Indianer
8	3	Schuh, Pulli, Nagel
9	7	Uhr, Elefant, Katze, Löwe, Kerze, Vogel, Rad
10	2	Auto, Ast
11	1	Tür
13	1	Arzt

Tab. 23: Fehlerhäufigkeit der einzelnen Substantive

Ein Vergleich der beiden Testdurchgänge hinsichtlich der Fehlerhäufigkeiten (vgl. Tab.24) ergibt, daß ein Drittel der Wörter in beiden Durchgängen gleich häufig falsch produziert wird, bei einem Drittel läßt sich eine Abweichung von einem Fehler, bei einem Drittel eine Abweichung von 2 bzw. 3 Fehlern feststellen.

Pluralallomorphe	Fehlerhäufigkeit		
	1. und 2. Test	1. Test	2. Test
- er	10	5	5
Ø	15	9	6
- e	18	9	9
Umlaut + e	22(44)	11(22)	11(22)
Umlaut + er	23	9	14
Umlaut	24	10	14
- s	25	13	12
- n	27	10	17
- en	29	13	16

Tab. 24: Fehlerhäufigkeit der Pluralallomorphe

In Tabelle 24 sind die Fehlerhäufigkeiten der Pluralallomorphe festgehalten. Aus den Fehlerhäufigkeiten der Pluralallomorphe kann nicht geschlossen werden, daß die morphologische Komplexität die Schwierigkeit der Produktion bedingt.

Die Ergebnisse der Itemanalyse (Plural) lassen weder ausgeprägte spezifische Defizite, die sich in wiederholtem Auftreten der Fehler in beiden Testdurchgängen äußern würden, noch Fehlleistungen, die durch grammatikalische Komplexität erklärbar wären, erkennen. Dies kann als Hinweis darauf gewertet werden, daß der Entwicklungsdysgrammatismus vermutlich nicht durch spezifische, eng umschriebene - für alle Kinder gültige - Ausfälle im Strukturbereich der Sprache näher beschrieben werden kann.

2.2.2 Die Pluralbildungen der Kontrollgruppe im Vergleich mit den entwicklungsdysgrammatischen Kindern

Fehleranalyse

Die z.T. sehr geringe Fehleranzahl der Kontrollkinder (vgl. Tab. 25) läßt eine ergiebige und aussagekräftige Fehleranalyse nicht zu. Daher sollen hier nur die Charakteristika, die in Bezug auf einen Vergleich der beiden Gruppen von Interesse sind, dargestellt werden.

Fehlerzahl	Anzahl der Kinder
1	5
2	2
3	1
4	3
5	2
6	1
8	2 (8 je Testdurchgang)
	16

Tab.25: Fehlerverteilung der Kontrollgruppe

Summiert man die Fehler über beide Testdurchgänge und spaltet sie in "Singularform" und "falsche Bildungen" auf, so läßt sich bei den Kindern der Kontrollgruppe - im Gegensatz zu den entwicklungsdysgrammatischen Kindern - eine deutliche Tendenz zur 'falschen Bildung' feststellen (vgl. Tab.26).

	Fehler insgesamt	Singular	falsche Bildung
Entw.dysgr. absolut	219	136	83
in Prozent%	100%	62%	38%
Kontrollk. absolut	59	15	44
in Prozent%	100%	25%	75%

Tab.26: Aufschlüsselung der Fehler

Diese Werte schwanken zwar in den beiden Testdurchgängen, die eben festgestellte Tendenz ändert sich jedoch nicht.

Die weiteren Beobachtungen, die bei den Kontrollkindern gemacht werden, sind durchaus mit denen der entwicklungsdysgrammatischen Kinder vergleichbar. Die Kinder wechseln z.T. ihre bevorzugte Fehlerart vom 1. zum 2. Testdurchgang; obwohl die Gruppe mehr Falschbildungen zeigt, gibt es individuelle Unterschiede dahingehend, daß manche Kinder eine Tendenz zum Beibehalten der Singularformen zeigen.

Die (In)konsistenz der Leistungen

Als Maß für die Übereinstimmung der Leistungen in den beiden Testdurchgängen kann man die Anzahl der Wörter nehmen, die in beiden Testdurchgängen falsch gemacht werden; analog dazu stellt die Anzahl der Wörter, die nur einmal falsch gemacht werden, ein Maß für die Inkonsistenz der Leistungen dar. Es gibt bei jedem Kind eine Mindestanzahl von Wörtern, die nur einmal falsch gemacht werden, nämlich die Fehlerdifferenz zwischen 1. und 2. Testdurchgang. Tabelle 27 vergleicht diese Mindestanzahl mit der tatsächlichen Anzahl von Wörtern, die einmal falsch und einmal richtig gemacht werden.

Kind	Fehler 1.Test	Fehler 2.Test	Fehlerdifferenz zw. 1. u. 2. Test	Anzahl von Fehlern, die nur 1x auftreten
A	16	12	4	4
B	14	10	4	7
C	9	12	3	5
D	16	9	7	9
E	20	23	3	6
F	16	13	3	5
G	11	14	3	6
H	12	8	4	11
K	8	8	/	3
L	4	2	2	6
M	4	1	3	5
N	1	5	4	6
O	1	1	/	/
P	5	2	3	5
R	3	4	1	4
S	6	1	5	5

Tab. 27: Daten zur Konsistenz von 1. und 2. Test (E:A - H; K:K - S)

Bei den entwicklungsdysgrammatischen Kindern ist die tatsächliche Anzahl von Fehlern, die nur einmal auftreten, um 70% größer als die minimale theoretische, bei der Kontrollgruppe um 90%. Die Differenz zwischen theoretischer Mindestanzahl und tatsächlichen einmaligen Fehlproduktionen spricht dafür, daß sowohl die entwicklungsdysgrammatischen Kinder wie auch die Kontrollkinder über ein gewisses Potential von Wörtern bzw. morphologischen Strukturformen verfügen, es jedoch nicht vorhersagbar und zuverlässig einsetzen können.

Itemanalyse

Fehlerhäufigkeit (von max. 16)	Anzahl der Substantive	Substantive
1	9	Pferd, Schiff, Uhr Auto, Hut, Maus, Baum, Ast, Rad
2	4	Katze, Baby, Pulli, Vogel
3	4	Schuh, Kleid, Apfel, Ball
4	4	Elefant, Nagel, Arzt, Messer
5	1	Indianer
6	1	Angler

Tab. 28: Fehlerhäufigkeit der einzelnen Substantive

Dem höheren Leistungsniveau der Kontrollgruppe entsprechend, werden 7 der 30 Substantive von allen Kindern in beiden Testdurchgängen richtig in den Plural gesetzt (vgl. Tab.28). Ein Vergleich der beiden Testdurchgänge hinsichtlich der Fehlerhäufigkeiten ergibt, daß diese zwar bei den meisten Wörtern nicht identisch sind, jedoch sind die Unterschiede aufgrund der geringen absoluten Fehlerzahlen sehr klein. Die Substantive, die keine Pluralmarkierung aufweisen, werden von den Kontrollkindern im Gegensatz zu den entwicklungsdysgrammatischen Kindern am häufigsten falsch gemacht (vgl. Tab. 29 und 24).Die absoluten Fehlerzahlen der unmarkierten Substantive sind bei beiden Gruppen identisch, was angesichts der sonst bestehenden großen Fehlerunterschiede bemerkenswert ist. Über diese Beobachtung bei dem Ø-Allomorph hinaus, lassen sich bei den weiteren 8 Arten der Pluralbildung - wie auch bei den entwicklungsdysgrammatischen Kindern - keine Gesetzmäßigkeiten erkennen, weder im 1. noch im 2. Test, noch bei der Zusammenfassung beider.

Pluralallomorphe	Fehlerhäufigkeit		
	1. und 2. Test	1. Test	2. Test
Umlaut + er	1	1	0
- n	2	1	1
- er	3	2	1
- e	5	0	5
- s	5	3	2
- en	5	3	2
Umlaut + e	5.5(11)	3.5(7)	2(4)
Umlaut	9	7	2
∅	15	6	9

Tab. 29 : Fehlerhäufigkeit der Pluralallomorphe

Zusammenfassung der Ergebnisse und Diskussion

Die Fehleranalyse der Sprachproduktionsleistungen (Plural) der beiden Gruppen zeigt, daß die entwicklungsdysgrammatischen Kinder durchaus mit den Kontrollkindern vergleichbare Muster in der Sprachproduktion zeigen, daß jedoch z.T. andere Ausprägungsformen festzustellen sind: Bei beiden Gruppen sind unter den Fehlern sowohl Singularformen als auch falsche Bildungen zu finden, wobei das Übergewicht bei den entwicklungsdysgrammatischen Kindern auf den Singularformen liegt, bei den gesunden Kindern hingegen auf den falschen Bildungen. Dies zeigt sich in besonderem Maße bei den Substantiven, die im Plural unmarkiert bleiben, da die Kontrollkinder bei diesen eine ungewöhnlich hohe Fehlerquote aufweisen, die entwicklungsdysgrammatischen Kinder dagegen nicht. Bei beiden Gruppen ist zu beobachten, daß sie über eine gewisse Anzahl von sprachlichen Elementen verfügen, die als eine Art 'Halbwissen' angesehen werden können, da sie offenbar nicht zuverlässig abrufbar sind.

SCHÖLER (1985) kommt bei der Untersuchung der Pluralbildung entwicklungsdysgrammatischer Kinder zu dem Ergebnis, daß diese die Substantive entweder im Singular lassen oder aber richtige Formen bilden, was er nach MAC WHINNEY (1978, zit.n. SCHÖLER op.cit.) als einen Hinweis auf Auswendiglernen als entscheidende Spracherwerbsstrategie interpretiert. Er stellt dieser Beobachtung die Sprachentwicklung gesunder Kinder gegenüber, die durch Übergeneralisierungen und Falschbildungen gekennzeichnet ist. Durch die Auswertung der 480 Pluralformen in der vorliegenden Untersuchung können die Ergebnisse von SCHÖLER (op.cit.) nur von deren Tendenz her bestätigt werden. Zwei Drittel der Fehler stellen Singularformen dar, die Tatsache, daß jedoch das verbleibende Drittel aus falschen Bildungen besteht, spricht dafür, daß die SCHÖLER'sche Annahme der Heterogenität des Störungsbildes nicht gerecht wird.

Abschließend läßt sich die Vermutung anstellen, daß sich die Entwicklungsdysgrammatiker insgesamt durch eine geringere Flexibilität der sprachlichen Konstruktionsprozesse auszeichnen. Hinsichtlich dieser Eigenschaft scheint die Gruppe heterogen zu sein: Einige Kinder zeichnen sich durch besondere Rigidität des Sprachgebrauchs aus, während andere über ein breiteres Spektrum von Konstruktionsprozessen, die durchaus mit denen gesunder Kinder verglichen werden können, verfügen.

2.2.3 Die Komparativbildungen der Entwicklungsdysgrammatiker und der Kontrollgruppe - eine vergleichende Betrachtung

Fehleranalyse (entwicklungsdysgrammatische Kinder) und kritische Betrachtung des Bewertungssystems

Analog zu der Auswertung der Pluralbildungen können die Fehler aller untersuchten Kinder in zwei Gruppen unterteilt werden:

- Adjektive, bei denen der Positiv beibehalten wird;
- Falschbildungen, zu diesen zählen Adjektive, die zwar die richtige Komparativmarkierung aufweisen, aber nicht mit dem vorgegebenen Wort identisch sind, sowie alle weiteren Fehler.

Summiert man die Fehler aller entwicklungsdysgrammatischen Kinder über beide Testdurchgänge und spaltet diese in die oben genannten Fehlergruppen auf, so ergeben sich die Werte aus Tabelle 30.

	Fehler insgesamt	Verbleib im Positiv	Falschbildung
absolut	120	71	49
in Prozent%	100%	60%	40%

Tab. 30: Aufschlüsselung der Fehler in "Verbleib im Positiv" und "Falschbildungen"

Unterteilt man die Kategorie 'Falschbildungen' in die beiden Gruppen 'richtiger Komparativ eines falschen Adjektivs' und in 'sonstige Fehler', führt dies zu den Werten in Tabelle 31.

	Falschbildungen insgesamt	richt. Komparativ eines falschen Adjektivs	sonstige Fehler
absolut	49	15	34
in Prozent%	100%	31%	69%

Tab. 31: Aufschlüsselung der Komparativfalschbildungen

Die Fehleranalyse der Komparativformen zeigt, daß der verwendete Modus der Richtig/Falsch-Bewertung den sprachproduktiven Fähigkeiten der entwicklungsdysgrammatischen Kinder nicht ganz gerecht wird. 60 Prozent aller Fehler stellen das Beibehalten des Positivs dar, 40 Prozent können der Kategorie 'Falschbildung' (vgl. Tab.30) zugeordnet werden. Wie jedoch Tabelle 31 zeigt, stellen fast ein Drittel (31%) der Falschbildungen richtig markierte Komparativformen dar, die als falsch gewertet werden, weil auch nach Wiederholung der Aufgabe nicht das vorgegebene Adjektiv verwendet wird. Bemerkenswert ist die Tatsache, daß 15 von 16 gebildeten Komparativen inhaltlich durchaus als angemessen bezeichnet werden können. Die Adjektive, die hierbei verwendet werden, zeigen eine geringere semantische Komplexität (bzw. Differenziertheit)als die vorgegebenen:

- 'kleiner' statt 'niedriger' (Stuhl)
- 'größer' statt 'breiter' (Blatt)
- 'größer' statt 'höher' (Haus)
- eine Treppe die 'tiefer' nach unten führt, wird als 'größer' bezeichnet.

Die dem verwendeten Bewertungssystem zugrundeliegende, aber nicht bestätigte Annahme war, daß die Fehler der entwicklungsdysgrammatischen Kinder allein auf der Ebene der Morphologie beurteilt werden könnten, sich also nur in richtigen bzw. falschen Formen realisieren würden. Es wird jetzt eine Schwäche der Kinder im semantischen Bereich der Sprache offensichtlich; sie scheinen von der semantischen Differenziertheit der dargebotenen Adjektive überfordert zu sein. In Verbindung damit kann man jedoch auch Leistungen feststellen, die die entwicklungsdysgrammatischen Kinder zu erbringen in der Lage sind:

- Sie können bei Unkenntnis eines Adjektivs (oder der Komparativform dieses Wortes) eine inhaltlich angemessene Alternative auswählen, wobei der Inhalt durch die bildliche Darstellung vorgegeben ist.
- Sie erkennen, wiederum anhand der bildlichen Vorlage, die Notwendigkeit der Steigerung.
- Sie sind in der Lage, einen grammatikalisch richtigen Komparativ zu bilden.

Zusammengefaßt ergibt die Fehleranalyse der Komparativformen, daß die entwicklungsdysgrammatischen Kinder nicht nur eine reduzierte Fähigkeit bei der Verwendung grammatischer Strukturformen zeigen, sondern auch Defizite im semantischen Bereich der Sprache aufweisen, der hier durch die (differenzierte) Bedeutung der Adjektive repräsentiert ist. Es kann jedoch beobachtet werden, daß sie durch Verwendung von ihnen geläufigen Wörtern, die sie richtig in den Komparativ setzen, dieses Defizit auszugleichen versuchen.

Itemanalyse beider Gruppen

Analysiert man die Fehler des Subtests SP-Komp unter dem Gesichtspunkt der Fehlerhäufigkeiten der einzelnen Adjektive und der zwei Arten der Komparativbildung (regelmäßig und unregelmäßig), so kommt man zu den Ergebnissen in Tabelle 32 und 33.

Bei den entwicklungsdysgrammatischen Kindern ist besonders auffallend, daß 3 Adjektive (wenige, niedrig, viele) fast die maximale Fehlerhäufigkeit (15 von 16) aufweisen, ob-

	Fehlerhäufigkeit (von max.16)	Anzahl der Adjektive	Adjektive
Entw.dysgr.	3	1	tief
	5	2	lang,groß
	6	2	klein,kurz
	7	2	weit,breit
	8	1	hoch
	11	1	nah
	15	3	wenige, niedrig, viele
Kontrollk.	1	1	niedrig
	5	1	wenige
	9	1	viele

Tab. 32: Fehlerhäufigkeiten der einzelnen Adjektive

	falsche Komp (insgesamt)	regelmäßig	unregelmäßig
Entw.dysgr.	103	53	50
Kontrollk.	15	6	9

Tab. 33: Fehlerhäufigkeiten der Komparationstypen

wohl diese keine gemeinsamen Merkmale grammatischer Natur (z.B. unregelmäßige Komparativbildung) zeigen, die die hohe Fehlerzahl erklären könnten.
Theoretisch wäre eine Wortschatzproblematik denkbar, bei Betrachtung der Adjektive (niedrig, viele,wenige) ist diese m.E. jedoch allenfalls für 'niedrig', eventuell noch für 'wenige' im Bereich des Möglichen, keinesfalls aber für 'viele'. In den gehäuften Fehlerzahlen könnte zum Ausdruck kommen, daß das Konzept der Komparation nicht nach einem Alles-oder-Nichts-Prinzip vorhanden oder nicht vorhanden ist, sondern daß dieses sich schrittweise - für einzelne Adjektive früher, für andere später - entwickelt.

Obwohl diese Erklärung zunächst einleuchtend erscheint, muß man sich vergegenwärtigen, daß es sich bei allen 8 Kindern um dieselben Adjektive handelt. Dies ist nicht mit der oben beschriebenen Heterogenität des Störungsbildes in Einklang zu bringen. Im Zusammenhang mit der Beobachtung, daß auch die Kontrollkinder bei zwei dieser drei Adjektive (viele, wenige; vgl. Tab. 32) die (relativ) größten Fehlerhäufigkeiten aufweisen, muß die Möglichkeit eines durch das Versuchsmaterial hervorgerufenen Effekts in Erwägung gezogen werden.

Im Gegensatz zu dem Subtest SP-PL werden durch die Darbietung von 3 Einzelzeichnungen und durch die längeren begleitend gesprochenen Sätze größere Aufmerksamkeits- und Verständnisanforderungen an die Kinder gestellt, womit eine größere Störanfälligkeit verbunden ist. Man muß berücksichtigen, daß dadurch möglicherweise andere Gesetzmäßigkeiten nicht zutage treten, da sie durch die eben beschriebenen - unerwünschten - Effekte überlagert werden. Daher ist festzuhalten, daß die entwicklungsdysgrammatischen Kinder und die Kontrollkinder aus Gründen, die in diesem Falle nicht eindeutig ermittelt werden können, vergleichbare Reaktionsmuster zeigen.

Zusammenfassung der Ergebnisse und methodische Konsequenzen

Die Fehleranalyse der Komparativformen gibt Hinweise darauf, daß möglicherweise mit der mangelhaft entwickelten Fähigkeit zur Bildung grammatischer Strukturformen eine reduzierte (bzw. nicht voll entwickelte) Fähigkeit, mit differenzierenden Begriffen zu operieren, einhergeht. Aus der Beobachtung, daß die entwicklungsdysgrammatischen Kinder Ersatzstrategien entwickeln, ergibt sich die Forderung nach einem differenzierteren Bewertungssystem als der in der vorliegenden Untersuchung verwendeten Richtig/Falsch-Wertung. Die Itemanalyse zeigt, daß die Kinder beider Gruppen bei denselben Wörtern die größten Fehlerhäufigkeiten aufweisen, was auf vergleichbare zugrundeliegende Prozesse schließen läßt. Die Ursachen für die großen Fehlerhäufigkeiten sind nicht zuverlässig zu isolieren, jedoch sollte das Versuchsmaterial des Subtests SP-Komp bezüglich der begleitenden Instruktionen noch strenger kontrolliert werden, um Nebeneffekte auszuschließen.

2.2.4 Abschließende Diskussion der Sprachproduktionsleistungen

Eine große individuelle Variationsbreite scheint ein entscheidendes Charakteristikum des gesamten Spracherwerbs im Vorschulalter zu sein. Dies wird sowohl für den Bereich der Artikulationsentwicklung (CASTELL et al. 1980) als auch für die übrige Sprachentwicklung (DANNENBAUER 1984) berichtet und kann durch die Sprachproduktionsleistungen der Kontrollgruppe bestätigt werden. Für die entwicklungsdysgrammatischen Kinder ist eine Aussage über die Variabilität ihrer Leistungen problematisch, da diese vermutlich durch die sehr deutlich zutagetretende Heterogenität der Gruppe überlagert wird.

Die Analyse des Subtests Sprachproduktion-Plural ergibt, daß sich der Sprachgebrauch der entwicklungsdysgrammatischen Kinder im Gegensatz zu dem der Kontrollkinder durch eine größere Stereotypie in Form gehäufter Singularformen auszeichnet. Die therapeutisch interessante Frage nach vorhandenen oder nicht vorhandenen Parallelen zum normalverlaufenden Spracherwerb könnte folgendermaßen formuliert werden: Entwickelt sich der kreative Sprachgebrauch gesunder Kinder aus einer weniger kreativen, eher als stereotyp zu bezeichnenden Phase heraus - oder kann bereits die Sprachverwendung jüngerer Kinder als flexible und nichtstereotype beschrieben werden? Obwohl die in den (wenigen) Untersuchungen über den Erwerb des deutschen Pluralsystems berichteten Falschbildungen und Übergeneralisierungen bei kleinen Kindern als Hinweise auf Flexibilität und Kreativität verstanden werden müssen, ist doch kein unmittelbarer Vergleich möglich, denn auch bei den entwicklungsdysgrammatischen Kindern sind Falschbildungen zu beobachten.

In einer quantitativen Analyse muß der Frage nachgegangen werden, ob das Ausmaß dieser Falschbildungen bei den Entwicklungsdysgrammatikern und bei jüngeren gesunden Kindern vergleichbar ist. Die Beantwortung der Frage könnte Hinweise darauf geben, ob die Sprachentwicklung der entwicklungsdysgrammatischen Kinder zu einem individuell ganz unterschiedlichen Zeitpunkt (was auch die Heterogenität des Störungsbildes erklären würde) ins Stocken geraten ist, oder ob sie von Beginn an einen unterschiedlichen Verlauf nimmt. Dieser müßte sich in Mustern äußern, die im normalverlaufenden Spracherwerb in dieser Form nicht auftreten. Sind solche Muster zu beobachten, so muß jedoch in Erwägung gezogen werden, daß diese bereits Ausdruck einer "... Sekundärverzerrung des Symptombildes" (KOTTEN-SEDERQVIST 1982, zit.n. DANNENBAUER 1984, S.35) sein können. An dieser Stelle kommt wieder zum Ausdruck, daß die Frage nach Verzögerung oder 'Andersartigkeit' der Sprachentwicklung entwicklungsdysgrammatischer Kinder nicht unproblematisch ist und vermutlich nicht (sinnvoll) eindeutig beantwortet werden kann.

Die Analyse der Komparativformen bringt einen weiteren Hinweis darauf, daß sich die Defizite der entwicklungsdysgrammatischen Kinder nicht auf die Strukturebene der Sprache (i.e. Morphologie und Syntax) beschränken, sondern auch in den Bereich der Semantik hineinreichen, der in diesem Fall durch die differenzierte Bedeutung der Adjektive repräsentiert ist. Semantische Defizite bei entwicklungsdysgrammatischen Kindern werden an anderer Stelle von KEGEL (1981) berichtet. In Zusammenhang mit dieser Beobachtung kann festgestellt werden, daß die Kinder in der Lage sind, Ersatzstrategien zu entwickeln. Sie wählen inhaltlich angemessene Adjektive, die sie mit einer richtigen Komparativmarkierung versehen. Für eine nähere Beschreibung des Störungsbildes wäre es von Interesse zu wissen, ob sich bei jüngeren Kindern, die auf einem vergleichbaren Stand der Sprachentwicklung stehen, ebenfalls solche Kombinationen von Leistungen einerseits und noch nicht voll entwickelten Fähigkeiten andererseits finden.

Abschließend noch einige Überlegungen zu den wiederholt beschriebenen Merkmalen der Instabilität und Inkonstanz der Leistungen: Die Tatsache, daß sowohl quantitativ wie qualitativ die Leistungen in den zwei Testdurchgängen beträchtlich schwanken, sowie die Beobachtung, daß die morphologische Komplexität in keinem erkennbaren Zusammenhang mit der Fehlerhäufigkeit steht, sind m.E. Hinweise darauf, daß das jeweilige Konzept, das den grammatischen Strukturformen zugrundeliegt, nicht internalisiert wurde. Für die Pluralbildung würde dies bedeuten, daß für die Kinder die Wahrnehmung 'mehr als eins' nicht in direktem Zusammenhang mit der linguistischen Pluralmarkierung steht; diese Annahme wird durch die Beobachtung bestätigt, daß einige Kinder mehrere Formen zur Auswahl anbieten, ohne in der Lage zu sein, sich - bezogen auf die bildliche Darstellung des Plurals - für eine zu entscheiden. PARK (1978) berichtet vergleichbare Ergebnisse bei jüngeren (1;9 - 2;5), gesunden Kindern. Die beobachtete Verwendung von Pluralformen in Singular- und Pluralkontexten führt er darauf zurück, daß der Plural auf dieser Stufe der Sprachentwicklung nicht als funktionelles Gegenstück zum Singular verwendet wird, sondern synonym zu diesem - als Substantiv, das sich in gleicher Weise wie der Singular auf ein bestimmtes Objekt oder Ereignis bezieht. Diese Vermutung - der fehlende Zusammenhang zwischen einer bestimmten Wahrnehmung und deren sprachlicher Markierung - wird bei der Diskussion der Sprachverständnisleistungen wieder aufgegriffen werden.

2.3 Analyse der Sprachverständnisleistungen

2.3.1 Das Verständnis der Pluralformen

Neben dem oben schon behandelten quantitativen Aspekt ist aufgrund der Versuchsanordnung - die Kinder hatten bei diesem Subtest 4 Bilder zur Auswahl, von denen sie sich für eines entscheiden mußten - eine qualitative Betrachtung von besonderem Interesse: Wählen die Kinder bei Unkenntnis der richtigen Pluralform nach dem Zufallsprinzip irgendeines der vier Bilder aus, oder ist eine 'Systematik des Falschzeigens' erkennbar? Wählen die Kinder im 1. und 2. Testdurchgang dieselben (falschen) Bilder aus?

Fehleranalyse der entwicklungsdysgrammatischen Kinder

Die Fehler aller Kinder lassen sich wiederum in zwei Kategorien unterteilen:

- Deuten auf das Bild, das die Singularform des erfragten Plurals darstellt.
- Deuten auf ein anderes (nicht den Singular darstellendes) Bild.

Kind	Anzahl der falschen Antworten (von 27)		
	insgesamt	Singularform	anderes item
A 1. Test	19	16	3
2. Test	24	23	1
B 1. Test	15	11	4
2. Test	20	9	11
C 1. Test	19	18	1
2. Test	18	16	2
D 1. Test	24	23	1
2. Test	11	11	0
E 1. Test	13	13	0
2. Test	9	9	0
F 1. Test	11	10	1
2. Test	11	10	1
G 1. Test	16	11	5
2. Test	20	15	5
H 1. Test	10	9	1
2. Test	9	5	4

Tab. 34: Aufschlüsselung der Fehler in "Singularform" und "anderes item"

Die Daten in Tabelle 34 zeigen, daß die Mehrzahl der Kinder nicht willkürlich irgendeines der 4 dargebotenen Bilder (bei Unkenntnis der Pluralform des überprüften Substantivs) auswählen, sondern daß in den meisten Fällen der Singular des vorgegebenen Pluralwortes aus den übrigen Darstellungen isoliert werden kann. Wie bereits bei der Analyse der Sprachproduktionsleistungen kann auch hier eine gewisse Heterogenität bei der Gruppe der entwicklungsdysgrammatischen Kinder festgestellt werden: Kind G (1. und 2. Test) und

Kind H (2. Test) zeigen eine nicht ganz so stark ausgeprägte Tendenz auf die Singularform zu deuten, bei Kind B (2. Test) ist sogar zu beobachten, daß mehr Darstellungen, die der Kategorie 'anderes item' zuzuordnen sind, gezeigt werden.

Man muß sich an dieser Stelle vergegenwärtigen, daß die Anforderungen des Subtests Sprachverständnis an die Kinder grundlegend andere sind, als die bei der Überprüfung der Sprachproduktionsleistungen. Bei der geforderten konzentrierten Betrachtung von 4 Bildern, aus denen eines auszuwählen ist, müssen mögliche Aufmerksamkeitsschwankungen unbedingt in Betracht gezogen werden. Diese könnten die Tatsache, daß vermehrt, aber nicht ausschließlich, auf Singularformen gedeutet wird, erklären. Der U-Test nach MANN-WHITNEY ergibt dennoch, daß die Anzahl der Fehler (in beiden Testdurchgängen) in der Kategorie 'anderes item' signifikant niedriger ist ($\alpha = 0.001$, einseitiger Test) als in der Kategorie 'Singularform'. Ein qualitativer Fehlervergleich zwischen 1. und 2. Test zeigt eine im Gegensatz zum Sprachproduktionstest relativ große Übereinstimmung der Fehlerart. In beiden Durchgängen wird bevorzugt auf Singularformen gezeigt.

Da die Kinder in der Mehrzahl der Fälle von der vorgegebenen Pluralform eines Substantives auf dessen Singularform schließen, kann man annehmen, daß die Ursachen des festgestellten reduzierten Sprachverständnisses nicht in einer Unfähigkeit, das Lautbild der dargebotenen grammatischen Strukturen zu identifizieren, zu suchen sind. Wäre dies der Fall, so müßten die Kinder wesentlich häufiger auf Bilder deuten, deren Bezeichnungen nicht mit dem erfragten Wort in Verbindung stehen.

Fehleranalyse der Kontrollgruppe im Vergleich mit den entwicklungsdysgrammatischen Kindern

Da die absoluten Fehlerzahlen der Kontrollkinder gering sind, ist eine Analyse nicht sehr ergiebig (vgl. Tab.35).

Kind	Anzahl der falschen Antworten (von 27)		
	insgesamt	Singularform	anderes item
K 1. Test	3	3	0
2. Test	1	1	0
L 1. Test	5	5	0
2. Test	2	2	0
M 1. Test	1	1	0
2. Test	1	1	0
N 1. Test	—		
2. Test	—		
O 1. Test	3	3	0
2. Test	3	3	0
P 1. Test	2	1	1
2. Test	2	2	0
R 1. Test	6	6	0
2. Test	2	2	0
S 1. Test	2	2	0
2. Test	1	1	0

Tab. 35: Aufschlüsselung der Fehler in "Singularform" und "anderes item"

Aus den Daten geht hervor, daß von den insgesamt 34 Fehlern der Kontrollgruppe 33 der Singularform des Wortes entsprechen - die bevorzugte Fehlerart der Kontrollkinder entspricht somit der der entwicklungsdysgrammatischen Kinder. Hinsichtlich der Fehlerzahlen im 1. und 2. Testdurchgang können auch bei der Kontrollgruppe individuelle Schwankungen festgestellt werden (Kind L, Kind R).

Die Beobachtung, daß einige wenige Kinder neben den Singularformen auch auf andere Bilder deuten, kann bei der Kontrollgruppe nicht gemacht werden. Bringt man dies mit den oben angesprochenen möglichen Aufmerksamkeitsschwankungen einiger entwicklungsdysgrammatischer Kinder in Verbindung, so wäre daraus abzuleiten, daß die Kinder der Kontrollgruppe insgesamt konzentrierter auf die Aufgabenstellung eingehen.

Die (In)konsistenz der Leistungen

Wie auch bei der Analyse der Sprachproduktionsleistungen kann die Anzahl der Items, die in einem Testdurchgang richtig und in einem falsch gemacht werden, als Maß für die Inkonsistenz der Leistungen angesehen werden; als Bezugszahl soll wieder die Mindestanzahl von Fehlern, die nur einmal auftreten, nämlich die Differenz der Fehler vom 1. und 2. Test, dienen (vgl. Tab. 36).

Kind	Fehler		Fehlerdifferenz zw. 1. u. 2. Test	Anzahl von Fehlern die nur 1x auftreten
	1.Test	2.Test		
A	19	24	5	5
B	15	20	5	13
C	19	18	1	5
D	24	11	13	15
E	13	9	4	8
F	11	11	0	10
G	16	20	4	12
H	10	9	1	13

Tab. 36: Daten zur Konsistenz von 1. und 2. Test (E)

Die Problematik, die sich bei der Diskussion dieser Daten ergibt, ist die fehlende Vergleichsmöglichkeit mit der Kontrollgruppe, da deren Fehlerzahlen zu gering sind, um einen aussagekräftigen Vergleich anzustellen. Eine Bezugszahl, die in Erwägung gezogen werden kann, jedoch auch keinem direkten Vergleich unterzogen werden sollte, ist die analog ermittelte des Subtest Sprachproduktion-Plural. Dort beträgt die prozentuale Differenz zwischen 'Mindestanzahl' und 'tatsächlicher Anzahl' für die entwicklungsdysgrammatischen Kinder 70%, während sie bei dem hier untersuchten Sprachverständnis 145% beträgt. M.E. kann man ohne Gefahr der Überinterpretation festhalten, daß die qualitative Stabilität (bzw. die Konsistenz) für das Verständnis der Pluralformen relativ gering ist. Die Kinder scheinen nicht über ein konstantes Repertoire von Substantiven zu verfügen, deren Pluralformen sie beherrschen; das hätte sich in diesem Subtest durch deren wiederholte Identifikation gezeigt. Daraus läßt sich ableiten, daß es nicht die Pluralformen der einzelnen Substantive sind, die den Kindern Schwierigkeiten bereiten, sondern das Konzept der Pluralbildung generell - eine Feststellung, die bereits bei der Diskussion der Sprachproduktionsleistungen getroffen wurde.

Itemanalyse beider Gruppen

Die Fehleranalyse des Sprachverständnistests (Plural) unter dem Gesichtspunkt der Fehlerhäufigkeit der einzelnen Substantive und der 9 Pluralallomorphe ist in Tabelle 37 dargestellt. Es findet sich unter den überprüften Substantiven, wie auch beim Subtest SP-PL, keines mit der Fehlerhäufigkeit 0 oder mit maximaler Fehlerhäufigkeit (16), was als Indiz dafür angesehen werden kann, daß mit den Testwörtern das mittlere Leistungsniveau der entwicklungsdysgrammatischen Kinder getroffen wird.

Ein Vergleich der Fehlerhäufigkeiten in den beiden Testdurchgängen (vgl. Tab. 38) ergibt, ebenfalls wie im SP-Test, daß zwei Drittel der Wörter identische oder um 1 Fehler abweichende Fehlerhäufigkeiten aufweisen, während das verbleibende Drittel Abweichungen um mehr als 2 Fehler zeigt.

Fehlerhäufigkeit (von max. 16)	Anzahl der Substantive	Substantive
3	1	Tür
4	2	Pulli, Rad
5	1	Schiff
6	1	Baum
7	2	Elefant, Kind
8	4	Baby, Vogel, Nagel Ball
9	4	Uhr, Kerze, Ei, Auto
10	2	Löwe, Glas
11	2	Pferd, Arzt
12	3	Katze, Maus, Haus
13	3	Schuh, Apfel, Ast
14	2	Kleid, Hut

Tab. 37: Fehlerhäufigkeit der einzelnen Substantive (E)

Pluralallomorphe	Fehlerhäufigkeit		
	1. und 2. Test	1. Test	2. Test
- en	19	11	8
- s	21	10	11
Umlaut + er	26	13	13
- e	29	14	15
Umlaut	29	14	15
- er	30	16	14
- n	31	18	13
Umlaut + e	32(64)	15,5(31)	16,5(33)

Tab. 38: Fehlerhäufigkeit der Pluralallomorphe (E)

Wie auch beim Subtest SP-PL ist kein Zusammenhang zwischen morphologischer Komplexität und Schwierigkeitsgrad, der sich in der Fehlerhäufigkeit äußern müßte, zu erkennen.

Die Fehlerhäufigkeit eines Allomorphs (Umlaut + er) ist in beiden Testdurchgängen identisch, die anderen schwanken zwischen 7% (- e; Umlaut) und 28% (- en; - n). Die Übereinstimmung ist somit größer als im Subtest SP-PL, in dem die Schwankungsbreite bis zu 70% reicht.

Von den 27 überprüften Pluralformen werden 15 von allen Kindern der Kontrollgruppe in beiden Testdurchgängen richtig erkannt (vgl. Tab.39).

Fehlerhäufigkeit (von max. 16)	Anzahl der Substantive	Substantive
1	5	Uhr, Elefant, Kind, Hut, Maus
2	4	Löwe, Baby, Ball, Arzt
3	1	Tür
5	1	Ast
13	1	Kleid

Tab. 39: Fehlerhäufigkeit der einzelnen Substantive (K)

Die Beobachtung, daß "Kleid" eine außergewöhnlich große Fehlerhäufigkeit sowohl bei den Entwicklungsdysgrammatikern als auch bei der Kontrollgruppe aufweist, ist festzuhalten. Die Fehlerhäufigkeiten der einzelnen Pluralallomorphe sind in Tabelle 40 aufgeführt.

Pluralallomorphe	Feherhäufigkeit
	1. und 2. Test
- n	2
- s	2
- en	5
Umlaut + e	5,5 (11)
- er	14

Tab. 40: Fehlerhäufigkeit der Pluralallomorphe

Im Gegensatz zu dem Subtest SP-PL, in dem kein Pluralallomorph die Fehlerhäufigkeit 0 aufweist, sind dies im Verständnistest vier.

Zusammengefaßt ergibt die Itemanalyse, daß weder bei den entwicklungsdysgrammatischen Kindern noch bei der Kontrollgruppe ein Zusammenhang zwischen morphologischer Struktur und Fehlerhäufigkeit festgestellt werden kann. Die großen Fehlerhäufigkeiten, die die Kontrollkinder bei "Kleid" und die Entwicklungsdysgrammatiker bei "Kleid" und "Hut" aufweisen, lassen auf einen Versuchsmaterialeffekt schließen. Beide Gegenstände werden nicht isoliert (wie dies bei den übrigen Substantiven der Fall ist) dargeboten, sondern als Teil eines Gesamtbildes. Die Kleider werden von zwei Mädchen getragen, die Hüte sitzen auf zwei Männerköpfen. Es erweist sich für beide Gruppen als schwieriger, zwei Elemente aus einem Gesamtbild zu isolieren, als zwei isoliert dargebotene Gegenstände zu identifizieren. Auch hier läßt sich also wieder feststellen, daß beide Gruppen vergleichbare Reaktionsmuster zeigen.

2.3.2 Das Verständnis der Komparativformen

Fehleranalyse beider Gruppen

Bei der Betrachtung der Fehlerverteilungen für die 12 Adjektive und die 2 Komparationstypen (regelmäßig und unregelmäßig) in Tabelle 41 scheint bemerkenswert:

	Fehler-häufigkeit (von max.16)	Anzahl der Adjektive	Adjektive	Komp.-typ
Entw.dysgr.	0	1	hoch	u
	1	2	lang	u
			groß	u
	3	1	nah	u
	4	1	kurz	u
	6	1	viele	u
	7	2	weit	r
			breit	r
	11	1	klein	r
	12	2	tief	r
			wenige	r
	15	1	niedrig	r
Kontroll-kinder	1	4	wenige	r
			viele	u
			kurz	u
			weit	r
	4	1	breit	r
	5	2	niedrig	r
			tief	r

Tab. 41: Fehlerhäufigkeit der einzelnen Adjektive (u = unregelmäßige, r = regelmäßige Steigerung)

- Die sechs Adjektive, die bei den entwicklungsdysgrammatischen Kindern die größten Fehlerhäufigkeiten aufweisen, werden regelmäßig gesteigert.
- Die drei Adjektive, die bei der Kontrollgruppe die größten Fehlerhäufigkeiten aufweisen, werden eben-

falls regelmäßig gesteigert und sind darüberhinaus mit denen identisch, die bei den Entwicklungsdysgrammatikern die größten Fehlerhäufigkeiten aufweisen.

Diskussion der Beobachtungen und methodische Konsequenzen

Alle regelmäßig gesteigerten Adjektive werden, um die Erfassung des Komparativs zu gewährleisten, auf Bildkarten dargeboten, bei denen in der Mitte der Karte in einem Kreis der Positiv abgebildet ist. Dieser tritt unter den 4 Alternativen noch einmal in Erscheinung - und macht bei den entwicklungsdysgrammatischen Kindern 75% (bei den Kontrollkindern 69%) der Fehler aller regelmäßig gesteigerten Adjektive aus. Entsprechend sind die Fehlerhäufigkeiten bei den unregelmäßigen Komparativen wesentlich geringer. Offensichtlich haben die Kinder keine Schwierigkeiten, die bildliche Darstellung eines Komparativs, der nicht von einem Positiv unterschieden werden muß und sich sehr deutlich von den Alternativen abhebt, zu identifizieren.

Die Schwierigkeiten, die sich bei beiden Gruppen erkennen lassen, stellen sich als sehr subtil heraus: Sie treten erst dann zutage, wenn es erforderlich ist, zwischen Positiv und Komparativ zu differenzieren. Diese Beobachtung - die häufige Gleichbehandlung von Positiv und Komparativ - legt die Vermutung nahe, daß die Kinder nur in sehr eingeschränktem Maße über das (kognitive) Konzept, das der Komparation zugrunde liegt, verfügen. Sie sind nicht in der Lage, einem sprachlich markierten Komparativ dessen bildliche Realisierung zuzuordnen; sie können jedoch wohl von diesem auf den zugehörigen Positiv schließen, welchen sie dann auf die Frage nach dem Komparativ als Lösung anbieten.

Interessant ist die Tatsache, daß diese Beobachtung abgeschwächt auch für die Kinder der Kontrollgruppe gemacht werden kann. Dies kann als Hinweis darauf gewertet werden, daß diese Phase - das noch nicht vollständig internalisierte Konzept der Komparation - auch im normalverlaufenden Spracherwerb zu beobachten ist. Als methodische Konsequenz ergibt sich die Notwendigkeit, bei der Überprüfung des Verständnisses von Komparativformen den Positiv mitanzubieten.

2.3.3 Diskussion der Sprachverständnisleistungen im Zusammenhang mit den Ergebnissen des Sprachproduktionstests

Ohne eine direkte Vergleichbarkeit der Leistungen der Sprachproduktion und des Sprachverständnisses anzunehmen, ergänzen die bisher dargestellen Ergebnisse des Sprachverständnistests die Annahmen, die bei der Diskussion der Sprachproduktionsleistungen gemacht wurden.

Aufgrund der Instabilität und Uneinheitlichkeit der Sprachproduktionsleistungen (insbesondere des Plurals) wurde die Vermutung angestellt, daß sich die Defizite der entwicklungsdysgrammatischen Kinder nicht auf bestimmte Substantive oder bestimmte (komplexe) morphologische Strukturen beziehen, sondern auf das Konzept der Pluralbildung generell, welches offensichtlich nicht auf die gleiche Art und Weise (oder in gleichem Ausmaß) wie bei gesunden Kindern internalisiert wurde. Die Fehleranalyse des Subtests Sprachverständnis-Plural ergibt, daß die entwicklungsdysgrammatischen Kinder mit erstaunlicher Konstanz auf die Singularformen des überprüften (Plural)Substantivs deuten; ganz im Gegensatz zu dieser Konstanz in der Fehlerart erweist sich die Übereinstimmung der Wörter, die in beiden Testdurchgängen falsch (bzw. richtig) gemacht werden, als sehr gering. Es scheint nahezu willkürlich zu sein, welche Pluralform einmal verstanden und einmal nicht verstanden wird. Dies stellt einen

Hinweis darauf dar, daß für die Kinder auch im Verstehensprozeß kein direkter Zusammenhang zwischen der linguistischen Pluralmarkierung und der Wahrnehmung des Plurals ('mehr als eins') besteht.

Nicht zuletzt scheint auch die Analyse des Subtests Sprachverständnis-Komparativ diese Hypothese - die mangelhafte Internalisierung grammatischer Konzepte - zu stützen. Die entwicklungsdysgrammatischen Kinder sind in der Lage, den Komparativ zu identifizieren, wenn der Positiv nicht gleichzeitig vorgegeben wird; wird dieser jedoch dargeboten, dann sind die Kinder nur noch in eingeschränktem Maße fähig, zwischen Positiv und Komparativ zu differenzieren. Offensichtlich können sie der Komparativmarkierung nicht die zugehörige bildliche Realisierung zuordnen. Da sie jedoch in der Mehrzahl der Fälle nicht auf irgendeines der weiteren Bilder zeigen, sondern auf den Positiv, kann die Schlußfolgerung gezogen werden, daß Positiv und Komparativ als gleichwertige Erscheinungsformen desselben Wortes angesehen werden, da der Zusammenhang zwischen grammatischer Markierung und konkreter (bildlicher) Entsprechung nicht erkannt wird.

Diese Betrachtungen lassen sich in das Bild der "impressiv-expressiven" Charakteristik des Entwicklungsdysgrammatismus, das DANNENBAUER (1983, S.230) beschreibt, einfügen. Die reduzierte Fähigkeit zum dekodieren morphologischer Strukturen wird als Ursache dafür angesehen, daß nicht "... ein adäquates grammatisches Regelsystem sukzessiv..." aufgebaut werden kann (op.cit. S.230), was wiederum zur Folge hat, daß "... diese Regelstrukturen auch nicht in den eigenen Sprachproduktionen realisiert werden" können (op.cit. S.230).

Diese Überlegungen sowie die Ergebnisse der vorliegenden Untersuchung rechtfertigen m.E. die Vermutung, daß es sich bei dem Entwicklungsdysgrammatismus primär um eine Dekodierungsstörung handelt, deren sekundäre (jedoch wesentlich eindrucksvollere)*) Symptomatik eine reduzierte Kodierfähigkeit darstellt.

2.4 Beziehungen zwischen Sprachverständnis und Sprachproduktion - abschließende Überlegungen

Aufgrund der Komplexität der Beziehungen zwischen den Leistungen, Sprache zu produzieren und Sprache zu verstehen, erscheint es nicht sinnvoll, einen quantitativen Vergleich anhand der Anzahl der Rohwerte anzustellen. Als aussagekräftiger könnte sich ein qualitativer Vergleich erweisen. Werden die Items, deren Richtig/Falsch-Bewertung in Sprachproduktion und Sprachverständnis nicht übereinstimmen (die also einmal falsch und einmal richtig gemacht werden), bevorzugt richtig produziert oder richtig verstanden? Vertritt man die Auffassung, der Entwicklungsdysgrammatismus zeichne sich durch ein ungestörtes Sprachverständnis aus, so wird man erwarten, daß die Mehrzahl dieser Wörter richtig verstanden, aber nicht korrekt produziert wird. Das Bild, das sich für Pluralbildung und Pluralverständnis der entwicklungsdysgrammatischen Kinder ergibt, ist in Tabelle 42 festgehalten. Diesen Daten läßt sich entnehmen, daß 6 von 8 entwicklungsdysgrammatischen Kindern (diese 'Heterogenitätsquote' von 25% wurde bereits mehrmals festgestellt) bei einer wesentlich größeren Anzahl von Wörtern die Plural-

---

*) Es ist interessant festzustellen, daß bei einem Teil der artikulationsgestörten Kinder - das Stammeln wurde ebenfalls aufgrund seiner auffälligen Symptomatik lange Zeit als ausschließlich expressive Störung angesehen - in jüngster Zeit impressive Beeinträchtigungen gefunden wurden (partielle akustische Lautagnosie) (von DEUSTER 1978 a,b; RIZZO/STEPHENS 1981).

form richtig bilden können, diese jedoch im Sprachverständnistest nicht identifizieren können; dagegen gibt es nur wenige Formen, die verstanden werden, aber nicht produziert werden können.

Kind	Anzahl von übereinstimmenden Leistungen in SP und SV (von 27)		Anzahl nicht übereinstimmender Leistungen			
			nur in SP richtig		nur in SV richtig	
	1.Test	2.Test	1.Test	2.Test	1.Test	2.Test
A	13	12	9	14	5	1
B	10	9	10	15	7	3
C	12	10	13	12	2	5
D	15	13	10	9	2	5
E	13	11	4	1	10	15
F	9	9	6	8	12	10
G	13	12	11	12	3	3
H	17	14	4	7	6	6

Tab. 42: Daten zur Übereinstimmung von SV und SP

Eine Signifikanzprüfung (U-Test nach MANN-WHITNEY) ergibt für den 1. Test bei n=6 (ohne die Kinder E und F), daß signifikant ($\alpha = 0.01$, einseitiger Test) weniger Wörter nur im Sprachverständnistest richtig gemacht werden, für den 2. Test ergibt sich auch für die vollständige Gruppe (n=8) ein signifikanter Wert ($\alpha = 0.05$, einseitiger Test).

Es steht aus zu überprüfen, ob sich das hier festgestellte Ausmaß des reduzierten Sprachverständnisses bestätigen läßt. Aus der Information, die Tabelle 42 bietet, können zwei Aussagen abgeleitet werden:

- Die Annahme einer primär expressiven Störung kann (nochmals) zurückgewiesen werden, da diese sich darin äußern müßte, daß die Wörter verstanden werden, aber nicht produziert werden können.

- Die Annahme, daß in Sprachverständnisaufgaben generell bessere Leistungen erbracht werden als in Sprachproduktionsaufgaben, kann für den Fall der kontextfrei dargebotenen morphologischen Strukturform 'Plural' nicht bestätigt werden.

Da eine Frühdiagnostik von Sprachstörungen von großer prognostischer Bedeutung ist (CASTELL/SCHNÖBEL 1981), wäre es nicht unwesentlich zu erforschen, ob es sich bei dem reduzierten Sprachverständnis um ein störungsspezifisches Defizit handelt, welches bereits früh erkannt und gefördert werden kann (und möglicherweise Verbesserungen in anderen Bereichen nach sich zieht), oder ob es Ausdruck einer Phase im normalverlaufenden Spracherwerb ist und somit bei den entwicklungsdysgrammatischen Kindern als Symptom einer Stagnation der Sprachentwicklung angesehen werden kann, die therapeutisch vermutlich anders angegangen werden muß, als oben beschriebenes störungsspezifisches Defizit.

Es ist von nicht unerheblicher Bedeutung, daß diese Beobachtungen anhand von Verwendung isolierter Strukturformen gemacht werden. Häufig wird angenommen, daß das Sprachverständnis der entwicklungsdysgrammatischen Kinder normal entwickelt ist - was z.B. von GRIMM/SCHÖLER (1985) daraus abgeleitet wird, daß "... eine fehlende Bereitschaft (der) Kinder zur Kommunikation ..." nicht zu beobachten ist, sowie aus den Ergebnissen des Subtests 'Verstehen grammatischer Strukturformen' des Heidelberger Sprachentwicklungstests,der bei den von GRIMM (z.b. GRIMM/KALTENBACHER 1982; GRIMM/SCHÖLER 1985) untersuchten Kindern meist zu Ergebnissen führt, die wesentlich besser sind als die der Subtests, in denen sprachproduktive Aufgaben zu bearbeiten sind.

Dieser Eindruck entsteht möglicherweise, weil die Kinder im Gegensatz zu ihren sprachproduktiven Leistungen eine relativ gut entwickelte Fähigkeit besitzen, redundante linguistische, sowie nicht sprachliche, kontextuelle Information zu nutzen. Ein Hinweis auf die grundlegende Fähigkeit, kompensatorische Strategien zu entwickeln, könnte die Beobachtung beim Subtest SP-Komp sein, daß die Kinder bei Unkenntnis bestimmter Formen oder Wörter auf Einheiten zurückgreifen, die ihrem Niveau angemessen zu sein scheinen.

Könnte nachgewiesen werden, daß die Sprachverständnisleistungen besser sind, wenn eine Stütze durch den Kontext gegeben ist, so wäre dies ein Hinweis darauf, daß gezielt extralinguistische Faktoren in die Therapie miteinbezogen werden sollten.

3. ZUSAMMENFASSUNG

Die vergleichende Betrachtung der Sprachproduktions- und Sprachverständnisleistungen von isoliert dargebotenen Plural- und Komparativformen bei entwicklungsdysgrammatischen Kindern im Vorschulalter führt zu dem Ergebnis, daß bei diesen Kindern im Gegensatz zu der altersgleichen Kontrollgruppe neben der reduzierten Fähigkeit zur Sprachproduktion ein nicht zu unterschätzendes Defizit im Bereich des Sprachverständnisses vorliegt.

Die Analyse der 4 Subtests (Sprachproduktion-Plural und -Komparativ, sowie Sprachverständnis-Plural und -Komparativ) ergibt zum einen, daß eine nicht vollständige Internalisierung der (kognitiven) Konzepte, die den Strukturformen zugrundeliegen, angenommen werden kann, zum anderen, daß auch der semantische Bereich der Sprache von der Störung betroffen ist.

Bei den entwicklungsdysgrammatischen Kindern kann die Fähigkeit, kompensatorische Strategien zu entwickeln, beobachtet werden.

Aufgrund der ausgeprägten Heterogenität der individuellen Störungsbilder sind Einzelbetrachtungen unbedingt erforderlich.

Literatur

ANGERMAIER, M. (1974): Psycholinguistischer Entwicklungstest. Weinheim.

ANISFELD, M./TUCKER, G. (1973): English pluralization rules of six-year-old children. In: FERGUSON, C./SLOBIN, D.J. (eds).

BURGMEISTER/ BLUME/LORGE (1954): Columbia Mental Maturity Scale. Franfurt/M.

CASTELL, R./BIENER, A./ARTNER, K./BECK, C. (1980): Artikulation und Sprachleistung bei drei- bis siebenjährigen Kindern. Ergebnisse der Untersuchung einer Zufallsstichprobe aus der Bevölkerung. Praxis Kinderpsychologie u. -psychiatrie, 29, 203-313.

CASTELL, R./SCHNÖBEL, E. (1981): Frühdiagnose von Sprachentwicklungsstörungen. In: DE VRIES, V. (ed). Prävention und Sprachbehinderung. Arbeiterwohlfahrt. Oldenburg.

CLAUSS, G./EBNER, H. (1979): Grundlagen der Statistik. Frankfurt/M.

COCKING, R./MC HALE, S. (1981): A comparative study of the use of pictures and objects in assessing children's receptive and productive language. Journal of Child Language 8, 1-13.

DANNENBAUER, F. (1983): Der Entwicklungsdysgrammatismus als spezifische Ausprägungsform der Entwicklungsdysphasie. Historische, sprachheilkundliche und sprachpsychologische Perspektiven. Birkach.

DANNENBAUER, F. (1984): Überlegungen zur Bedeutung des Verzögerungsfaktors in der Sprachentwicklung dysgrammatisch sprechender Kinder. Der Sprachheilpädagoge 2 (16. Jhg.), 27-34.

DEUSTER, VON, CH. (1978a): Die Diagnostik der partiellen akustischen Lautagnosie. Die Sprachheilarbeit 23(5), 171-178.

DEUSTER VON, CH. (1978b): Untersuchungen über die Häufigkeit der partiellen akustischen Lautagnosie. HNO 26, 424-427.

DUDEN, (1977): Bildwörterbuch der deutschen Sprache.Bd.5. Mannheim.

DUNN, L. (1959): Peabody Picture Vocabulary Test (verkürzte Ausgabe). Weinheim.

GRIMM, H./KALTENBACHER, E. (1982): Die Dysphasie als noch wenig verstandene Entwicklungsstörung: Sprach- und kognitionspsychologische Überlegungen und erste empirische Ergebnisse. Frühförderung konkret, 1(3), 97-112.

GRIMM, H./SCHÜLER, H.(1985): Sprachentwicklungsdiagnostik. Was leistet der Heidelberger Sprachentwicklungstest? Göttingen.

HEBBEL, G./HORN, R. (1976): French-Bilder-Intelligenztest. Weinheim.

HÖRMANN, H. (1976): Meinen und Verstehen. Frankfurt/M.

KEGEL, G. (1974): Sprache und Sprechen des Kindes. Reinbek.

KEGEL, G. (1981): Zum Einfluß von Syntax und Semantik auf die Nachsprechleistung agrammatischer Kinder. In: KEGEL, G./GÜNTHER, H. (Hrsg). Forschungsberichte des Instituts für Phonetik und Sprachliche Kommunikation der Universität München, Bd. 13, 61-80.

KEGEL, G./GÜNTHER, H. (1978): DFG-Projekt 253/3: Ein sprechwissenschaftlicher Beitrag zur Agrammatismusdiagnose. Forschungsberichte des Instituts für Phonetik und Sprachliche Kommunikation der Universität München, Bd. 9, 57-64.

KLEINING, G./MOORE, M. (1968): Soziale Selbsteinstufung (SSE). Ein Instrument zur Messung sozialer Schichten. Kölner Zeitschrift f. Soziologie und Sozialpsychologie, 20, 502-552.

MEIER, H. (1978): Deutsche Sprachstatistik. Hildesheim.

PARK, T.Z. (1978): Plurals in child speech. Journ. Child Language, 5, 237-250.

RIZZO, J./STEPHENS, M. (1981): Performance of children with normal and impaired oral language production on a set of auditory comprehension tests. Journ. Speech Hear. Dis., 46, 150-159.

SCHÜLER, H. (1985): Überlegungen zum Erwerb morphologischer Strukturformen bei dysgrammatisch sprechenden Kindern am Beispiel des Pluralmorphems. In: FÜSSENICH, I./GLÄSS, B. (Hrsg). Dysgrammatismus. Heidelberg.

SIEGEL, S. (1956): Nonparametric Statistics for the behavioral sciences. Kogakusha.

SIEGEL, S. (1985): Nicht-parametrische statistische Methoden. Frankfurt/M.

Renate Heinz

Nachsprechleistung und Sprachtherapieerfolg

In dieser Studie sollte untersucht werden, ob mit dem Diagnoseinstrument 'Nachsprechsätze' ein Sprachtherapieerfolg bei dysgrammatischen Kindern aufgezeigt werden kann. Alle nachzusprechenden Sätze hatten die Oberflächenstruktur 'NP + V + NP + PP' und wurden so konstruiert, daß in ihnen syntaktische und semantische Ein- oder Mehrdeutigkeit vorlag. Der Test wurde jeweils vor Beginn und am Ende einer 8-monatigen Sprachtherapie durchgeführt. Die Resultate zeigen, daß im Satzkern (NP + V + NP), nicht jedoch in der PP, die Einflüsse der Faktoren Syntax und Semantik wirksam sind. Es wird andererseits deutlich, daß allein in den Präpositionalphrasen ein signifikanter Leistungsanstieg stattgefunden hat. Nachsprechsätze sind demzufolge zur differenzierten Bewertung von sprachtherapeutisch erzielten Lernerfolgen geeignet.

This study investigated whether repeating model sentences constitutes an indicator of success for speech therapy with developmentally dysphasia children. All sentences presented had a surface structure 'NP + V + NP + PP' and some contained syntactic and semantic ambiguities. The children were tested at the beginning and at the end of an 8 month speech therapy program. The results show that the 'NP + V + NP' sequence, in contrast to the PP, are influenced by the effects of syntactic and semantic ambiguity. In addition, in the PP alone, a significant learning process is evidenced. Repeating model sentences are consequently a useful instrument in the assessment and evaluation of success in achieving speech therapy goals.

1. EINLEITUNG UND FRAGESTELLUNG

Das Diagnoseinstrument 'Nachsprechsätze' ist in der Arbeit mit dysgrammatischen Kindern nicht unumstritten (vgl. FÜSSENICH/HEIDTMANN 1985). Dem Hauptkritikpunkt einer 'unnatürlichen' und 'gezwungenen' Testsituation steht zum einen der methodische Vorteil gegenüber, daß die bei freien Sprachproben nötige Konstruktion eines Zielsatzes entfällt, im Vergleich zu dem dann erst die Äußerung des Kindes untersucht wird. Zum anderen können, wenn vorgegebene Sätze vom Kind reproduziert werden sollen, vermutlich nicht beherrschte Konstruktionen und Strukturen, die in freien Gesprächssituationen vom Kind umgangen werden, durch geeignete Materialauswahl systematisch untersucht werden, so daß die Modellsatzmethode der Analyse freien Sprechens auch inhaltlich überlegen ist (vgl. MESSING/GÜNTHER/KEGEL 1980, GÜNTHER 1985). DAMES (i.d. Band) zeigte darüberhinaus anhand von Nachsprechleistungen, daß Dysgrammatismus im Vergleich zu normal entwickelten Kindern im Hinblick auf die Zeitstruktur der Reproduktionsleistungen typische Abweichungen aufweisen.

Mit Hilfe von Nachsprechsätzen wies KEGEL (1981) erstmals nach, daß Dysgrammatismus nicht nur eine isolierte die Syntax betreffende Störung ist, sondern daß umfassender auch die Semantik der Sprache geschädigt ist. Dieses Ergebnis sollte im Zusammenhang mit der Untersuchung von VEIT (i.d. Band) interpretiert werden. Hier gelang der Nachweis, daß bei dysgrammatischen Kindern nicht nur Sprachproduktion sondern ebenso Sprachwahrnehmung gestört ist. Darüberhinaus zeigte diese Untersuchung, daß dysgrammatische Kinder insbesondere Probleme mit Präpositionalphrasen haben (vgl. auch GÜNTHER 1981, HAY 1985).

Die folgende Untersuchung geht der Frage nach, ob Nachsprechsätze neben ihrem Einsatz in der Eingangsdiagnostik auch zur Bewertung von therapeutischen Maßnahmen geeignet sind, d.h. ob sie nach Durchführung einer Therapie den Lernerfolg anzeigen.

2. VERSUCHSPERSONEN

Bei den Versuchspersonen handelte es sich um vier Kinder, die zu Beginn einer Sprachtherapie zwischen 8 und 9 Jahre alt waren und die eine Grundschule für erziehungsschwierige Kinder in München besuchten. Mit allen Kindern war in ihrer Schule der Heidelberger Sprachentwicklungstest durchgeführt worden, alle wurden als 'sprachlich auffällig' bzw. dysgrammatisch eingestuft. Die IQ-Werte lagen im durchschnittlichen Bereich. Während einer 8-monatigen Sprachtherapie hatte jedes Kind pro Woche 2-3 Einzelstunden. Es würde den Rahmen dieses Artikels sprengen, die Therapie in Inhalt und Aufbau darzustellen, deswegen soll es hier unterbleiben. Angemerkt sei jedoch, daß auf zahlreichen sprachlichen Ebenen inhaltlich breit gestreut gearbeitet wurde.

3. VERSUCHSMATERIAL

Bei den Nachsprechsätzen handelt es sich um dieselben 40 Sätze, mit denen KEGEL (1981) bereits experimentiert hat. Jeder dieser Sätze wird aus 8 Wörtern gebildet, die Silbenzahl schwankt zwischen 8 und 14. Alle Sätze stehen im Präsens. Passivformen kommen nicht vor, und mit Ausnahme von Satz 19 treten alle Substantive im Singular auf. Die Substantive und Verben werden jeweils nur einmal verwendet.

4 . DURCHFÜHRUNG

Der Nachsprechtest wurde vor Beginn der Therapie und nach deren Abschluß 8 Monate später mit jedem Kind einzeln durchgeführt. Er fand in der Schule in einem Raum statt, an den die Kinder gewöhnt waren. Die Versuchsleiterin und das Kind saßen an einem Tisch, auf dem sich ein Kassettenrecorder befand. Alle Kinder wurden mit den gleichen Worten instruiert, die von der Vl vorgesprochenen Sätze aufmerksam anzuhören und dann deutlich nachzusprechen. Daran anschließend wurde der Kassettenrecorder zur Aufnahme eingeschaltet und der Test begann. Alle Sätze wurden in natürlichem Tempo und Betonung vorgelesen. Für das Kind entstand keinerlei Zeitdruck, da mit dem nächsten Satz immer erst begonnen wurde, wenn es mit seiner Nachsprechleistung deulich erkennbar fertig war. Nach 20 Sätzen wurde eine kurze Spielpause eingelegt.

Störungen von außen, die die Kinder ablenkten, ließen sich nicht immer verhindern. Manchmal gaben sie in solchen Fällen spontane Kommentare zum Inhalt des Satzes ab und konnten diesen selbst dann nicht mehr reproduzieren (z.B. K1 auf Satz 22: 'Das muß der Teufel sein mit die Mistgabel'). Wenn keine oder keine quantitativ ausreichende Nachsprechleistung erbracht wurde (meistens bis zur NP 1, sehr selten auch bis zum Artikel der NP 2), wurde der Modellsatz höchstens einmal wiederholt. Das Interesse an auswertbaren Äußerungen und an Vermeidung zu starker Mißerfolgserlebnisse bei den Kindern wurde hier über die Forderung nach optimaler methodologischer Sauberkeit gestellt. Interessant ist, daß gelegentlich trotz der Wiederholung die Nachsprechleistung nicht verbessert wurde. Es fällt auch auf, daß die Zahl der notwendigen Wiederholungen in dem Test vor der Therapie höher lag als nach der Therapie (insgesamt 24 gegenüber 12).

Die Vl war bemüht, die 'Unnatürlichkeit' der Test- bezw. Kommunikationssituation zu mindern. Gelegentlich von den Kindern ausgehende kurze Wortwechsel zwischen den Nachsprechsätzen wurden nicht abgeblockt. Die Kinder gingen teilweise auf die Testsituation als solche ein ('Fertig mach weiter!' oder 'Wann hören wir das mal an?'), bewerteten selber ihre eigenen Äußerungen ('Falsch war das' oder 'Erst drei Fehlerchen'), gaben Kommentare ab ('Nikolaus haben wir nicht mehr'), verlangten Erklärungen für unbekannte Wörter ('Was ist ein Knecht?') und suchten häufig durch Intonation, durch Blickkontakt oder auch durch Nachfragen nach Bestätigung und Rückmeldung ('Der .. mit der fangt's an, gell?'). In diesen Fällen wurden Wörter erklärt, Fragen beantwortet oder die Kinder durch allgemein gehaltene Unterstützung und Aufmunterung, die nicht die Leistung als solche kommentierte, zum Weitermachen ermutigt. Dies war nötig, da die Kinder teilweise sehr empfindlich und resignierend auf durchaus wahrgenommene eigene Fehlleistungen reagierten ('das kann ich nicht') oder zwischendurch lustlos, gelangweilt und unwillig waren, an dem Test weiter teilzunehmen.

5. AUSWERTUNG

Die Nachsprechleistungen der Kinder wurden in einer weiten Transkription vollständig schriftlich niedergelegt. Im Vergleich zu den Modellsätzen wurden folgende Bereiche einer 'richtig - falsch' -Bewertung unterzogen: (1) gesamter Satz, (2) Satzkern (NP 1 + V + NP 2), (3) Präpositionalphrase, (4) erste Nominalphrase (NP 1) und (5) letzte Nominalphrase (NP aus PP).

Inhaltlich liegen die Sätze auf dem Sprachniveau 7 - 8-jähriger, sprachlich unauffälliger Kinder.

Alle Sätze weisen folgende Oberflächenstruktur auf:

NP 1	+	V	+	NP	+	PP
Art. + Subst.	+	Verb	+	Art. + Subst.	+	Präp.+Art.+Subst.

Die Konstruktion der Sätze erfolgte nach den Gesichtspunkten von semantischer und syntaktischer Eindeutigkeit bzw. Nicht-Eindeutigkeit und deren Kombination miteinander. Bei Syn^+ ist NP 1 das Subjekt und NP 2 das Objekt, d.h., daß der Handelnde zuerst genannt wird. Bei Syn^- ist NP 2 das Subjekt, so daß beurteilt werden kann, ob die Kinder diese Konstruktion auflösen können. Bei Sem^+ kann unabhängig von der syntaktischen Konstruktion nur genau eine NP der Sequenz NP 1 + V + NP 2 (= Satzkern) den Akteur repräsentieren, bei Sem^- hingegen könnte jede der beiden NP diese Funktion aufweisen. Die Sätze wurden für die Darbietung in eine Zufallsreihenfolge gebracht. Sie werden im folgenden nach den Materialklassen geordnet aufgeführt, die Zahlen vor den Sätzen zeigen die Reihenfolge der Nennung im Experiment an.

I: Syn^+Sem^+

1 Das Mädchen ißt den Kuchen in der Straßenbahn
10 Der Opa liest das Buch auf dem Sofa
17 Die Schnecke frißt den Salat aus dem Garten
21 Die Frau legt den Deckel auf den Topf
25 Der Schuster sohlt den Stiefel für den Kunden
29 Der Prinz entdeckt das Schloß hinter dem Berg
32 Der Elefant trinkt das Wasser mit dem Rüssel
34 Der Fahrer bremst den Lastwagen vor der Kurve
38 Der Lehrer lobt den Schüler nach der Schulstunde
40 Der Raucher sucht das Streichholz unter dem Stuhl

II: $Syn^{+}Sem^{-}$

3 Der Freund begrüßt die Freundin vor der Schule
5 Der Stein bewegt die Wurzel von der Stelle
7 Die Oma küßt den Enkel während der Feier
15 Der Cowboy vertreibt den Indianer aus dem Dorf
19 Der Kasperl tritt dem Clown auf die Füße
20 Der Hirsch sieht den Jäger hinter dem Baum
24 Der Bruder hält die Schwester an der Hand
27 Die Mutter holt den Vater mit dem Auto
33 Die Tante trifft den Mann vor dem Bahnhof
39 Die Familie verpaßt den Besuch auf dem Bahnsteig

III: $Syn^{-}Sem^{+}$

2 Den Wurm fängt die Amsel in der Früh
4 Das Ei legt der Vogel in das Nest
8 Das Auto wäscht der Onkel hinter dem Haus
13 Den Schlüssel versteckt der Lausbub in der Vase
23 Den Ball rollt der Bub an die Wand
26 Das Geschenk zieht der Nikolaus aus dem Sack
30 Den Ziegel wirft der Arbeiter auf die Straße
31 Die Wurst hängt der Metzger an den Haken
35 Die Hose trocknet der Schäfer über dem Feuer
37 Den Hund streichelt das Kind hinter den Ohren

IV: $Syn^{-}Sem^{-}$

6 Den Sohn ruft der Vater an das Telefon
9 Den Wellensittisch zwickt der Papagei mit dem Schnabel
11 Den Gangster erschießt der Polizist mit der Pistole
12 Die Zauberin schlägt der Zwerg mit dem Stab
14 Den Lehrling sucht der Meister in der Werkstatt
16 Den Kranken besucht der Arzt nach dem Essen
18 Den Pudel jagt der Dackel unter den Tisch
22 Den Knecht verfolgt die Bäuerin mit der Mistgabel
28 Den Kater beißt die Katze in den Schwanz
36 Dem Mädchen fällt der Sieger um den Hals

Mit Ausnahme von dialektbedingten Veränderungen und des Zusammenziehens von Präposition und Artikel wurden alle Abweichungen vom Modellsatz als falsch bewertet. Neuansätze zählten nicht als Fehler, wobei immer das Zuletztgenannte als gültig bewertet wurde.

6. ERGEBNISSE

Die Daten zu den ausgewerteten Bereichen wurden jeweils einer 2 x 2 x 2 faktoriellen Varianzanalyse mit wiederholten Messungen an allen drei Faktoren unterzogen. Faktor A erfaßte die syntaktische Organisation der Nachsprechsätze (eindeutig - nicht eindeutig), Faktor B erfaßte deren semantische Organisation (eindeutig - nicht eindeutig) und Faktor C den Zeitpunkt der Untersuchung (Beginn - Abschluß der Therapie).

Gesamter Satz (Tab. 1 und 2)

Faktor A (syntaktische Eindeutigkeit) ist auf dem 1%-Niveau signifikant.
Faktor B (semantische Eindeutigkeit) ist nicht signifikant
Faktor C (Zeitpunkt) ist auf dem 5%-Niveau signifikant.
Es liegt keine signifikante Interaktion vor.

Satzkern (Tab. 3 und 4)

Faktor A (syntaktische Eindeutigkeit) ist auf dem 5%-Niveau signifikant.
Faktor B und C sind nicht signifikant.
Es liegt keine signifikante Interaktion vor.

Präpositionalphrase (Tab. 5 und 6)

Faktor A und B sind nicht signifikant.
Faktor C (Zeitpunkt) ist auf dem 5%-Niveau signifikant.
Es liegt keine signifikante Interaktion vor.

Erste Nominalphrase (Tab. 7 und 8)

Faktor A (syntaktische Eindeutigkeit) ist auf dem 5%-Niveau signifikant.
Faktor B (semantische Eindeutigkeit) ist auf dem 5%-Niveau signifikant.
Faktor C ist nicht signifikant.
Es liegt keine signifikante Interaktion vor.

Letzte Nominalphrase (Tab. 9 und 10)

Faktor A und B sind nicht signifikant.
Faktor C (Zeitpunkt) ist auf dem 5%-Niveau signifikant.
Es liegt keine signifikante Interaktion vor.

7 . DISKUSSION

Die Auswertung des gesamten Satzes (Tab. 1 und 2) zeigt ein Ergebnis, das allgemein erwartet werden dürfte. Variationen der Syntax erschweren oder erleichtern die Nachsprechaufgabe; nach acht Monaten verbessern sich die Sprachleistungen. Für die Verbesserung bieten sich als Erklärung der Einfluß der Therapie oder die natürliche Entwicklung innerhalb von neun Monaten an. Nun attestierten unsere Betreuer und Lehrer den Kindern deutliche und unerwartete sprachliche Fortschritte. Es darf daher angenommen werden, daß die Therapie die Verbesserung entscheidend verantwortete.

Aus der Auswertung des gesamten Satzes geht nicht hervor, daß semantische Variationen des Materials die Nachsprechleistungen beeinflussen. Zur Klärung dieser Frage wurden analog zu KEGEL (1981) die Nachsprechleistungen getrennt nach Satzkern (Tab.3 und 4) und Präpositionalphrase (Tab. 5 und 6) ausgewertet. Eine solche Auswertung mag zudem das Wesen der dysgrammatischen Störung besser erkennen lassen und zugleich Hinweise geben, wo genau im Satz die registrierte Verbesserung zu orten ist.

Die Auswertung des Satzkerns ergibt Effekte der syntaktischen wie der semantischen Materialvariation. Damit entspricht das Ergebnis weitestgehend dem von KEGEL (1981). Es sei festgehalten, daß hiermit ein zweites Mal der Einfluß semantisch motivierter Konstruktionen nachgewiesen wurde. Unhaltbar werden damit die üblichen Lehrbuchdefinitionen des kindlichen Dysgrammatismus, in denen lediglich gestörte Wörter und Satzbildung konstatiert oder behauptet wird, das Problem des dysgrammatischen Kindes läge in der Übertragung des Gedankens in einen normgerechten Satz.

Eine eindeutige Interpretation des Semantikeffekts ist bei der derzeitigen Erkenntnislage nicht möglich. Dieser ist entweder auf eine syntaxunspezifische Störung zurückzuführen, die der gesamten Produktionsleistung zuzuordnen wäre, oder auf eine entsprechende Störung der Wahrnehmungsleistung. Die Ergebnisse von VEIT (i.d.Band) verweisen in die letztgenannte Richtung. Eine Auswertung der Nachsprechleistungen, die nicht strikt am Modellsatz orientiert ist, sondern inhaltliche Korrektheit prüft, dürfte hier weitere Hinweise geben.

Die Auswertung des Satzkerns zeigt keine Verbesserung im Verlauf von neun Monaten, die Verbesserung findet praktisch vollständig bei den Präpositionalphrasen statt. Auch dieses Ergebnis entspricht vorangegangenen Untersuchungen (GÜNTHER 1981, KEGEL 1981). Nun wurden die Satzkerne um die Präpositionalphrase erweitert, weil quasi echolalische Nachsprechleistungen verhindert werden sollten. Mit anderen Worten, die Präpositionalphrasen bilden eine zusätzliche, gewünschte Belastung des Gedächtnisses. Eine Verbesserung hier legt die Interpretation nahe, daß die Therapie sprachspezifische Gedächtnisleistungen geschult hat. Die Stagnation bei den Leistungen zum Satzkern läßt vermuten, daß das Zentrum der dysgrammatischen Störung unberührt blieb. Dies muß nicht als negatives Votum zur Therapie aufgefaßt werden. Möglicherweise zeigt sich in den Daten eine sinnvolle Entwicklung: Zunächst sind allgemeine Leistungen, etwa das Sprachgedächtnis, zu verbessern, bevor die als therapieresistent bekannte dysgrammatische Störung gemindert werden kann.

Um die erkannten Effekt noch präziser zu orten und um gleichzeitig noch mehr Klarheit über Nachsprechsätze als diagnostisches Instrument zu gewinnen, wurden zusätzlich die erste und die letzte Nominalphrase (NP aus PP) der Sätze ausgewertet. Dieses Vorgehen ist zunächst zu begründen.
In der ersten Nominalphrase spiegeln sich die syntaktischen und die semantischen Materialvariationen wider. Daraus folgt die Annahme, daß die Daten zur ersten Nominalphrase etwa

jenen des Satzkerns entsprechen müßten. Für die Präpositionalphrase stellt sich die Frage, ob die hier zu verzeichnende Leistungsverbesserung auf die Präposition oder die Nominalphrase oder beide Einheiten gleichermaßen zurückzuführen ist. Eine erste Inspektion der Nachsprechleistungen läßt vermuten, daß die Leistungssteigerung vornehmlich bei der Nominalphrase liegt.

Tatsächlich entsprechen sich die Ergebnisse zur ersten Nominalphrase (Tab.7 und 8) und zum Satzkern (Syntax- und Semantikeffekt) ebenso wie jene zur ersten Nominalphrase (Tab. 9 und 10) und zur Präpositionalphrase (Zeitpunkteffekt). Diese Vergleiche lassen die Schlußfolgerung zu, daß die Ergebnisse der ersten und letzten Nominalphrase als Indikatoren für den Einfluß sämtlicher überprüfter Faktoren herangezogen werden können. In ihnen kristallisiert sich die Nachsprechleistung der dysgrammatischen Kinder.

Die Aussage muß natürlich eingeschränkt werden. Sie gilt zunächst nur für die Konstruktionsmuster der hier gewählten Modellsätze. Auch sei erwähnt, daß in der vorliegenden Untersuchung das hochsensible Verfahren der Varianzanalyse auf einen recht kleinen Datenschatz angewendet wurde. Andererseits ist gerade aus diesem Grund das stabile Bild in den wiederholten Analysen hoch einzuschätzen. Nachsprechsätze scheinen sich als valides, objektives und reliables diagnostisches Instrument zu erweisen. Im Gegensatz zu den eher globalen Einstufungen durch standardisierte Verfahren versprechen sie individuelle, differenzierte Wertungen der Sprachleistung und ihrer therapiebedingten Verbesserung. Ihr Einsatz verspricht eine Bereicherung der Differentialdiagnostik. Da nun Nachsprechsätze für jeden Einzelfall ausgewählt oder konstruiert werden müssen, stellt sich der Dysgrammatismusforschung eine praxisorientierte Aufgabe. Dem Diagnostiker und Therapeuten sind konkrete Handlungshinweise zur Konstruktion von Modellsätzen und zur Auswertung von Nachsprechleistungen zu geben.

	a_1				a_2			
	b_1		b_2		b_1		b_2	
	c_1	c_2	c_1	c_2	c_1	c_2	c_1	c_2
K1	8	6	8	8	8	8	10	9
K2	4	0	5	3	5	2	7	3
K3	9	8	8	5	9	6	10	9
K4	8	4	9	6	8	7	8	8

Tab. 1: Beobachtbare Daten (Satz)

Quelle der Variation	SS	df	MS	F
Zwischen den Vpn	107.75	3		
Innerhalb der Vpn	78.25	28		
A	10.13	1	10.13	253.25**
A x Vpn	0.12	3	0.04	
B	8	1	8	
B x Vpn	3.25	3	1.08	
C	32	1	32	15.38*
C x Vpn	6.25	3	2.54	
AB	1.12	1	1.12	
AB x Vpn	7.63	3	2.54	
AC	1.12	1	1.12	
AC x Vpn	3.63	3	1.21	
BC	0.5	1	0.5	
BC x Vpn	0.25	3	0.08	
ABC	0.13	1	0.13	
ABC x Vpn	4.12	3	1.37	

Tab. 2: Zusammenfassung der Varianzanalyse (Satz)

	a_1				a_2			
	b_1		b_2		b_1		b_2	
	c_1	c_2	c_1	c_2	c_1	c_2	c_1	c_2
K1	5	5	4	6	7	8	10	9
K2	3	0	4	2	4	1	4	4
K3	9	7	5	5	8	6	10	9
K4	2	2	3	2	4	5	8	7

Tab. 3: Beobachtbare Daten (Satzkern)

Quelle der Variation	SS	df	MS	F
Zwischen den Vpn	114.25	3		
Innerhalb der Vpn	113.75	8		
A	50	1	50	13.97
A x Vpn	10.75	3	3.58	
B	8	1	8	
B x Vpn	4.75	3	1.58	
C	4.5	1	4.5	
C x Vpn	7.25	3	2.42	
AB	12.5	1	12.5	
AB x Vpn	7.75	3	2.58	
AC	0	1	0	
AC x Vpn	1.25	3	0.42	
BC	0.5	1	0.5	
BC x Vpn	3.75	3	1.25	
ABC	0.5	1	0.5	
ABC x Vpn	2.25	3	0.75	

$F_{.95}(1,3) = 10.1$

Tab. 4: Zusammenfassung der Varianzanalyse (Satzkern)

	a_1				a_2			
	b_1		b_2		b_1		b_2	
	c_1	c_2	c_1	c_2	c_1	c_2	c_1	c_2
K1	8	3	7	4	7	4	7	4
K2	2	0	3	1	2	1	3	1
K3	7	5	6	3	4	4	5	3
K4	8	4	8	4	6	5	5	4

Tab. 5: Beobachtbare Daten (Präpositionalphrase)

Quelle der Variation	SS	df	MS	F
Zwischen den Vpn	81.09	3		
Innerhalb der Vpn	67.75	28		
A	1.97	1	1.97	
A x Vpn	3.28	3	1.09	
B	0.09	1	0.09	
B x Vpn	2.66	3	0.89	
C	45.09	1	45.09	32.44
C x Vpn	4.16	3	1.39	
AB	0.03	1	0.03	
AB x Vpn	1.72	3	0.57	
AC	4.53	1	4.53	
AC x Vpn	1.72	3	0.57	
BC	0.16	1	0.16	
BC x Vpn	1.59	3	0.53	
ABC	0.47	1	0.47	
ABC x Vpn	0.28	3	0.09	

$F_{.95}(1,3) = 10.1$

Tab. 6: Zusammenfassung der Varianzanalyse (Präpositionalphrase)

	a_1				a_2			
	b_1		b_2		b_1		b_2	
	c_1	c_2	c_1	c_2	c_1	c_2	c_1	c_2
K1	1	1	0	1	4	5	8	8
K2	2	0	2	1	3	1	1	3
K3	0	0	1	0	6	5	8	6
K4	1	1	0	0	4	3	6	7

Tab. 7: Beobachtbare Daten (erste NP)

Quelle der Variation	SS	df	MS	F
Zwischen den Vpn	16.6	3		
Innerhalb der Vpn	210.87	28		
A	140.28	1	140.28	12.44*
A x Vpn	33.84	3	11.28	
B	7.03	1	7.03	13.26*
B x Vpn	1.59	3	0.53	
C	0.78	1	0.78	
C x Vpn	2.84	3	0.95	
AB	9.04	1	9.04	
AB x Vpn	7.59	3	2.53	
AC	0.04	1	0.04	
AC x Vpn	1.59	3	0.53	
BC	0.79	1	0.79	
BC x Vpn	3.34	3	1.11	
ABC	0.26	1	0.26	
ABC x Vpn	1.86	3	0.62	

*$F_{.95}(1.3) = 10.1$

Tab. 8: Zusammenfassung der Varianzanalyse (erste NP)

	a_1				a_2			
	b_1		b_2		b_1		b_2	
	c_1	c_2	c_1	c_2	c_1	c_2	c_1	c_2
K1	7	2	6	2	4	4	6	4
K2	2	0	3	0	2	1	4	2
K3	5	4	2	1	4	2	2	2
K4	6	4	8	2	6	5	5	4

Tab. 9: Beobachtbare Daten (letzte NP)

Quelle der Variation	SS	df	MS	F
Zwischen den Vpn	53.1	3		
Innerhalb der Vpn	72.87	28		
A	0.28	1	0.28	
A x Vpn	2.34	3	0.78	
B	0.78	1	0.78	
B x Vpn	9.84	3	3.28	
C	34.03	1	34.03	28.36*
C x Vpn	3.59	3	1.2	
AB	1.54	1	1.54	
AB x Vpn	2.59	3	0.86	
AC	7.04	1	7.04	
AC x Vpn	4.09	3	1.36	
BC	0.79	1	0.79	
BC x Vpn	2.34	3	0.78	
ABC	0.26	1	0.26	
ABC x Vpn	3.36	3	1.12	

$^*F_{.95}(1.3) = 10.1$

Tab. 10: Zusammenfassung der Varianzanalyse (letzte NP)

Literatur

DAMES, C. (1986): Einfluß der Syntax auf die Zeitstruktur der Nachsprechleistungen sprachentwicklungsgestörter und sprachunauffälliger Kinder. In diesem Band.

FÜSSENICH, I./HEIDTMANN, H. (1985): Probleme bei der Diagnose dysgrammatisch sprechender Kinder. In: FÜSSENICH, I./GLÄSS, B. (Hrsg): Dysgrammatismus. Heidelberg.

GÜNTHER, H. (1981): Untersuchungen zum Sprachverhalten agrammatischer Kinder mit Ziel- und Modellsatzmethode. In: KEGEL, G./GÜNTHER, H. (Hrsg): Psycholinguistische Untersuchungen zum kindlichen Agrammatismus. München.

GÜNTHER, H. (1985): Nachspruch zum Nachsprechen. In: FÜSSENICH, I./GLÄSS, B. (Hrsg): Dysgrammatismus. Heidelberg.

HAY, G. (1985): Zum Einfluß von Präpositionalphrasen auf die Nachsprechleistung agrammatischer Kinder. In: FÜSSENICH, I./GLÄSS, B. (Hrsg): Dysgrammatismus. Heidelberg.

KEGEL, G. (1981): Zum Einfluß der Syntax und Semantik auf die Nachsprechleistung agrammatischer Kinder. In: KEGEL, G./GÜNTHER, H. (Hrsg): Psycholinguistische Untersuchungen zum kindlichen Agrammatismus. München.

MESSING, J./GÜNTHER, H./KEGEL, G. (1980): Zur Fehleranalyse abweichenden Sprachverhaltens. In: IRAL XVIII/4, 326-334.

VEIT, S. (1986): Sprachverständnis und Sprachproduktion bei entwicklungsdysgrammatischen Kindern. In diesem Band.

Sabine Stahn

Veränderung der Fehlerstruktur in der Aphasietherapie unter Einsatz der Deblockierungsmethode - eine Fallbeschreibung

Diagnose und Therapie einer Patientin mit Wernicke-Aphasie werden dargestellt. Zur Diagnose wurde der Aachener Aphasietest (AAT) eingesetzt. Die Therapie wurde nach der Deblokkierungsmethode von WEIGL/WEIGL durchgeführt. Die 30 Sitzungen umfassende Therapie führte zu deutlichen Leistungsverbesserungen in allen behandelten Sprachbereichen.

The diagnosis and therapy of a female patient with Wernicke's aphasia is presented. The Aachener Aphasia Test (AAT) was used for the diagnosis and the therapy was conducted along the lines of the Deblocking Method of WEIGL/WEIGL. The 30 therapy sessions led to significant improvement in all areas of language treated.

1. DIE DEBLOCKIERUNGSMETHODE

1.1 Grundlagen

Ausgehend von LURIAs (1962) Auffassung über den Systemcharakter der höheren kortikalen Funktionen beim Menschen, der im ontogenetischen Lernprozeß entstandenen semantischen Felder und der in diesen Feldern bestehenden lexikalischen Verbindungen baute E. WEIGL (1961, 1969) die Deblockierungsmethode auf. Nach LURIA beruht der Sprachprozeß auf einem einheitlichen komplexen System von Analysatoren, Ebenen, Funktionen, Komponenten, Subkomponenten usw. mit eigener Struktur und Dynamik. Ist bei einer Aphasie dieses System als Ganzes betroffen oder sind nur bestimmte Teile gestört?

Gegen die Annahme eines Totalverlustes des Sprachsystems sprechen verschiedene Fakten:

- Selbst bei schweren Aphasieformen kann es zu Spontanrestitutionen kommen.
- Ganze lautsprachliche oder schriftsprachliche Bereiche bleiben weitgehend intakt (z.B. Nachsprechen, auditives Wortverständnis, Schreiben oder Lesen).
- Die Reaktualisierung blockierter Sprachleistungen oder -funktionen ist möglich.
- Eine Reaktualisierung kann über verschiedene Ebenen, Kanäle und Funktionen erfolgen.

Daraus folgerte E. WEIGL (1969), daß es sich bei Aphasie grundsätzlich um die Blockierung bestimmter Glieder des Systems, nicht aber um die Zerstörung des Systems als Ganzes handelt. Es kommt nicht zum Verlust bestimmter Funktionen, sondern nur zu einer zentralbedingten Blockierung bestimmter Zugänge zum Speicher lexikalischer Einheiten bzw. bestimmter neuropsychologischer Systemvorgänge.

Nach E. WEIGL (1969) können die Leistungsstörungen einzelner oder mehrerer sprachlicher Funktionen unter bestimmten experimentellen Bedingungen in mehr oder minder großem Umfang für kürzere oder längere Dauer aufgehoben, 'deblockiert' werden. Das dabei zugrundeliegende Prinzip beruht auf der Stimulierung des gesamten desorganisierten sprachfunktionalen Systems durch die Koppelung von beeinträchtigten mit intakten Leistungen (vgl. SPRINGER 1979). Hierbei wird eine intakte Funktion als Deblockant (z.B. Nachsprechen) vor eine gestörte, blockierte sprachliche Funktion (z.B. Diktatschreiben) geschaltet, mit dem Effekt, daß durch die Stimulierung des ganzen Systems mittels der intakten die gestörte Funktion blockiert wird. Verschiedene Grundvoraussetzungen müssen dabei beachtet werden:

- Mehrere Funktionen müssen ganz oder teilweise intakt sein, um wenigstens einen, besser mehrere Zugänge zu den gestörten Leistungen einer Funktion zu finden.
- Die Leistung der intakten muß der gestörten Funktion zeitlich vorausgehen.
- Die Leistungen der intakten und gestörten Funktionen sollten in einem Verwandtschaftsverhältnis stehen.

Um eine rein mechanische Wiederholung (Pseudodeblockierung) auszuschließen, müssen zwischen intakter und gestörter Funktion einige neutrale Items geschaltet werden, bei denen der Patient versagt. Eine bewußte Memorisierung des deblockierten Items durch den Patienten ist auf Grund des meist gestörten Kurzzeitgedächtnisses nicht möglich. Die Deblockierung läuft also auf einer automatisierten, dem Patienten nicht bewußten Ebene ab. Die Dynamik des Sprachsystems bewirkt dabei, daß eine über einen intakten Input erzeugte Erregung nicht nur einen einzigen Output hervorruft, sondern durch "polyfunktionale Irradierungseffekte" das System als Ganzes stimuliert. Für die Therapie bedeutet dies, daß es bei Erregung eines bestimmten semantischen Feldes nicht nur zur Deblockierung eines einzelnen Wortes, sondern auch sinnverwandter Wörter und zur Reaktualisierung zahlreicher Beziehungen in dieser Kategorie kommt. E.WEIGL (1969) spricht dann von einer "Spontandeblockierung".

Über die Dauer des Deblockierungseffektes ist generell keine bindende Aussage zu machen. E.WEIGL und KREINDLER (1960) führen an, daß nach einem Zeitraum von 10 Minuten zwischen Stimulus und Kontrolle des Resultats der Deblokkierungseffekt nachläßt; aber auch eine längere Dauer des Deblockierungseffektes, der sogenannte Stabilisierungseffekt von mehreren Stunden oder Tagen ist möglich (E. WEIGL 1961). Tatsächlich scheint in einigen Fällen die Deblokkierung noch nach zwei Jahren nachweisbar - E.WEIGL (1969) spricht dann von einem Generalisierungseffekt.

1.2 Technik der Deblockierung

I.WEIGL (1979) erweiterte die Deblockierungsmethode zu einer systematischen Methode in der Aphasietherapie. Als Grundvoraussetzung gilt danach eine Funktions- und Komponentenanalyse.

Zunächst werden auf der Wortebene die folgenden Sprachfunktionen auf den Grad ihrer Intaktheit hin untersucht (folg. Tab.). Der jeweilige Grad der Intaktheit wird prozentual angegeben. Nur Funktionen, die zu mindestens 70% intakt sind, sind als Deblockanten geeignet. Aber nicht nur der Grad der Störung der Sprachfunktionen, sondern auch derjenige ihrer Komponenten wird untersucht, um "selektive Transkodierungsstörungen" (I.WEIGL 1979) aufzudecken.

Perzeptive Funktionen	Produktive Funktionen	Reproduktive Funktionen
auditives Verstehen optisch-lexikal. Verstehen	Spontansprechen Spontanschreiben	Nachsprechen Transponieren Lautlesen Diktatschreiben mündliches Benennen schriftliches Benennen

So kann etwa die Umkodierung eines verbalen Stimulus in einer Sprachfunktion (z.B. Transponieren) gestört, in einer anderen Sprachfunktion (z.B. Lautlesen) dagegen weitgehend intakt sein. In der Komponentenanalyse werden rezeptive (Input-) und expressive (Output-) Komponenten einer Sprachfunktion erfaßt (vgl. SPRINGER 1979, I.WEIGL 1979).

Funktionen	Komponentenanalyse	
	Input	Output
Wortverständnis	verbo-auditiv	Bild zeigen
Mitsprechen	verbo-auditiv	verbo-motorisch
Nachsprechen	verbo-auditiv	verbo-motorisch
Diktatschreiben	verbo-auditiv	grapho-motorisch
Lautlesen	verbo-optisch	verbo-motorisch
Lesesinnverständnis	verbo-optisch	Bild zeigen
Transponieren	verbo-optisch	grapho-motorisch
mündliches Benennen	optisch-gnostisch	verbo-motorisch
schriftl. Benennen	optisch-gnostisch	grapho-motorisch

Im Anschluß an die Analyse kann die Deblockierungsmethode eingesetzt werden. Hier gibt es zwei Möglichkeiten: die einfache Deblockierung, bei der eine intakte vor eine gestörte Funktion geschaltet wird, oder die Kettendeblokkierung, bei der mehrere intakte und gestörte Funktionen unmittelbar hintereinander geschaltet werden. So werden nicht nur die Leistungen einer einzelnen gestörten Funktion, sondern auch die einer ganzen Kette gestörter Funktionen deblockiert. Dabei ist an die schon erwähnte Zwischenschaltung von neutralen Items zu denken. Sämtliche in einer Therapiesitzung deblockierten Einzelleistungen müssen innerhalb dieser Sitzung einer Kontrolle unterzogen werden, um die Anzahl der erhalten gebliebenen Deblockierungen festzuhalten. In verschiedenen Zeitabständen (Tagen oder Wochen) ist der Stabilisierungs- bzw. Generalisierungseffekt nachzukontrollieren (E.WEIGL 1969).

1.3 Aufbau des Rehabilitationsprogramms

Die Deblockierung beginnt auf der Wortebene und wird im Laufe der Therapie auf der Satz- und Textebene weitergeführt. Dazu hat I.WEIGL (1979) ein stufenweises Programm entwickelt. Das Programm umfaßt drei aufeinander aufbauende Etappen. Auf jeder Stufe werden durch die Deblockierung zunächst einzelne Sprachleistungen verbessert. Infolge der Stimulierung mehrerer Funktionen treten Irradiationseffekte auf: ganze Leistungsebenen werden deblockiert und führen zu einer Reaktivierung der blockierten Systemvorgänge im Bereich der Sprachverwendung. I.WEIGL (1979) setzt hier die Kettendeblockierung ein.

Bei der ersten Etappe, der <u>semantisch-lexikalischen Ebene</u>, geht es um die Reaktualisierung lexikalischer Einheiten innerhalb eines bestimmten semantischen Feldes. Die Deblockierung wird auf Wortebene durchgeführt. Die Stimulierung des semantischen Feldes als Ganzes bewirkt, daß auch nicht deblockierte Wörter aus diesem Feld vom Patienten realisiert werden können. Diesen Effekt nennt I.WEIGL (1979) semantische Irradiation. Irradiationseffekte betreffen aber auch die funktionelle Ebene. Die Aufforderung, nicht deblockierte Bezeichnungen (mündlich oder schriftlich) zu äußern, setzt eigentlich die Intaktheit blockierter Funktionen voraus, die nicht in die Deblockierungskette mit einbezogen waren. Die Tatsache, daß diese Funktionen innerhalb der ersten Etappe bis zu einem gewissen Grad realisierbar werden, weist darauf hin, daß hier eine funktionelle Irradiation stattgefunden hat.

Den Leistungen des Patienten entsprechend kann zur zweiten Etappe, der semantisch-syntaktischen Ebene, übergegangen werden. Auch hier findet die Kettendeblockierung innerhalb eines semantischen Feldes statt, allerdings in Form von einfachen Sätzen. Ein Teil dieser Sätze beinhaltet lexikalische Einheiten, die vorher deblockiert wurden, der andere Teil noch nicht geübte lexikalische Einheiten, die durch die Deblockierung des ganzen Satzes reaktualisiert werden. Der Patient wird aufgefordert, Substantive, Verben und Adjektive eines Satzes durch andere aus dem gleichen semantischen Feld zu ersetzen; die Satzstruktur als solche wird beibehalten. Dadurch werden diese blockierten syntaktischen Strukturen gefestigt, es kommt zu einer semantisch-syntaktischen Irradiation. Die neu gebildeten Satzvarianten einer deblockierten Satzstruktur können dann mit einer anderen Funktion (z.B. Spontanschreiben) realisiert werden, obwohl diese Funktion nicht deblockiert wurde. Es handelt sich also auch hier um eine funktionelle Irradiation, d.h. "die Wirkung der Deblockierung strahlt auf die gestörten Funktionen außerhalb der Kette aus" (I.WEIGL 1979).

Die dritte Etappe erfaßt die syntaktische Transformation, d.h. die Fähigkeit, Mitteilungen in unterschiedlichen syntaktischen Formen auszudrücken. Diese Fähigkeit der Transformation von der zugrundeliegenden Tiefenstruktur in "Familien" von Oberflächenstrukturen ist bei schwerem Agrammatismus total blockiert. Auf Grund der Kompliziertheit der Mechanismen, die die Realisierung syntaktischer Strukturen ermöglichen, verzichtet I.WEIGL (1979) auf dieser Stufe auf die Zwischenschaltung neutraler Sätze. Der Patient hat die Aufgabe, Satzfamilien, also eine Zahl von Sätzen, die sich auf Grund verschiedener Transformationen auf der gleichen zugrundeliegenden Tiefenstruktur ergeben, zu bilden und sie auf verschiedenen funktionellen Ebenen (Nachsprechen, Diktatschreiben etc.) zu realisieren. Auch hier kommt es zu Irradiationseffekten auf syntaktischer und funktioneller Ebene. Kann der Patient aus einer Reihe von vorgelegten Einzelwörtern ohne vorherige Übung einen grammatikalisch akzeptablen Satz bilden, sieht I.WEIGL dies als Beweis dafür, daß das grundlegende, in der frühen Kindheit erworbene, syntaktische Regelsystem (vor allem die syntaktischen Transformationsregeln) nicht verloren geht und daher deblockierbar ist.

2. DIE ANAMNESE

2.1 Neurologischer Befund

Die 59-jährige Patientin erlitt einen Schlaganfall. Hierbei kam es zu einer intrazerebralen Blutung im temporoparieto-okzipitalen Gebiet der linken Hirnhemisphäre, die eine schwere Sprachstörung bewirkte.Durch ein Computer-Tomogramm wurde sichtbar, daß dabei große Mengen Blut ausgetreten waren. Es fand sich außerdem eine rechtsseitige, arm- und handbetonte Hemiparese. Nach vierwöchiger stationärer Behandlung wurde die Patientin nach Hause entlassen.

2.2 Befund des AACHENER APHASIETESTs (AAT)

In der ersten Sitzung nach Entlassung aus dem Krankenhaus wurde der AACHENER APHASIETEST (HUBER et.al. 1983) durchgeführt. Dieser Test ermöglicht eine genaue Erfassung aller intakten und gestörten sprachlichen Funktionen und damit den Aufbau eines symptombezogenen Therapieprogrammes. Die sprachpathologische Symptomatik entsprach dem Bild einer Wernicke-Aphasie (POECK et.al. 1975). Der im AAT eingeschlossene Token-Test (ORGASS 1976) ergab (alterskorrigiert) 38 Fehlerpunkte, also eine mittelschwere Aphasie.

2.2.1 Lautsprachlicher Bereich

Spontansprache

Mit der Patientin wurde ein ausführliches, semistandardisiertes Interview geführt, wobei nach Alter, Beschwerden durch die Krankheit, Familie, Beruf und Hobbies gefragt wurde. Das Gespräch wurde mittels eines Tonbandes aufgezeichnet und anhand einer Bewertungstabelle klassifiziert:

- Kommunikationsverhalten
  Die Patientin verstand alle an sie gerichtete Fragen und konnte sie größtenteils mit nur geringer Unterstützung beantworten. Bei der Beschreibung ihrer

Krankheit dagegen gelang es ihr häufig nicht, die einzelnen, von ihr gefaßten Gedanken zu vermitteln ("fürchterlich, einfach fürchterlich. Sie sehn ja ... wie ein ... wie ein ... nicht mehr richtig im Kopf").

- Artikulation und Prosodie
  Nicht betroffen.
  Beide Bereiche waren bei der Patientin nicht in erkennbarer Weise betroffen.
- Automatisierte Sprache
  Die Patientin benützte einige wenige sprachliche Stereotypien zur Überbrückung ihrer Wortfindungsstörung ("Wie sagt man da?"); eine Echolalie wurde nicht festgestellt.
- Semantische Struktur
  Semantische Paraphasien und vor allem die starke Wortfindungsstörung beherrschten das Bild der Spontansprache.
- Phonematische Struktur
  Nur leichte phonematische Unsicherheiten waren zu beobachten.
- Syntaktische Struktur
  Die Sprache der Patientin war durch Satzverschränkungen und -verdoppelungen sowie durch auffallende paragrammatische Entstellungen bei der falschen Verwendung von Funktionswörtern gekennzeichnet.

Insgesamt erreichte die Patientin in der Bewertung der Spontansprache 21 von 30 möglichen Punktwerten.

<u>Nachsprechen</u>

Einzelne Laute und einsilbige Wörter wurden fehlerfrei nachgesprochen. Fremd- und Lehnwörter bereiteten der Patientin geringe Schwierigkeiten. Bei den Komposita ließ sich ein

Nachlassen der Leistung bei zunehmendem Schwierigkeitsgrad erkennen. Gleiches galt für das Nachsprechen von Sätzen. Die Patientin erreichte 129 von maximal 150 Punktwerten.

Benennen

Der Patientin wurden Bildkarten mit Gegenständen und Farben, die zu benennen sind, und mit Situationen und Handlungen, zu denen sie einen Satz bilden soll, vorgelegt. Das Benennen von einfachen Objekten war bis auf eine geringfügige semantische Abweichung vom Zielwort ungestört. Bei der Benennung von Farben kam es interessanterweise bei den "einfachen" Farben (rot, weiß, grün, schwarz, gelb, blau) mehrfach zu Fehlbenennungen, während die "Mischfarben" (braun, grau, violett, orange) korrekt benannt wurden. Komposita wurden ebenfalls bis auf eine geringfügige semantische Abweichung vom Zielwort richtig benannt. Die Benennung von Situationen und Handlungen bereitete der Patientin große Schwierigkeiten. Nicht einmal bei der einfachsten Struktur ("Der Mann bettelt") erfolgte eine korrekte Antwort. Die Benennungen wichen formal und inhaltlich vom Zielsatz ab, wobei wieder die Abhängigkeit vom ansteigenden Schwierigkeitsgrad sichtbar wurde. Durch die gute Leistung in den drei ersten Abschnitten des Benennungstests konnte die Patientin insgesamt 90 von 120 möglichen Punktwerten erreichen.

Sprachverständnis

Der Patientin wurden jeweils eine Kombination von vier Gegenstands- bzw. Situationsbildern vorgelegt und ein Wort bzw. ein Satz vorgesprochen. Sie hatte die Aufgabe, auf das entsprechende Bild zu deuten. Im zweiten Teil der Aufgabe wurde das Wort bzw. der Satz nicht vorgesprochen sondern schriftlich angeboten. Das auditive Wortverständnis für Wörter war nur minimal, das für Sätze geringfügig gestört.

Abweichungen vom Zielwort oder -satz bewegten sich im Feld sprachlicher Ähnlichkeit. Das Lesesinnverständnis für Wörter und Sätze war schwer, proportional zum zunehmenden Schwierigkeitsgrad, gestört. Die Patientin erreichte im auditiven Sprachverständnis 51 (28 bei Wörtern, 23 bei Sätzen) von maximal 60, im Lesesinnverständnis nur 24 (14 bei Wörtern, 10 bei Sätzen) von maximal 60 Punktwerten, insgesamt also 75 von 120 möglichen Punktwerten.

2.2.2 Schriftsprachlicher Bereich

Lautes Lesen

Wörter konnten bis auf eine geringfügige phonematische Abweichung bei einem Kompositum fehlerfrei gelesen werden. Beim Lesen von Sätzen dagegen versagte die Patientin völlig.

Zusammensetzen nach Diktat

Das Zusammensetzen einzelner Wörter aus Buchstaben zeigte grobe phonematische Abweichungen; bei Zusammensetzen von Komposita bzw. mehrsilbigen Wörtern aus Silben reagierte die Patientin korrekt. Das Zusammensetzen ganzer Sätze aus einzelnen Wörtern war ihr nicht möglich.

Schreiben nach Diktat

Nur das einfachste Wort dieser Reihe ("Tal") wurde korrekt geschrieben; bei zwei weiteren einsilbigen Wörtern wich die Patientin einmal weniger stark und einmal grob vom Zielwort ab. Beim Diktat von zwei- und mehrsilbigen Wörtern, von Komposita und Sätzen erfolgte keine Leistung. Insgesamt erreichte die Patientin im schriftsprachlichen Bereich 39 von 90 möglichen Punktwerten, davon allein 20 beim lauten Lesen.

3. DIE THERAPIE

3.1 Zielsetzung

Die Patientin sollte, soweit dies bei einer derartig schweren Aphasie möglich ist, einen Großteil ihrer früheren Kommunikationsfähigkeit zurückerlangen. Sie persönlich wünschte sich vor allem eine Verbesserung des Lesens, da sie vor ihrer Erkrankung gewohnheitsmäßig sehr viel gelesen hatte, was nun unmöglich war. Im einzelnen wurde daraufhin in der Therapiezielsetzung auf folgende Bereiche eingegangen:

- Expressiv-lautsprachlicher Bereich
  Eine Verbesserung der semantischen und syntaktischen Struktur der Spontansprache wird angestrebt.
- Rezeptiv-lautsprachlicher Bereich
  Die Leistung beim Lesesinnverständnis soll gesteigert werden.
- Schriftsprachlicher Bereich
  Sowohl das laute Lesen als auch das Diktatschreiben sollen verbessert werden.

3.2 Funktionen- und Komponentenanalyse

Da ein Großteil der Störungen durch die Deblockierungsmethode im Sinne E.WEIGLs (1961, 1969) behandelt werden sollte, wurde eine Funktions- und Komponentenanalyse nach I.WEIGL (1979) auf Wortebene durchgeführt. Dabei ergaben sich folgende weitgehend intakte bzw. relativ leicht gestörte Funktionen, die als Deblockanten geeignet sind:

- Transponieren
- Mündliches Benennen
- Nachsprechen
- Wortverständnis

Gestörte, zu deblockierende Funktionen waren (dem ansteigenden Grad ihrer Gestörtheit nach geordnet):

- Lesesinnverständnis
- Lautlesen
- Diktatschreiben
- schriftliches Benennen (bei Wörtern leicht, bei Komposita sehr schwer gestört)

3.3 Planung der Therapie

Die Therapie war zunächst auf einen Zeitraum von drei Monaten mit insgesamt 30 Sitzungen begrenzt. Die Therapie begann auf Wortebene und wurde auf die Satz- und Textebene ausgedehnt. Vor jedem neuen Therapieabschnitt fand eine allgemeine Aktivierung des jeweiligen semantischen Feldes bzw. der jeweiligen funktionellen Ebene statt. Die durch Kettendeblockierung reaktualisierten Leistungen wurden noch in der jeweiligen Therapiestunde kontrolliert. Zugleich wurde durch die regelmäßige Zwischenschaltung von Kontrollitems, die nicht deblockiert waren, der semantische und funktionelle Irradiationseffekt untersucht.

3.3.1 Wortebene

Das fehlerhafte schriftliche Benennen und Diktatschreiben von einzelnen Wörtern sollte durch die intakten Leistungen des mündlichen Benennens, Nachsprechens und Transponierens deblockiert werden. Bedingt durch die funktionelle und semantische Irradiation wurde eine vollständige Verbesserung des Lesesinnverständnisses erwartet, das auf Wortebene ohnehin nur leicht gestört war.

3.3.2 Satzebene

Mit Übungen zur korrekten Verwendung einzelner, zum Teil vorher deblockierter Wörter in vorgegebenen Sätzen, zur mündlichen Satzbildung und zur Satzordnung wurde die Deblockierung der schriftlichen Satzbildung sowie des Lesesinnverständnisses für Sätze angestrebt.

3.3.3 Textebene

Durch das vorangegangene Therapieprogramm wurde eine starke semantische und funktionelle Irradiation auch für die Textebene erwartet. Zu Beginn der Therapie wurde die Patientin deshalb gebeten, mehrere Bildgeschichten mündlich zu beschreiben, eine kurze Nacherzählung zu reproduzieren und ein ihr bekanntes Märchen anhand einer Bildvorlage frei zu erzählen. Diese Aufgaben erhielten Kontrollfunktion und wurden nach Ablauf der Therapie nochmals durchgeführt. Dabei wurde erwartet, daß sich die semantische und syntaktische Struktur der expressiven Sprache wesentlich gebessert hat.

3.3.4 Kontrolle

Neben der kontinuierlichen Kontrolle des Deblockierungseffektes innerhalb jeder Therapisitzung sollte ferner der Stabilisierungseffekt nach Ablauf von mehreren zwischengeschalteten Therapiestunden untersucht werden. Zum Abschluß der dreimonatigen Rehabilitationsphase sollte ein nochmals durchgeführter AAT genaue Aufschlüsse über die Veränderung der Leistungen in den verschiedenen sprachlichen Modalitäten der Patienten ermöglichen.

3.4 Ablauf der Therapie

3.4.1 Wortebene

Zur Einstimmung auf diese erste Therapiestufe wurden in jeder Sitzung verschiedene Übungen zur Aktivierung verschiedener semantischer Felder durchgeführt, von denen erwartet wurde, daß die Patientin sie fehlerfrei bzw. mit sehr wenigen Fehlleistungen lösen könnte.

- Von vier vorgelegten Gegenstandsbildern sollte die Patientin jeweils eines nach mündlicher Vorgabe des Therapeuten zeigen, wobei sich die semantische Ähnlichkeit kontinuierlich steigerte, die Patientin also immer besser differenzieren mußte.
- Zu jeweils einem Gegenstandsbild mußte aus vier Wortkarten die passende zugeordnet werden.
- In verschiedenen semantischen Feldern wurden Wortfeldübungen durchgeführt; hierbei wurden mindestens fünf Äußerungen zu einem mündlich oder schriftlich vorgegebenen Überbegriff (z.B. "Geburtstag") gefordert.

- Zu einem Gegenstandsbild wurden jeweils zwei Wörter als Minimalpaar mündlich oder schriftlich vorgegeben (z.B. "Kirchen" und "Kirschen"), zwischen denen die Patientin diskriminieren sollte. Die Ähnlichkeit der beiden Wörter kann dabei semantischer oder phonematischer Art sein.

Die hier genannten Übungen sollten die Patientin vor allem motivieren, sie aber keinesfalls ermüden, bevor mit der anschließend dargestellten Therapie der gestörten Leistungen begonnen wurde. Sie wurden daher auf einen Zeitraum von zehn Minuten beschränkt.

Schriftliches Benennen von Gegenständen

Es wurden 25 Gegenstandsbilder aus den zuvor aktivierten semantischen Feldern vorgelegt, die von der Patientin ausnahmslos mündlich korrekt benannt wurden. Bei der schriftlichen Benennung kam es bei 16 der 25 Begriffe zu einer Fehlleistung, ausnahmslos phonematischer Art, wie "Plieter" statt "Pflaster" oder "Zigellen" statt "Zigaretten". Daraufhin wurde das vorgesprochene Wort von der Patientin korrekt nachgesprochen und von einer Wortkarte ebenfalls korrekt transponiert.

Ergebnis: Ein Deblockierungseffekt war eindeutig nachweisbar, lediglich 6 Begriffe waren noch phonematisch entstellt, wobei sich die Patientin aber weiter als im ersten Benennungsversuch an das Zielwort angenähert hatte, z.B. jetzt "Plaster" statt "Pflaster".

Schriftliches Benennen von Komposita

Diese Aufgabe erwies sich als wesentlich schwieriger für die Patientin als die vorangegangene. Sie zog sich über fast den gesamten Zeitraum der Therapie hin. Insgesamt wurden ihr 50 Komposita auf Gegenstandsbildern vorgelegt, wovon 10 als Kontrollitems galten, die nicht deblockiert wurden, sondern in Abständen von mehreren dazwischen liegenden Therapiesitzungen schriftlich zu benennen waren.

Ergebnis bei der ersten Sitzung: Alle 40 Testitems wurden ohne Ausnahme mündlich korrekt benannt. Auf Anhieb schriftlich benannt wurden nur 7. Bei 3 Komposita kam es zu einem semantischen Neologismus (z.B. "Schiebemaschine" statt "Schreibmaschine"), ein Begriff wurde schriftlich gar nicht benannt. 29 Komposita waren phonematisch entstellt, wobei alle Abstufungen von geringfügiger Abweichung bis hin zum Neologismus ("Wohn Wö" statt "Löwenzahn") zu verzeichnen waren. Es kam zu fünf Neologismen. Die phonematischen Entstellungen fanden fast immer in der Wortmitte statt; es kam selten zu einer Substituierung bzw. zu einer Elision am Wortanfang und ebensowenig zu Fehlern durch Addition, Permutation und Elision am Wortende, wo etwas häufiger die Substitution eines Elementes auftrat. In der Wortmitte kam es sehr oft zur Substitution eines Graphems oder einer Graphemverbindung, fast genauso oft zur Elision. Addition und Permutation traten in der Wortmitte weit weniger auf. Die Störung betraf überwiegend Konsonanten. Bei der Deblockierung wurden wieder die korrekten Leistungen des mündlichen Benennens, Nachsprechens und Transponierens ausgenützt. Zusätzlich sprach die Patientin einen Satz nach, in den das betreffende Kompositum eingebettet war.

Gesamtergebnis bei den Kontrollkomposita: Beim ersten schriftlichen Benennungsversuch wurden von den 10 Begriffen 6 phonematisch und 4 neologistisch entstellt. Beim zweiten Durchgang konnten bereits 3 korrekt beschrieben werden, von den restlichen waren 5 weit weniger als vorher und 2 noch immer stark phonematisch entstellt. Der letzte Kontrolldurchgang in der 25. Therapiestunde brachte 8 korrekte schriftlich benannte Begriffe und 2 phonematische Paragraphien. Der positive Irradiationseffekt der Deblockierungsmethode wurde also sichtbar.

Zielwort	1. Durchgang	2. Durchgang	letzter Durchgang
Landkarte	Landkrate	korrekt	korrekt
Kinderbett	Kinderdett	Kindbett	korrekt
Kleiderschrank	Kleiderschand	korrekt	korrekt
Rotkraut	Rof	Rotklau	korrekt
Tankstelle	Tachentatte	Tankstellen	korrekt
Bauernhof	Bauernho	korrekt	korrekt
Bügeleisen	Bürgeriede	Bügeleilen	korrekt
Bademantel	Bademaschten	Bademäntel	korrekt
Briefmarken	Briefermachten	Briefenken	Briefmachten
Sonnenbrille	Sosenblille	Sonneblille	Sonnenblille

Gesamtergebnis bei den Testkomposita: Auf Anhieb als deblockiert erwiesen sich 18 der 33 schriftlich falsch benannten Begriffe. Nur noch 2 Neologismen und 13 phonematische Paragraphien waren festzustellen, wobei bei letzteren eine weitere Annäherung an das Zielwort zu erkennen war. Diese 15 Komposita wurden nach Ablauf von 10 dazwischenliegenden Therapiesitzungen nochmals vorgelegt. Dabei wurden 6 auf Anhieb korrekt schriftlich benannt, es kam zu einem Neologismus und 8 phonematischen Entgleisungen, die wie oben deblokkiert wurden. Weitere 6 galten als deblockiert, 3 blieben phonematisch entstellt: "Schlaf zug" statt "Schlafanzug", "Rasierpimsle" statt Rasierpinsel" und "Autofeifen" statt "Autoreifen".

Diktat von Wörtern

Ergebnis: Hier zeigten sich ähnliche Fehlleistungen wie beim schriftlichen Benennen. 11 von 25 zwei- oder dreisilbigen Wörtern aus den zuvor aktivierten semantischen Bereichen konnten auf Anhieb korrekt geschrieben werden. Einmal kam es zu einer semantischen Fehlleistung, die durch die phonematische Ähnlichkeit induziert wurde ("Kaffee" statt "Koffer"), der Rest waren phonematische Entstellungen, Neologismen traten nicht auf. Fehler durch Addition ("Straßer" statt "Straße"), Elision ("inde" statt "Inder"), Substitution ("Tomato" statt "Tomate") und Permutation ("Anhagn" statt "Anhang") waren gleichmäßig verteilt, wobei es meist im Wort zu nur einer dieser Fehlleistungen kam. Die Deblockierung wurde auch hier anhand der intakten Leistungen des Nachsprechens und Transponierens durchgeführt. 10 von 14 Begriffen waren deblockiert, die restlichen 4 geringfügig phonematisch entstellt.

Diktat von Komposita

Ergebnis: Die Leistungen hierbei waren wesentlich besser als die beim schriftlichen Benennen. Von 25 Begriffen konnten zwar nur 5 auf Anhieb völlig fehlerfrei realisiert werden, die restlichen waren aber in der Regel weniger entstellt als die schriftlich benannten. Es kam zur Bildung eines Neologismus ("Fistalf" statt "Farbstift"), semantische Paragraphien traten nicht auf. Bei den phonematischen Fehlleistungen waren wieder solche in der Wortmitte am häufigsten zu beobachten, meist Substitutionen ("Reiseliel" statt "Reiseziel") und Elisionen ("Tasche buch"); seltener kam es zur Permutation ("Motordar") und nie zur Addition. Die Deblockierung wurde in der oben beschriebenen Weise durchgeführt. Von den 20 Paragraphien wurden 11 auf Anhieb deblockiert, die restlichen 9 waren zwar noch immer phonematisch entstellt, hatten sich aber stärker an das Zielwort angenähert. Sie wurden nach 6 zwischengeschalteten Therapiestunden nochmals diktiert, wobei 5 von der Patientin korrekt geschrieben wurden, die restlichen 4 waren im zweiten Versuch bis auf ein Wort ("Kuntwerk" statt "Kunstwerk") deblockierbar.

3.4.2 Satzebene

Hier gliederte sich die Therapie in zwei verschiedene Bereiche. Zum einen ging es um die Einbeziehung von Wörtern in Sätze, wobei vor allem Lückensätze verwendet wurden, um die Wortfindungsstörung und die korrekte Verwendung von Substantiven, Verben, Funktionswörtern, Zahlwörtern und Adverbien zu verbessern. Zum anderen nahm die eigentliche Satzbildung in der Therapie einen breiten Raum ein. Zur semantischen und funktionalen Aktivierung wurden wieder verschiedene Übungen vorgeschaltet:

- Die Patientin bekam ein Situationsbild mit dem dazugehörigen Satz vorgelegt, bei dem entweder Subjekt, Objekt oder Verb ausgelassen waren. Sie sollte dann das fehlende Wort durch eine von drei zur Auswahl stehenden Wortkarten ersetzen.Entsprechend dem Störungsgrad der Patientin wurden die Wortkarten nach graphischer oder inhaltlicher Ähnlichkeit ausgewählt.
- Es wurde die gleiche Aufgabe gestellt, allerdings ohne Bildunterstützung.
- Lückensätze mit fehlenden Präpositionen und Konjugationen sollten entweder mündlich oder durch Zuordnung der passenden Wortkarte ergänzt werden.
- Der Patientin wurden verschiedene Sätze vorgelesen, wobei es zur klanglichen oder semantischen Abweichung von Substantiven und Verben oder zur Abweichung bei Funktionswörtern, Zahlwörtern oder Adverbien kommen konnte. Die Patientin sollte jedesmal entscheiden, ob ein Satz korrekt oder nicht korrekt ist.
- Fehlende Wörter eines Lückensatzes mit Bildunterstützung sollten mündlich ersetzt werden.

Ergebnis: Die Patientin hatte keine Schwierigkeiten, aus mehreren vorgelegten Wörtern das Zielwort herauszufinden. Diese Zuordnung vollzog sich etwas langsamer, wenn dazu kein Situationsbild zur Unterstützung angeboten wurde. Bei der Einstufung von Sätzen als korrekt bzw. nicht-korrekt wies die Patientin nur bei der feinen semantischen Abweichung von Verben (z.B. "Der Junge wäscht sich die Zähne") Unsicherheiten auf. Die mündliche Ergänzung eines fehlenden Wortes im Lückensatz war für die Patientin offenbar etwas schwieriger, da sie längere Zeit zum Überlegen brauchte. Es kam aber sowohl bei den Verben als auch bei den Substantiven nur einmal zu einer semantischen Paraphasie ("liebt" statt "streichelt" bzw. "Mädchen" statt "Frau"). Bei Lückensätzen mit fehlender lokativer Präposition war die Zuordnung der Wortkarten korrekt, die mündliche Wortbenennung war erschwert. Innerhalb von 20 Sätzen kam es zwölfmal zur Verwendung einer falschen lokativen Präposition,wobei viermal spontan verbessert wurde.Die verbleibenden Fehlleistungen konnten deblockiert werden. Dazu wurde die korrekte Zuordnung von Wortkarten und das Nachsprechen benützt. Außerdem wurde ein semantisch ähnlicher Satz mit der gleichen Präposition vom Therapeuten vor- und von der Patientin nachgesprochen. Gleiches gilt für die temporalen Präpositionen. Auch bei den verschiedenen Konjugationen ("daß, wenn, weil, obwohl, ob") kam es zu solchen Fehlleistungen, die wie oben beschrieben ebenfalls deblockiert werden konnten. Besonders gut sichtbar wurde bei diesen drei Übungseinheiten der semantische und funktionale Irradiationseffekt. Die Anzahl der Fehlleistungen nahm in jeder Therapiesitzung im Vergleich zur vorangegangenen kontinuierlich ab. Auf das Transponieren wurde angesichts der Parese der rechten Hand verzichtet; das Schreiben ganzer Sätze mit der linken Hand beanspruchte zuviel Zeit und ermüdete die Patientin zu schnell. Im folgenden Schritt sollten Leistungen deblokkiert werden, die die schriftliche Einbeziehung von Wörtern in Sätze betreffen.

Schriftliche Ergänzung eines Substantives im Lückensatz

Es wurden 15 Sätze mit fehlendem Subjekt oder Objekt mit Bildunterstützung vorgelegt.

Ergebnis: Der jeweils gesuchte Begriff wurde von der Patientin sofort mündlich korrekt benannt. Dabei handelte es sich um ein- oder zweisilbige Wörter, die eine hohe Gebrauchshäufigkeit aufweisen. 10 wurden auf Anhieb auch schriftlich korrekt benannt, ansonsten kam es zu geringfügig phonematischen Entstellungen ("Bort" statt "Brot"), die mit Hilfe der korrekten Leistungen beim Zuordnen der Wortkarte, Transponieren des Zielwortes und Nachsprechen des ganzen Satzes deblockiert wurden. Ergebnis: Sämtliche Fehlleistungen bei den Substantiven waren deblockiert.

Schriftliche Ergänzung eines Verbs im Lückensatz

15 Sätze mit fehlendem Verb wurden mit Bildunterstützung der Patientin vorgelegt.

Ergebnis: Auch hier war die mündliche Benennung intakt. Schriftlich dagegen konnte die Patientin nur 6 Begriffe korrekt benennen. Bei den restlichen 9 kam es sechsmal zu einer phonematischen Entstellung und dreimal zur Bildung eines Neologismus. Auffallend war die Neigung der Patientin, das Zielwort im Infinitiv zu schreiben. Es wurde wie oben deblockiert. Ergebnis: von den 9 Verben konnten 4 vollkommen deblockiert werden, 3 weitere wurden im Infinitiv korrekt geschrieben, 2 blieben phonematisch entstellt ("schie" statt "schippen" bzw. "lielen" statt "liebt").

Zur Aktivierung vor der eigentlichen Deblockierung der Satzbildung wurden nochmals verschiedene Übungen durchgeführt:

- Ein in seine drei Elemente - Subjekt, Prädikat und Objekt - zerschnittener Satz soll wieder korrekt zusammengefügt werden.

- Dieselbe Aufgabe wird dadurch erschwert, daß das Prädikat im Infinitiv angeboten wird und die Patientin auch noch die Umformung vollziehen muß.
- Ein Situationsbild und drei ähnliche Sätze (zutreffender Satz, Subjekt und Objekt vertauscht, semantisch ähnliches Verb eingesetzt) werden vorgelegt. Die Schwierigkeit der Differenzierung sollte dabei stetig ansteigen.
- Zur Verbesserung des Verstehens von Passivsätzen werden ein Situationsbild und zwei mögliche Passivsätze mit wechselndem Subjekt und Objekt vorgelegt, von denen der zutreffende erkannt werden muß.
- Im Anschluß daran soll die Patientin zerschnittene Passivsätze wieder korrekt zusammenfügen.
- Die Übung wird mit zerschnittenen Fragesätzen weitergeführt.
- Um die eigenständige Bildung von Sätzen anzuregen, wird die Patientin aufgefordert, zu Situations- und Gegenstandsbildern einen aussagefähigen Satz zu äußern.

Ergebnis: Die Patientin hatte keine Schwierigkeiten, einen in seine Elemente aufgeteilten Satz korrekt zusammenzufügen und vorzulesen. Dies gestaltete sich aber wesentlich schwieriger, wenn sie erst noch das Prädikat umformen mußte. Hierbei beließ sie meist das Verb im Infinitiv. Bei der Unterscheidung von 20 ähnlichen Sätzen entschied sich die Patientin fünfmal spontan für den nicht zutreffenden, verbesserte sich aber grundsätzlich nach kurzem Überlegen selbst. Das Lesesinnverständnis hatte sich also seit Durchführung des AAT schon wesentlich verbessert. Während sich das Verstehen von Passivsätzen beim Zuordnen des zutreffenden Satzes zum Situationsbild als noch relativ intakt erwies, stellte die Aufgabe des Zusammensetzens zerschnittener Passivsätze die Patientin vor fast unlösbare Schwierigkeiten. Hier kam es generell zu mehreren Umlegversuchen, so daß oft auch die richtige Lösung wieder verworfen wurde. Das richtige

Zusammensetzen von Fragesätzen verlief zwar wesentlich ungestörter, war aber auch nicht als intakt anzusehen. Bei der Satzbildung anhand von Situationsbildern zeigte sich, daß die Wortfindung schon wesentlich verbessert war. Fast jeder S-P-O-Satz enthielt alle drei Elemente, wenn auch die Patientin anfangs dazu neigte, statt genauer Beschreibung nur Artikel und Personalpronomen zu verwenden. Sehr stark fällt die Auswirkung des Paragrammatismus auf der syntaktischen Ebene auf (z.B. "Der dem bohrt die Nase" statt "Der Junge bohrt in der Nase"). Die Sätze zu den Gegenstandsbildern enthielten oft nicht das Zielwort, obwohl es vorher korrekt benannt wurde. So wurde z.B. zum Bild einer Uhr geäußert: "In den Ziffer ... ist kein Zifferblatt" oder zu "Mund": "der Lippenstift ist sehr dunkel".

Die Deblockierung der Satzbildung sollte in der mündlichen und schriftlichen Modalität zugleich ablaufen. Da das Schreiben mit der linken Hand soviel Zeit beanspruchte, zog sich dieser Therapieabschnitt bis zum Ende der Therapie hin.

<u>Mündliche und schriftliche Satzbenennung</u>

- Adjektivsätze mit Subjekt und Prädikat: 10 Situationsbilder wurden vorgelegt, zu denen jeweils ein Satz mit einem Subjekt und Prädikat (z.B. "Das Kind schläft") zunächst mündlich und dann schriftlich gebildet werden sollte. Ergebnis: Die mündliche Satzbenennung war durchwegs korrekt, bei der schriftlichen wurden nur 3 Sätze fehlerfrei geschrieben. Bei den restlichen 7 Sätzen kam es zweimal bei den Funktionswörtern zur falschen Verwendung von Artikeln und sechsmal zu phonematischen Entstellungen, sowohl bei Substantiven als auch bei Verben (z.B. "telefonie t", "das Kint"). Hierbei konnte die Patientin aber schon auf das betreffende Graphem zeigen und sagen: "Da stimmt was nicht". Deblockiert wurde mittels der intakten Funktionen 'Transponieren', wozu vorher der Satz von der Patientin aus Wortkarten zusammengesetzt wurde, und 'Nachsprechen'. Anschließend las die Patientin den Satz nochmals vor. Von den 10 Sätzen wurden wiederum alle mündlich und 6 schriftlich korrekt benannt. Die Patientin verwendete nur noch einmal einen falschen Artikel und produzierte 4 phonematische Entstellungen.

- Aktivsätze mit Subjekt, Prädikat und Objekt:
  Im Laufe der Therapie wurden insgesamt 30 Situationsbilder vorgelegt, zu denen mündlich und schriftlich ein Satz gebildet werden sollte. Ergebnis der mündlichen Satzbenennung: Die Wortfindung war kaum noch gestört. Nur viermal kam es zu einer semantischen Paraphasie, durchwegs klassifikatorischer Art. Hier wurden die Begriffe "Mann" und "Frau" bzw. "sie" und "er" und "Mutter" und "Tochter" gegeneinander vertauscht. Phonematische Entstellungen kamen so gut wie nie vor (Ausnahme: "er fahrt"). Funktionswörter wurden häufig falsch verwendet. Nach der Deblockierung wurde die Sprache insgesamt präziser. Substantive wurden grundsätzlich benannt. Während die Patientin am Anfang dieser Therapiephase noch zu unspezifischen Umschreibungen neigte (z.B. "Und die zwei stoßen an" statt "Zwei Frauen trinken Sekt"), so war sie nun um möglichst treffende Benennungen bemüht (z.B. "Der Assessor schreibt einen Bericht" statt "Der Mann schreibt einen Brief"). Die syntaktische Ebene war weniger entstellt, lediglich bestimmte und unbestimmte Artikel wurden noch miteinander vertauscht. Unsicherheiten bei Präpositionen und Personalpronomen kamen nur noch selten vor. Ergebnisse der schriftlichen Satzbenennung: Bei der schriftlichen Satzbildung, die prinzipiell auf die mündliche folgte, kam es nicht mehr zu semantischen Paragraphien, dafür verstärkt

zu phonematischen Entstellungen, die zwar nicht mehr den Grad der schweren Entstellung bis hin zum Neologismus aufwiesen, aber in fast jedem Satz zu finden waren. Die paragrammatische Verwendung von Funktionswörtern trat ebenso häufig auf und äußerte sich vor allem bei unpersönlichen Artikeln ("ein" statt "einen"), bei Präpositionen ("zu" statt "an") und bei Personalpronomen (z.B. "Er zieht sie an" statt "Die Frau zieht sich an"). Selten wurde das Subjekt ausgelassen oder durch den bestimmten Artikel ersetzt (z.B. "Die sind umgezogen"). Satzabbrüche kamen nur dreimal vor. Es wurde wie oben deblokkiert. Wenn auch nur 12 der 30 Sätze völlig fehlerfrei niedergeschrieben werden konnten, war doch die umfassende Verbesserung der schriftlichen Satzbenennung durch die Deblockierung unübersehbar. Die phonematischen Entstellungen hatten sich auf ca. die Hälfte reduziert, d.h. in 10 Sätzen wurden nur wenige phonematische Paragraphen festgestellt. Funktionswörter wurden wesentlich häufiger korrekt verwendet, lediglich bei unpersönlichen Artikeln und Personalpronomen kam es in insgesamt 11 Sätzen zur Vertauschung. Grundsätzlich läßt sich bei den Fehlleistungen in jedem Bereich eine stärkere Annäherung an das Zielwort feststellen. Auch der positive Irradiationseffekt wurde sichtbar: Mit Fortschreiten der Therapie verbesserten sich die Leistungen auch bei noch ungeübtem Material kontinuierlich. Der letztgenannte Effekt wurde auch für das Verständnis von Passivsätzen erwartet. Deshalb wurden nochmals 10 Situationsbilder mit jeweils 2 möglichen Passivsätzen vorgelegt, von denen die Patientin ausnahmslos den richtigen zum Bild zuordnete. Auch in einzelne Elemente zerschnittene Passivsätze wurden richtig zusammengesetzt. Dies kann als eindeutiger Beweis für die funktionelle Irradiation durch die Deblockierungsmethode angesehen werden.

Diktat von Sätzen

Ergebnis: Die am Anfang der Therapie völlig gestörte Funktion des Diktatschreibens von Sätzen erwies sich als wesentlich gebessert. 5 Sätze mit Subjekt und Prädikat und 10 Sätze mit Subjekt, Prädikat und Objekt wurden diktiert. Bei ersteren kam es lediglich zu den schon bekannten phonematischen Entstellungen. Bei Sätzen mit Subjekt und Objekt traten wieder paragrammatische Fehler auf, die aber nur unbestimmte Artikel betrafen. Deblockiert wurde auch hier mittels Transponieren nach dem Zusammensetzen des Satzes aus Wortkarten und Nachsprechen. 2 Fehlleistungen bei den unbestimmten Artikeln (z.B. "Die Frau näht ein Rock") und verschiedene phonematische Paragraphien (z.B. "Das Kind spiest" statt "Das Kind spielt" oder "Ich trinel Milch" statt "Ich trinke Milch")sind erhalten geblieben. Die Schriftsprache nach Diktat ist nach der Deblockierung also weiterhin noch leicht durch phonematische Paragraphien betroffen. Dafür ging die paragrammatische Entstellung zurück.

3.4.3 Textebene

Da die Therapie der Funktionen auf Wort- und Satzebene sehr arbeitsintensiv ablief, blieb für die eigentliche Therapie der Textebene nur wenig Zeit. Wie bereits erläutert,wurde aber durch die vorangegangene umfangreiche Deblockierung eine starke semantische und funktionale Irradiation auch auf Textebene erwartet. Daher wurden von der Patientin im ersten Drittel der Therapie verschiedene Leistungen verlangt, die anschließend nicht therapiert wurden, sondern Kontrollfunktionen erhielten, und nach Ablauf der Therapie wieder abgerufen wurden, um einen Leistungsvergleich zu erhalten.

Mündliche Beschreibung von Bildgeschichten

Dabei wurden der Patientin zwei Bildgeschichten, bestehend aus 5 bzw. 7 Bildern, vorgelegt. Die Aufgabe lautete, die Bilder in die richtige Reihenfolge zu bringen und anschliessend möglichst präzise zu erzählen, was auf den Bildern passiert. Wie zu erwarten, war auch hier die Sprache durch die Benennungsstörung und den Paragrammatismus entstellt. Die Hauptperson der fünfteiligen Geschichte wurde beispielsweise durchgehend nur mit "er" bezeichnet. Funktionswörter und Verben wurden falsch verwendet (z.B. "unter dem Weg" statt "auf dem Weg" oder "unterwegs", "trifft" statt "überfährt"). Phonematisch war nur eine kleine Unsicherheit ("fahrt" statt "fährt") zu bemerken. Insgesamt aber wurde die Geschichte sehr unpräzise erzählt, wenn auch der Inhalt richtig erfaßt worden war. Bei der siebenteiligen Geschichte wurde die Patientin aufgefordert, die Personen genauer zu benennen, was sie auch befolgte. Verben wurden gerne durch unspezifische Umschreibungen (z.B. "machen") ersetzt. Es kam zu einer, an sich für die Patientin atypischen Wortneuschöpfung von "Raufanghering ... äh kehrer" für "Rauchfangkehrer".

Kontrolle durch Wiederholung: Die Patientin hatte keine merklichen Benennungsstörungen mehr. Es wurden sogar mehrere Lösungsmöglichkeiten für eine Person vorgeschlagen ("Hausmeister, vielleicht auch ein Strassenkehrer von der Stadt"). Der Inhalt wurde wesentlich genauer beschrieben. Grammatikalisch waren noch Unsicherheiten bei den Funktionswörtern zu finden, die aber die Sprache nicht mehr wesentlich entstellen.

Mündliche Nacherzählung

Eine kurze pointierte Geschichte wurde zweimal langsam vorgelesen. Anschließend sollte die Patientin sie nacherzählen. Dabei hatte sie offensichtlich den zweiten Teil der Geschichte nicht richtig erfaßt, was ihr wiederum bewußt war ("das das, wie sagt man, den Point hab' ich nicht richtig gemacht"). Auffallend waren die Schwierigkeiten, einen Satz auf Anhieb ohne mehrere Anläufe dazu auszudrücken, der Paragrammatismus und die Wortfindungsstörung ("Vater, Sohn, Onkel" wurden durch "er" ersetzt oder miteinander vertauscht). Phonematisch war die Sprache nicht beeinträchtigt.

Kontrolle durch Wiederholung: Die Erzählung wurde kürzer und präziser. Der Inhalt wurde korrekt wiedergegeben, nur wenige Elemente wurden ausgelassen. Sprachlich hielt sich die Patientin nicht genau an die Vorlage, vielmehr erzählte sie die Geschichte mit ihren eigenen sprachlichen Mitteln. Der Paragrammatismus war auch hier noch in der falschen Verwendung von Artikeln zu finden.

Märchen erzählen

Anhand einer Bildvorlage zur Unterstützung wurde die Patientin gebeten, das ihr bekannte Märchen vom "Rotkäppchen" zu erzählen. Obwohl alle Personen der Geschichte wenigstens einmal richtig benannt wurden, so wurden sie im Verlauf der Erzählung doch ständig gegeneinander vertauscht oder ohne ein darin erkennbares System durch "sie" oder "er" ersetzt (z.B. "während er (Rotkäppchen) pflückt, geht er (Wolf) in ... der Haus"). Dadurch wurde der Inhalt für den Zuhörer oft unverständlich. Desweiteren wirkten sich Paragrammatismus und viele Satzanläufe negativ auf das Sprachbild aus. Zweimal kam es zu phonematischen Entstellungen (z.B. "der ver äh gegnet äh begegnet ihr"), die aber spontan verbessert wurden.

Kontrolle durch Wiederholung: Auch hier wird die Erzählung knapper und wesentlich präziser. Alle Personen wurden korrekt benannt und nur noch selten durch einen Artikel oder ein Personalpronomen ersetzt. Die grammatische Entstellung ging auch hier wesentlich zurück und betrifft wiederum nur Artikel und Personalpronomen.

Insgesamt gesehen hat sich die expressive Sprache der Patientin im Laufe der Therapie wesentlich gebessert. Dies betrifft vor allem die Wortfindungs- und Benennungsstörung, aber auch den Paragrammatismus, der in abgeschwächter Form noch längere Zeit das Sprachbild der Patientin prägen wird.

Lautes Lesen

Die Verbesserung der Leseleistung war für die Patientin besonders wichtig. Deshalb wurde noch während der ersten Therapiesitzungen damit begonnen, kurze Textpassagen laut vorlesen zu lassen. Eine Deblockierung fand hierbei nicht statt. Hier wurde auf den Irradiationseffekt vertraut. Auch darf nicht übersehen werden, daß bei der Deblockierung von Sätzen das Lesen zwar keine geforderte Funktion darstellte, aber natürlich immer beteiligt war. Die Patientin litt an einer Tiefenalexie, was bedeutet, daß sie weniger Schwierigkeiten beim Lesen von Nomina, aber umso größere bei Verben, Adjektiven und bei Funktionswörtern wie Präpositionen, Konjugationen und Flexionsformen hatte. Es war ihr möglich, auch komplizierte Wörter zu lesen, sie konnte aber einzelne Buchstaben nur mit Mühe oder gar nicht benennen. Phonematische Fehler oder gar Neologismen traten beim Lesen nicht auf. Semantische Paraphasien kamen nicht vor, lediglich die im Text vorkommenden Personen wurden manchmal gegeneinander vertauscht.

Um gleichzeitig das Lesesinnverständnis zu testen, wurde die Patientin gebeten, den jeweils gelesenen Absatz mündlich nachzuerzählen. Hier kam es zwar wie bei den bisher geschilderten Leistungen auf Textebene zur Verwechslung der Subjekte untereinander oder deren Ersatz durch Artikel und Personalpronomen, durch gezieltes Nachfragen konnte aber als gesichert angesehen werden, daß die Patientin, den Inhalt des Textes großteils richtig verstanden hatte. Das folgende Beispiel soll die Leseleistung der Patientin am Anfang der Therapie verdeutlichen.

Text: Es ist ein kalter Wintertag. Die Wege und Gehege im Zoo sind verschneit. Unter den Pinguinen steht Pondus, der größte Pinguin im Zoo. Die Pinguine sind hungrig. Sie warten auf Paule, den Tierwärter, und die Heringe, die er zum Frühstück bringen wird. Heringe sind nämlich ihr Leibgericht.

Leseleistung der Patientin (Hilfestellungen in Klammern): Es ist ein kalter Wintertag. Der Weg und ... Gehege sind im Zoo verschneit. Ist das richtig? Unter, nein, ... unter den Pinguinen steht ... Ping, nein ... (Pondus). Ist schwer, und was war der? (das ist der Pinguin) Ah, das war der Pinguin. Er hat, nein, größte Pinguin des Zoos. Der Pinguin, die Pinguin sind hungrig. Sie warten auf ... Paulis (Paule), Paule, den Tierwärter, damit er, damit ... Und der, die Heringe, in, nein, die nein, da das, nein die ... Frühst ... nein, (die er ...) die er zum Frühstück bekommen wird. (Nicht bekommen, sondern ...) bringen. Der die die Heringe ist ist ist ... ist ihre Leibgericht.

Am Ende der Therapie war die Leseleistung wesentlich gebessert. Hier konnten schon Kurzgeschichten relativ flüssig gelesen und über deren Inhalt diskutiert werden. Die Alexie betraf nun ausschließlich Funktionswörter, vor allem Präpositionen, Konjugationen, Personalpronomen usw. (z.B. wenn, für, gleich, als, was, mit, so, zur, man, den, dabei, wir, in). Diese wurden entweder ausgelassen oder durch ein anderes Funktionswort ersetzt, ohne daß darin ein System zu erkennen war. Diese Fehlleistungen wurden durch Transponieren, Nachsprechen und das anschließende Einbetten des kritischen Wortes in einen neutralen Satz deblockiert. Die Leseleistung verbesserte sich, und die Fehler bei den Funktionswörtern nahmen deutlich ab. Die Patientin gab an, daß sie beim leisen Lesen über kritische Wörter "hinweggleitet" (sie habe früher schon sehr schnell gelesen) und keinerlei Schwierigkeiten habe, den Inhalt des Textes zu verstehen. Sie ging wieder dazu über, Zeitschriften und Romane zu lesen. Hier wie generell zeigte sich in der Therapie eine Tendenz zum conduite d'approche, einem schrittweisen Näherkommen an das Ziel.

3.5 Kontrolle des Therapieerfolgs

Der jeweilige Deblockierungeseffekt und dessen semantische und funktionelle Irradiation in den einzelnen Therapiesitzungen wurde bereits beschrieben. Zusätzlich sollte auch noch untersucht werden, ob sich die Deblockierung über einen längeren Zeitraum hin auswirkt, also ein Stabilisierungseffekt eintritt. Daher wurden sowohl auf Wort- als auch auf Satzebene mehrere Items nach Ablauf von einem, zwei oder fünf Tagen nach der erfolgreich stattgefundenen Deblockierung nochmals vorgelegt. Dabei zeigte sich eine Tendenz zur Wirkungsabnahme des Deblockierungseffekts proportional zur Zeit. Nach einem Tag waren noch etwa die Hälfte der Items fehlerfrei abrufbar, wobei die Leistung bei den Wörtern wesentlich besser ausfiel als bei den ganzen Sätzen. Allgemein war auch hier festzustellen, daß die Leistung bei den noch fehlerhaften Wörtern oder Sätzen eine stärkere Annäherung an das Zielwort erfahren hatte. Auf Grund der relativ kleinen Materialmenge ist eine statistische Auswertung nicht sinnvoll.

In der 31. Therapiesitzung fand eine abschließende Untersuchung der Patientin mit dem AAT statt.

3.5.1 Lautsprachlicher Bereich

Spontansprache

- Kommunikationsverhalten
  Es liegen nur noch einige sprachliche Beeinträchtigungen vor.
- Artikulation und Prosodie
  Ungestört
- Automatisierte Sprache
  Es sind keine Elemente einer automatisierten Sprache mehr festzustellen.
- Semantische Struktur
  Nur wenige semantische Paraphasien und seltene Wortfindungsstörungen beeinträchtigen die Spontansprache.
- Phonematische Struktur
  Hier treten keine Unsicherheiten mehr auf.
- Syntaktische Struktur
  Flexions- und Funktionswörter werden nicht mehr so häufig falsch verwendet; es kommt nur selten zu Satzverschränkung oder -verdoppelung.

Insgesamt erreicht die Patientin in der Spontansprache 27 von 30 möglichen Punktwerten.

Nachsprechen

Laute, ein- und zweisilbige Fremd- und Lehnwörter werden fehlerfrei nachgesprochen. Bei den zusammengesetzten Wörtern kommt es bei zwei aus 4 bzw. 5 Silben zusammengesetzten Begriffen zu phonematischen Unsicherheiten. Beim Nachsprechen von längeren Sätzen kommt es durch die noch vorhandene grammatische Störung zu stärkeren Entgleisungen. Die Patientin kann 141 von 150 möglichen Punktwerten erreichen.

Benennungen

Das Benennen von einfachen Nomina, Farben und Komposita ist ungestört, das von Situationen und Handlungen noch leicht beeinträchtigt; es kommt zu einer Fehlbenennung eines Objektes, zu geringfügigen Unsicherheiten bei Verben und zur Vereinfachung von Sätzen. Sie erlangt 115 von maximal 120 Punktwerten.

Sprachverständnis

Das auditive Sprachverständnis für Wörter ist ungestört, das für Sätze nur bei einem Item betroffen (58 von 60 Punktwerten). Das Lesesinnverständnis für Wörter ist ebenfalls störungsfrei; bei Sätzen kommt es einmal zu einer völligen Fehlleistung und zweimal wird ein Ablenkersatz als Zielsatz gewertet (53 von 60 Punktwerten). Insgesamt erreicht die Patientin von 120 möglichen Punktwerten 111.

3.5.2 Schriftsprachlicher Bereich

Lautes Lesen

Einzelne Wörter werden fehlerfrei gelesen, bei zwei Sätzen versagt die Patientin, einmal bei einem im Satz vorkommenden Adjektiv und das andere Mal bei zwei Pronomina.

Zusammensetzen nach Diktat

Das Zusammensetzen von Wörtern aus einzelnen Buchstaben weist nur selten geringfügige phonematische Entstellungen auf (28 von 30 Punktwerten). Beim Zusammensetzen von Sätzen aus Wörtern fehlen charakteristischerweise ein Personalpronomen und zwei Konjugationen (22 von 30 Punktwerten).

Schreiben nach Diktat

Es kommt immer noch zu phonematischen Paragraphien von Wörtern, auch die Sätze sind noch durch grammatische Fehlleistungen betroffen (16 von 30 Punktwerten).

Leider kann die Patientin im schriftsprachlichen Bereich nur 66 von 90 Punktwerten erreichen.

3.5.3 Token-Test

Der gleichzeitig durchgeführte Token-Test erbrachte eine (alterskorrigierte) Fehlerpunktzahl von 20. Dies bedeutet, daß nunmehr nur noch eine leichte Aphasie vorliegt.

3.5.4 Leistungsvergleich des Eingangs- mit dem Abschluß-AATs

	Therapiebeginn			Therapieende		
	RW	PR	SG	RW	PR	SG
Spontansprache	21	-	-	27	-	-
Nachsprechen	129	71	leicht	141	87	leicht
Benennen	90	63	mittel	115	98	minimal/keine
Sprachverständnis	75	45	mittel	111	98	minimal/keine
Schriftsprache	38	42	mittel	66	68	leicht
Token-Test	38	31	mittel	20	65	leicht

RW = Rohwert   PR = Prozentrang   SG = Schweregrad

3.6 Ergebnis

Die Sprachleistungen der Patientin konnten nachweislich in allen Funktionen gebessert werden.

Im expressiv-lautsprachlichen Bereich war sie bezüglich der semantischen und syntaktischen Struktur der Spontansprache wesentlich sicherer und flüssiger geworden. Eine Unterhaltung über alltägliche Themen ist nunmehr gut möglich.

Die den rezeptiv-lautsprachlichen Bereich betreffende Störung des Lesesinnverständnisses konnte fast gänzlich behoben werden.

Im schriftsprachlichen Bereich konnte das Lesen wesentlich verbessert werden. Obwohl die Patientin immer noch Schwierigkeiten bei Funktionswörtern in den einzelnen Sätzen hat, ist es ihr dennoch möglich, den Sinn einer komplexen Texteinheit zu erfassen. Auch das Schreiben nach Diktat hat sich im Vergleich zur Eingangssymtomatik verbessert, wird aber noch längere Zeit - genau wie das laute Lesen - einer weiteren Behandlung bedürfen.

Die Therapie erfährt hier eine durch diese Arbeit bedingte Zäsur. Die Patientin wird aber die sprachtherapeutische Rehabilitation weiterführen, wobei neue Schwerpunkte gesetzt werden müssen.

Literatur

HUBER, W./POECK, K./WENINGER, D./WILLMES, K. (1983): Der Aachener Aphasietest. Göttingen.

LURIA, A.R. (1962/1970): Die höheren kortikalen Funktionen des Menschen und ihre Störung bei örtlichen Hirnschädigungen. Berlin.

ORGASS, B. (1976): Eine Revision des Token-Tests. I. Vereinfachung der Auswertung, Itemanalyse und Einführung einer Alterskorrektur. II. Validitätsnachweis, Normierung und Standardisierung. Diagnostica 22, 70-87, 141-156.

POECK, K./KERSCHENSTEINER, M./STACHOWIAK, F.J./HUBER; W. (1975): Die Aphasien. Aktuelle Neurologie 2, 159-169.

SPRINGER, L. (1979): Zur Anwendung der Deblockierungsmethode in der Aphasietherapie. In: PEUSER, G. (Hrsg). Studien zur Sprachtherapie, 462-474. München.

WEIGL, E./KREINDLER; A. (1960): Beiträge zur Auffassung gewisser aphasischer Störungen als Blockierungserscheinungen. Temporäre Deblockierung sprachmotorischer Reaktionen durch Wortlesen bei motorischer Aphasie. Arch. Psychiatr. Nervenkr. 200, 306-323.

WEIGL, E. (1961): The phenomenon of temporary deblocking in aphasia. Z. Phonetik.Sprachwiss. Kommunikationsforschung 14, 337-364.

WEIGL, E. (1969): Beiträge zur neuropsychologischen Grundlagenforschung. In: PEUSER, G. (Hrsg). Studien zur Sprachtherapie, 88-103. München.

WEIGL, I. (1979): Neuropsychologische und psycholinguistische Grundlagen eines Programmes zur Rehabilitation aphasischer Störungen. In: PEUSER, G. (Hrsg). Studien zur Sprachtherapie,491-514. München.